高等职业教育药品制造类与药学类专业教材

中国轻工业“十三五”规划教材

药品检验技术

潘 莹 王艳红 主编

中国轻工业出版社

图书在版编目(CIP)数据

药品检验技术/潘莹,王艳红主编. --北京:中国轻工业出版社,2021.3
ISBN 978-7-5184-3329-2

Ⅰ.①药…　Ⅱ.①潘…②王…Ⅲ.①药品检定
Ⅳ.①R927.1

中国版本图书馆 CIP 数据核字(2020)第 259106 号

责任编辑:江　娟
策划编辑:江　娟　王　韧　　责任终审:张乃柬　　封面设计:锋尚设计
版式设计:砚祥志远　　责任校对:吴大鹏　　责任监印:张　可

出版发行:中国轻工业出版社(北京东长安街 6 号,邮编:100740)
印　　刷:北京君升印刷有限公司
经　　销:各地新华书店
版　　次:2021 年 3 月第 1 版第 1 次印刷
开　　本:720×1000　1/16　印张:23.5
字　　数:473 千字
书　　号:ISBN 978-7-5184-3329-2　定价:52.00 元
邮购电话:010-65241695
发行电话:010-85119835　传真:85113293
网　　址:http://www.chlip.com.cn
Email:club@chlip.com.cn
如发现图书残缺请与我社邮购联系调换
201430J2X101ZBW

本书编写人员

主　编　潘　莹(滨州职业学院)

王艳红(山东药品食品职业学院)

副主编　许经伟(滨州学院)

吴忆春(滨州职业学院)

黄艳玲(天津现代职业技术学院)

韩　薇(山西卫生健康职业学院)

参编人员(按照姓名汉语拼音顺序排列)

封美慧(山东药品食品职业学院)

贾　莉(菏泽医学专科学校)

刘晓鹏(滨州市食品药品检验检测中心)

李　玲(山东绿都安特动物药业有限公司)

马　兰(菏泽医学专科学校)

前　言

药品检验技术是全国高等职业教育药品质量与安全、药品生产技术、药学等药品与药学类专业的一门专业课程。为积极推进教育部《国家职业教育改革实施方案》中“深化‘三教’改革”“职业院校实践性教学课时原则上占总课时一半以上”等文件精神，本着“以就业为导向，突出学生质检能力培养”为编写原则，根据药品行业相关法规政策、最新标准及行业发展需求，以培养完成药检工作任务能力为宗旨，以药品检验工作过程系统化和学生可持续发展为出发点，按照药品检验基础知识→药品专项检测技术→药品综合检验，从简单到复杂，由单一到综合，递进式设计课程内容，突出学生药品检验各项技术规范化操作，培养具有良好职业素养和职业能力的高素质技能型专门人才。

本教材的编写以真实药品如葡萄糖、维生素 B_1、布洛芬、甲硝唑片、维生素 C 片、维生素 C 注射液、维生素 B_{12}注射液等为检验技能训练载体，结合《中华人民共和国药典》(2020 年版)中常规检验项目，如熔点、比旋度、相对密度、氯化物、硫酸盐、铁盐、重金属、砷盐、干燥失重、炽灼残渣、残留溶剂、有关物质、重量差异、装量差异、崩解时限、溶出度、可见异物、微生物限度、无菌检查和细菌内毒素等内容以及常用检验方法如紫外-可见分光光度法、红外分光光度法、薄层色谱法和高效液相色谱法等，在编写中融入药物检验工职业标准和全国“药品检测技术”技能大赛赛项内容。

本教材融合理论知识和实践操作于一体，每个章节按照学习目标、案例导入、必备知识、知识链接、实训、测试、学习小结等来组织编写。每个专项检验技能既有检验方法的基本概念、检验实例、通用检验过程、结果与判断、操作注意事项等内容，又有相关实训如实训目的、实训导入、实训描述、质量要求、实训准备、实训实施、检验原始记录与报告书、实训注意、实训思考、实训评价等，让学生在完成专项检测技能的过程中，实现理论知识的学习、操作技能的提升及职业素养的养成。

本教材共十二个学习项目，37 个实训项目，由潘莹老师负责统稿，参加编写的人员有：潘莹(项目一、项目二任务一、项目八任务一和任务二)、李玲(项目二任务二)、许经伟(项目三)、黄艳玲(项目四)、韩薇(项目五)、王艳红(项目六)、吴忆春(项目七)、刘晓鹏(项目八任务三和附录)、贾莉(项目九)、封美慧 (项目十)、马兰

(项目十一、项目十二)。本书配备了课件,可供教学与自学使用。

本教材得到了滨州职业学院领导、山东药品食品职业学院领导、滨州职业学院赵晓华教授的大力支持,在此表示感谢!

由于作者水平有限,编写时间仓促,书中疏漏和欠妥之处在所难免,敬请各位专家、同行和读者给予批评指正。

编　者

2021 年 1 月

目　录

模块一　药品检验基础知识 …… 1
项目一　药品检验的工作认识 …… 1
学习小结 …… 9
实训 1　药品的取样与留样 …… 10
项目二　药品检验基础知识 …… 14
任务一　药品标准 …… 14
实训 2　《中国药典》及配套工具书的查阅 …… 24
任务二　药品检验原始记录与报告书的填写 …… 26
学习小结 …… 35
模块二　药品专项检验技术 …… 37
项目三　药品的性状检验技术 …… 37
任务一　药品的性状概述 …… 37
任务二　物理常数测定 …… 40
实训 3　水杨酸熔点的测定 …… 44
实训 4　葡萄糖比旋度的测定 …… 49
实训 5　甘油相对密度的测定 …… 55
学习小结 …… 60
项目四　药品的鉴别技术 …… 62
任务一　药品的鉴别概述 …… 62
任务二　化学鉴别 …… 64
任务三　光谱鉴别 …… 68
实训 6　维生素 B_{12}注射液的紫外-可见光谱鉴别 …… 71
实训 7　葡萄糖的红外光谱鉴别 …… 75
任务四　色谱鉴别 …… 78
实训 8　维生素 C 注射液的薄层色谱鉴别 …… 79
任务五　其他鉴别 …… 83

学习小结 …… 84
项目五 药品的杂质检查技术 …… 85
任务一 药品的杂质检查概述 …… 85
任务二 一般杂质检查 …… 88
实训 9 葡萄糖中氯化物的检查 …… 89
实训 10 葡萄糖中重金属的检查 …… 96
实训 11 葡萄糖中砷盐的检查 …… 102
实训 12 葡萄糖的溶液颜色与澄清度检查 …… 107
实训 13 葡萄糖中炽灼残渣检查 …… 111
实训 14 葡萄糖干燥失重测定 …… 115
任务三 特殊杂质检查 …… 121
实训 15 布洛芬中有关物质的检查 …… 125
学习小结 …… 128
项目六 药品的制剂检查技术 …… 130
任务一 制剂的常规检查 …… 130
实训 16 甲硝唑片的重量差异检查 …… 132
实训 17 维生素 C 片的崩解时限检查 …… 138
实训 18 甲硝唑片的溶出度检查 …… 145
实训 19 甲硝唑片的脆碎度检查 …… 149
实训 20 乙胺嘧啶片的含量均匀度检查 …… 153
实训 21 维生素 C 注射液的装量检查 …… 160
实训 22 维生素 C 注射液的可见异物检查 …… 165
任务二 制剂通则 …… 173
学习小结 …… 177
项目七 药品的安全性检查技术 …… 180
任务一 微生物限度检查法 …… 181
实训 23 维生素 C 片的微生物限度检查 …… 195
任务二 无菌检查法 …… 201
实训 24 5%葡萄糖注射液的无菌检查(薄膜过滤法) …… 209
实训 25 维生素 C 注射液的无菌检查(直接接种法) …… 214

任务三　细菌内毒素检查法 …… 216
实训 26　维生素 C 注射液的细菌内毒素检查 …… 222
任务四　热原检查法 …… 226
学习小结 …… 229
项目八　药品的含量测定技术 …… 231
任务一　容量分析法 …… 232
实训 27　电位滴定法测定盐酸氟桂利嗪的含量 …… 243
任务二　仪器分析法 …… 247
实训 28　维生素 B_{12}注射液的含量测定 …… 252
实训 29　甲硝唑片的含量测定 …… 262
任务三　抗生素微生物检定法 …… 269
实训 30　硫酸新霉素的效价测定 …… 276
学习小结 …… 281
模块三　药品综合检验 …… 283
项目九　原辅料与医药中间体的质量检验 …… 283
任务一　原料药的质量检验 …… 284
实训 31　维生素 B_1的质量检验 …… 285
任务二　药用辅料的质量检验 …… 292
实训 32　辅料硬脂酸镁的质量检验 …… 293
任务三　医药中间体的质量检验 …… 300
实训 33　葡萄糖注射液中间体的质量检验 …… 302
学习小结 …… 305
项目十　药物制剂的质量检验 …… 307
任务一　片剂的质量检验 …… 307
实训 34　对乙酰氨基酚片的质量检验 …… 309
任务二　注射剂的质量检验 …… 315
实训 35　甲硝唑氯化钠注射液的质量检验 …… 316
任务三　其他制剂的质量检验 …… 324
实训 36　诺氟沙星胶囊的质量检验 …… 327
学习小结 …… 333

项目十一　中药及其制剂的质量检验 …… 335
实训 37　板蓝根颗粒的质量检验 …… 343
学习小结 …… 349
项目十二　水质检验 …… 350
学习小结 …… 352
附录一　《中国药典》(2020 年版) 第二部凡例 …… 354
附录二　常用试液、缓冲液、指示液、滴定液的配制 …… 362
附录三　药品质量标准示例 …… 363
参考文献 …… 365

模块一　药品检验基础知识

项目一　药品检验的工作认识

学习目标

●知识目标

1. 掌握药品检验的概念、工作任务和取样量的计算。
2. 熟悉药品检验的工作机构、工作程序和职业要求。
3. 了解药品检验的工作岗位。

●能力目标

1. 能意识到药品检验工作的重要性。
2. 能正确取样并执行药品检验工作程序从而完成药品检验任务。

案例导入

“齐二药”事件

2006年4月，广州中山大学附属三院65例患者，陆续使用齐齐哈尔第二制药厂生产的亮菌甲素注射液，部分患者出现了肾衰竭等严重症状，并导致13例患者死亡。

问题：1. 造成“齐二药”事件的原因何在？给我们带来哪些启示？

2. 该药中的辅料经检验不是丙二醇，实际成分为二甘醇。丙二醇和二甘醇又该如何区分呢？

一、药品检验的工作任务

药品是指用于预防、治疗、诊断人的疾病，有目的地调节人的生理机能并规定有适应证或功能主治、用法和用量的物质，包括中药、化学药和生物制品等。药品是一种关系人民生命健康的特殊商品，其质量特性有：有效性、安全性、稳定性、均一性、方便性、经济性。其中有效性、安全性和稳定性为关键的质量特性，不具备这三种特性，便不能称为药品。药品质量的优劣，既直接影响到预防与治疗的效果，又关系到人民的健康与生命安危。因此，为了保障人民用药的安全和有效，对药品必须实行严格的控制和监管。

药品检验是依据药品质量标准，借助于一定的检测手段，对药品进行定性、定量分析，并将结果与标准规定比较，最终判断被检药品是否符合标准规定的活动。

在药品的研制、生产、贮藏、经营、临床使用等各个环节，为了确保药品质量，必须经过严格的检验。主要工作任务见表1-1。

表1-1　药品检验技术在药学领域中的工作任务

领域	工作任务(应用)
药品研发	结构分析与鉴定;有关物质研究;稳定性研究;体内样品分析与测定
生产过程	水及生产环境监测;原辅料检测;工艺跟踪监测;中药材及提取物质量分析;晶型粒度检测;溶出度检测;半成品、包装材料和成品的检测
贮藏、经营过程	定期考查质量变化
使用过程	临床药物监测;指导医生合理用药及个体化用药
监督管理	药品检验机构依法对药品实施检测，对药品的研制、生产、经营、使用进行全过程的监督管理

二、药品检验的分类

按照药品生产、经营与监督环节，将药品质量检验分为三类。

1. 药品生产检验

药品生产检验分别由药品生产企业的车间化验室和中心化验室承担，车间化验室主要负责药品生产过程中中间产品的质量检验，中心化验室负责进厂原辅料、包装材料、工艺用水、成品的质量检验及质量稳定性考查。

2. 药品验收检验

药品经营企业、医疗机构药学部门设置药品质量验收组，审查供货方的合法性及书面凭证，核对清点药品供货数量，检查内外包装、标签及说明书等，对于首次经营品种应进行全检。

3. 药品监督检验

国家设有中国食品药品检定研究院(简称中检院)，各省(自治区、直辖市)、地级市和县级药品检验所，承担各辖区内的药品注册检验、委托检验、复核检验、审核检验等工作。进出口药品由国家批准的口岸药品检验所承担。

三、药品检验的工作机构

《中华人民共和国药品管理法》规定“药品必须符合国家药品标准”，不合格的药品不得出厂、销售、使用。药品在出厂前必须经药品生产单位的质量部门检验合格，才能在市场上销售。另外，药品监督管理部门设置的药品检验所，依法承担药品审批和药品质量抽查检验工作。因此，药品检验工作机构分为法定检验机构和非法定检验机构。

1. 法定检验机构

法定检验机构主要包括中国食品药品检定研究院（简称中检院），各省（自治区、直辖市）、地级市（自治州、盟区）和县（县级市）级药品检验所。进出口药品由口岸药品检验所按有关质量标准和合同规定进行检验。法定药品检验机构的检验报告书具有法律效力，应科学、公正，并能保证药品的质量和药品生产单位的正当权益。

2. 非法定检验机构

非法定检验机构如药品生产企业的质量检验部门、药品经营部门的药品检验室、医院制剂部门的检验机构等对保证药品质量，消除生产不合格药品的隐患，对保证药品在生产、经营、流通和使用各环节的质量起到了积极的作用。

四、药品检验的工作岗位

通常一个质检中心由天平室、一般化验室、标准溶液配制室、普通仪器室、精密仪器室、高温室、无菌室、微生物室、阳性对照室、特殊样品测试室、留样观察室、辅助区域（样品登记室、办公室、文件存放室）、其他区域（中药标本室、化学试剂库、实验动物房、分析用水制备室）等组成。依据药品检验工职业标准，将药品检验工作分为理化检验员、仪器分析员和生物检验员三大主要就业岗位，其工作职责见表1-2。

表1-2　药品检验的工作岗位和工作职责

工作岗位	工作职责
理化检验员	1. 负责解读药品质量标准，并制订理化检验项目操作规程 2. 负责按规程拟订计划，进行标准溶液与滴定液的配制、标定、复标、保管和发放使用 3. 负责按规程进行原料、中间产品、成品的取样、检验、记录、计算和判定 4. 负责及时完成各项检测任务，并于规定的工作日内出具报告，精密度符合规定要求 5. 自觉维护、保养各种检测仪器，并做好使用记录 6. 负责标准品、对照品以及小型玻璃仪器的校正、正确使用及保存等工作 7. 负责完成留样产品归档、汇总分析和稳定性考查

续表

工作岗位	工作职责
仪器分析员	1. 负责制订各种精密仪器操作规程 2. 负责规范使用精密分析仪器，完成原料、中间产品、成品的取样、检验、记录、计算和判定 3. 负责定期维护精密分析仪器 4. 仪器出现异常情况时，应及时解决和处理，做好详细记录并向质量负责人书面汇报
生物检验员	1. 负责按规程进行检定菌的接收、传代和保藏 2. 负责完成无菌、细菌内毒素、微生物限度、抗生素微生物检定，其他动物实验、生产用水以及生产环境中浮游菌、沉降菌、悬浮粒子的检测、记录并出具报告

五、药品检验工作的职业要求

药品质量与人类的生存和健康息息相关，为了保障药品质量，保障人们的用药安全，在药物研发、生产、流通与使用过程中，必须对药品质量进行严格控制，同时规定药品生产企业、药品经营企业和医疗单位直接接触药品的工作人员必须每年进行健康检查。

作为一名药品检验工作人员，在日常检验中应遵守以下职业要求。

（1）树立“质量第一、质量为本”的工作意识，遵守药品检验各项管理制度，有效履行工作职责。

（2）熟练掌握药品检验基本知识和基本技能，能按照有关药品质量管理规定，及时有效地完成药品检测工作任务。

（3）具有精益求精、与时俱进的工作态度。

（4）具备良好的沟通与合作能力，能高效高质地开展工作。

（5）具有科学严谨、实事求是、认真负责的工作作风，能实事求是地报告检测结果，不弄虚作假。

（6）具备果断处理异常质量问题的能力，能及时制止质量事故的发生，有效保证药品质量。

六、药品检验的工作程序

药品检验工作的根本目的是保证人民用药的安全有效，是药品质量控制的重要组成部分，药品检验工作的基本程序为：取样 → 检验（性状、鉴别、检查和含量测定）→ 记录与报告。下面以药品生产企业的药品检验工作为例，一般如图 1-1 所示的程序进行。

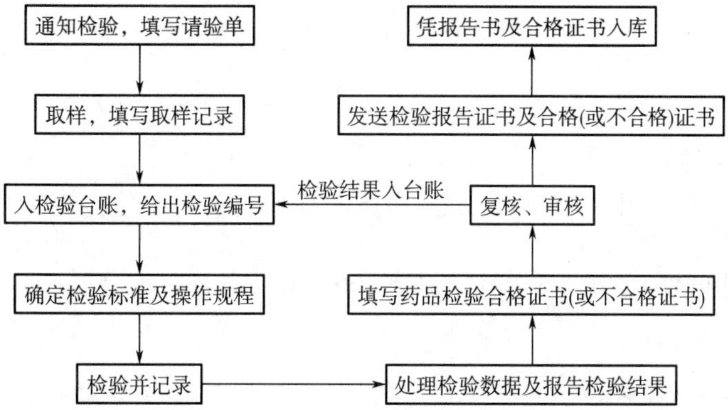

图 1-1　药品生产企业的药品检验工作程序流程图

(一)通知检验

药品生产企业每完成一批药品，车间应填写成品请验单(表 1-3)，每批原辅料进厂后由仓库填写原辅料请验单，并通知质检部门随机抽样检验。

表 1-3　　成品请验单

编号：

药品名称：	请验部门：
批号：	请验者：
规格：	请验日期：　　年　月　日
数量：	检验目的：
备注：	

(二)取样

取样是药品检验工作的重要步骤，通过抽取少量的药品就可以代表整批药品的质量，取样时应考虑取样的科学性、真实性和代表性。

1. 取样原则

均匀物料可在每批的任意部位取样，非均匀物料一般采取随机取样方式。

2. 取样类型

分为常规取样、无菌取样及复检取样等。

3. 取样人员要求

良好的视力和对颜色分辨、识别的能力，无传染病和身体暴露部分无伤口。

4. 取样设备

(1)对固体物料，取样器有不锈钢探子、不锈钢勺、不锈钢铲、铗子，样品盛装容器为具有封口装置的无毒塑料袋、布袋。

(2)对液体物料,取样器有玻璃取样管、玻璃,样品盛装容器为具盖玻璃瓶。

(3)取无菌样品时,所有取样器具均应无菌。

5. 取样数量

依据请验单的品名、规格、批号、数量按下列原则计算取样件数及取样量。

(1)取样件数

①进厂原辅料、中间产品及成品:按批取样检验。假设总包装件数为 n 件,当 $n \leqslant 3$ 时,逐件取样;$3<n \leqslant 300$ 时,随机按 $\sqrt{n}+1$ 件取样;$n>300$ 件时,按 $\frac{\sqrt{n}}{2}+1$ 件取样。

②中药材:按批取样检验。假设总包装件数为 n 件,当 $n \leqslant 5$ 时,逐件取样;当 $5<n<100$ 时,随机抽 5 件取样;当 $100 \leqslant n \leqslant 1000$ 时,按 5%比例取样;当 $n>1000$ 时,超过部分按 1%取样;贵重药材逐件取样。

(2)取样量　按取样件数,每件取样,总量一般不得少于全检量的 3 倍,即 1/3 供检验用,1/3 供复核用,1/3 供留样保存,特殊药品根据实际情况另行规定取样数量。

(3)取样记录填写　取样后及时填写取样记录(表 1-4),每件被抽样的物料包装上要贴上取样证(图 1-2),取样证上应加盖质量管理部门专用章。

表 1-4　取样记录

编号:

年		样品名称	样品编号	供货情况		总件数	取样件数	取样人	取样说明
月	日			企业名称	批号				

取 样 证

药品名称____________________

批　　号____________________

取 样 人____________________

取样编号____________________

取样日期______年______月______日

图 1-2　取样证

(三)入检验台账

取样后及时将抽取样品对应的批号、规格、数量及检验日期等信息入检验台账,同时给出检验编号。原辅料、成品等应分别建立检验台账,如成品检验台账(表 1-5)。检验结束后,将检验结果、检验人及复核人等信息记录在台账内。检验台账的建立是为了方便对各类检品的检验批次及检验结果等进行统计汇总与分析。

表 1-5　　成品检验台账

编号：

检验日期	品名	批号	规格	数量	检验编号	结论			检验人	复核人	备注
						合格	不合格	不合格项目			

(四)确定质量标准与操作规程

在药品生产企业,原辅料、医药中间产品、成品及包装材料均要根据质量标准编制检验标准操作规程,并按质量标准及标准操作规程进行检验。质量标准参见附录三,检验标准操作规程参见项目二任务一“五、药品检验标准操作规程”。

(五)检验并记录

药品检验工作是药品质量控制的重要组成部分,一个药品的检验项目通常包括性状、鉴别、检查和含量测定四个部分。

1. 性状

外观性状是药品质量的重要表征之一。性状项下一般记述了药品的外观、嗅、味、一般稳定性、酸碱性、溶解度及物理常数等。物理常数包括熔点、比旋度、吸收系数、折光率、相对密度、凝点、黏度、碘值、馏程、皂化值和酸值等。物理常数测定结果不仅对药品具有鉴别意义,而且也反映药品的纯度,是评价药品质量的主要指标之一。

2. 鉴别

鉴别的目的是判断已知药品的真伪,即依据药品的化学结构和理化性质进行某些化学反应,测定某些理化常数或光谱特征,来判断药品及其制剂的真伪。通常,鉴别是根据药品质量标准中鉴别项下规定的试验方法,逐项检验并结合性状观测结果对药品及其制剂的真伪进行判断。

3. 检查

检查项下包括纯度要求、有效性、均一性及安全性四个方面。

纯度要求即药物的杂质检查,是指对药物在生产或贮存过程中可能引入的一些杂质进行限量检查,以判断药物的纯度是否符合限量规定要求。如氯化物、硫酸盐、铁盐、重金属、砷盐、干燥失重、炽灼残渣、溶液澄清度与溶液颜色、易碳化物、有机溶剂残留量等。

有效性是指检查与药物疗效有关的项目,如含氮量、含氟量等。

均一性是指生产出来的同一批号药品的质量是否均一,如含量均匀度、溶出度和重量差异等。

安全性是指检查某些对人体产生特殊生理作用,严重影响用药安全的杂质,如异常毒性、细菌内毒素或热原、降压物质等。

4. 含量测定

含量测定是指对药物有效成分的测定。含量测定必须在药物鉴别无误、杂质检查合格的基础上进行,否则没有意义。

检验原始记录是检验过程中所获得的一些原始数据、实验现象及运算过程等原始资料,也是出具检验报告书的依据,为保证药品检验工作的科学性和规范化,检验原始记录要突出检验的真实性、完整性及可靠性,并能有效地追溯检品的质量状况及检验情况。

(六)处理检验数据及报告检验结果

遵循一定的运算规则对检验数据进行处理,以保证有效数字的使用位数、误差及标准偏差等概念来描述测定结果的准确度或精密度。

药品检验报告书是对药品质量做出的技术鉴定,是具有法律效力的技术文件;药检人员应本着严肃负责的态度,根据检验记录,认真填写检验报告书。在填写检验报告书时要做到:依据准确、数据无误、结论明确、文字简洁、书写清晰、格式规范,再经逐级审核后,由领导签发"药品检验报告书"。

(七)填写检验合格证书

根据检验结果填写合格证书(图 1-3)或不合格证书。

合 格 证

药品名称________________________

批　　号________________________

检验编号________________________

检 验 员________________________

日　　期________年________月________日

图 1-3　合格证书

(八)复核,结果入检验台账

检验原始记录由检验人签字,专业技术人员复核签字,并将复核结果填入检验台账结论中。

(九)发送检验报告书及合格证书

检验报告书由检验人员、复核人员签字后,经质量管理部门负责人审核签字并加盖质量管理部门专用公章。

检验报告书一般一式四份:一份由检验部门存档,三份送交生产部门(其中一份生产部门存档,一份转交给生产管理部门,另一份转交仓库)。对于合格检品发放合格证书。

(十)凭报告书及合格证书入库

成品合格后凭检验报告书及合格证书方可进入仓库合格区并置绿色标牌,不合格品置红色标牌。

知识链接

药品仓库的分类

药品仓库按一般管理要求可分为：待验区、发货区、退货区、合格品区、不合格品区。其中合格品区和发货区置绿色标牌，待验区和退货区置黄色标牌，不合格品区置红色标牌。

学习小结

1. 有效性、安全性、稳定性为药品的主要质量特性。

2. 药品检验是依据药品质量标准，借助一定的检测手段，对药品进行定性、定量分析，并将结果与标准规定比较，最终判断被检药品是否符合标准规定的活动。

3. 药品检验的主要工作任务为药品生产过程的质量控制、进厂原辅料、包装材料、工艺用水、成品的质量控制、药品经营企业和医疗机构的质量控制、药品监督检验、临床药物监测。

4. 按照药品生产、经营与监督环节，将药品质量检验分为三类，即药品生产检验、药品验收检验、药品监督检验。

5. 药品检验的工作机构分为国家法定检验机构和非法定检验机构，其中国家级药检所为中国食品药品检定研究院。

6. 药品检验工作分为理化检验员、仪器分析员和生物检验员三大主要就业岗位。

7. 树立药品质量第一、依法检测、科学严谨、实事求是、认真负责的工作态度。

8. 药品检验工作的基本程序为：取样→检验（性状、鉴别、检查和含量测定）→记录与报告。

9. 取样总量一般不得少于全检量的 3 倍，对于进厂原辅料、中间产品及成品，按批取样检验。假设总包装件数为 n 件，当 $n\leqslant3$ 时，逐件取样；$4\leqslant n\leqslant300$ 时，按 $\sqrt{n}+1$ 件随机取样；$n>300$ 件时，按 $\frac{\sqrt{n}}{2}+1$ 件取样。

10. 一个药品的检验项目通常包括性状、鉴别、检查和含量测定四个部分。

项目一　测试题

实训1 药品的取样与留样

【实训目的】

1. 掌握取样的原则、方法、类型。
2. 会计算取样的数量和填写取样记录。
3. 了解取样与留样的工作及要求。

【实训导入】

某制药公司生产车间生产了一批原料药葡萄糖，要求取样员前来取样，送往质量检测中心（QC）进行质量全检分析。

请验单见表1。

表1　　请验单

编号：

药品名称：葡萄糖	请验部门：生产车间
批号：20200304B2	请验者：×××
规格：25kg/袋	请验日期：　　年　　月　　日
数量：100袋	检验目的：全检
备注：	

【实训描述】

根据请验单的品名、规格、批号、数量按《取样操作规程》计算取样件数和取样数量并完成取样与留样操作。

【实训准备】

药品和仪器：原料药葡萄糖、不锈钢勺、不锈钢铲、不锈钢探子、具有封口装置的无毒塑料袋（取样袋）、具盖玻璃瓶。

【实训实施】

（一）药品的取样

1. 取样前准备工作

（1）计算取样数量　取样件数计算：当 $4\leqslant n\leqslant 300$ 时，随机按 $\sqrt{n}+1$ 件取样，计算出取样件数为 $\sqrt{100}+1=11$ 。全检量计算：根据《中华人民共和国药典》查找药品质量标准，计算全检量。计算取样量：至少为3倍全检量。

（2）准备好清洁的取样器具　清洁的不锈钢勺、清洁的取样袋。

（3）到规定取样地点后核对事项　核对物料状态标志（黄色待检）；核对请验单内容与实物标记是否相符；检查包装的完整性（无破损、污染、水渍、虫蛀、霉变、受潮）。

2. 开始取样

打开外包装,戴上取样手套开始取样。根据原辅料的状态,采用不同的取样方法。固体样品用洁净的不锈钢勺,在不同部位取样,并放在取样袋内,封口。

3. 取样结束后

在已取样的包装材料上及时将取样袋封好并贴好取样证和填写取样记录,取样器具按相应的清洗标准操作程序进行清洗后于指定位置存放,将外包装重新密封,并将样品送回原处。

(二)药品的留样

凡检验后的样品,必须按批留样。成品留样分为法定留样和重点考查留样。法定留样是每批出厂产品均要留样,用以处理用户投诉;考查留样是根据企业产品的质量情况,按规定的批数进行留样,用以考查产品在有效期内的质量。

样品的留样对产品质量考查具有一定意义,进厂原辅料、中间体、成品均在留样范围内,且每批均须留样。留样样品应封口严密、完好,成品留样样品要与市售包装一致。

1. 留样室环境

留样室应阴凉、干燥、通风,室内有温、湿度计与排风设施。除具有特殊要求的样品外,通常在常温状态下保存。留样室管理员应依照药品的贮藏要求每天检查留样室的温、湿度并记录,每天上午、下午各记录一次,每月统计一次。

2. 留样数量

原辅料、中间体为检验的剩余量。成品至少为一次全检量的 3 倍。新产品投产或有较大工艺变动的产品,其投产后的前 3 批应列入重点留样范围,其留样量为一次全检量的 100 倍。

3. 留样工作程序

凡应留样观察的产品由质量部门填写留样通知单,通知车间留足产品,所留样品要求为原包装品。由分样人或取样员将样品交给留样员,留样员加贴留样标签,并完整填写收样记录,内容包括留样接收时间、品名、规格、批号、来源、样品数量、留样编号、双方签字。

留样产品要专人专柜保管,并按品种、规格、生产时间、批号分别排列整齐。每个留样柜的品种、批号应有明显标志,并易于识别,以便定期进行稳定性考查和用户投诉时查证。

4. 留样期限

留样样品的贮存期一般为:规定有效期的为有效期后 1 年,不规定有效期的为 3 年,生产原料药为有效期满,中药材为 3 个月,直接接触药品包装材料首次供货为 6 个月。

超过留样期限的产品应每年集中销毁一次。由留样员填写“销毁单”,注明品名、批号剩余量、销毁原因、销毁方法等,报质量部负责人审核、批准后销毁。销毁按规定的销毁程序进行,有2人以上现场监督销毁,并有销毁记录。

【实训注意】

1. 取样员接到“请验单”后,应在24h内到规定地取样,取样前应确认取样环境的温、湿度及洁净度是否符合要求。

2. 取样员在物料包装启封前应进行物料品名、批号、数量及包装等情况的现场核对,核对无误后方可取样。

3. 一批物料,其批号、品名、包装、生产厂家均相同者方可作为一个取样单位,否则必须分开取样。

4. 如为液体样品,需在液体分装间,在不同深度处用洁净的玻璃吸管取样,取样结束后放在洁净的具塞玻璃瓶中,密塞;原辅料应检验微生物限度的样品,应放在已灭菌的容器内并封口;如遇光易变质药品应用棕色瓶装,必要时加套黑纸;腐蚀性样品应避免用金属取样工具取样;剧毒性药品必须两人同时取样,并由仓库保管人员陪同,必要时应戴防护用具。

5. 如为中间产品可在生产过程的前、中、后期某一生产关键环节进行取样,取样时按《人员进出洁净区标准程序》进入生产车间中间站取样;如为成品取样,应在成品入库前填写成品请验单,送交质管部门,由检验中心派专人到成品存放地按批取样。

【实训思考】

1. 一般情况下,取样数量怎样确定?

2. 液体原料药如何完成取样操作?

3. 对哪些药品进行留样,留取多少数量的药品?留样时间多长?

【实训评价】

实训评价见表2。

表2　　药品的取样与留样技能考核评价

序号	实训步骤	实训内容	技术要求	分值	得分
1	制订工作方案	取样依据的确定	会查阅并解读取样操作规程	10	
2	准备工作	取样前准备	正确计算取样数量	10	
			准备好清洁的取样器具	5	
			到规定取样地点后核对品名、批号、规格、数量等信息	10	
3	取样	取样方法	不同部位、不同深度取样,取样方法正确	10	
		取样数量	至少为3倍全检量	5	
		取样结束后	正确粘贴取样证	10	
			及时填写取样记录	5	
			取样器具的清洁、干燥、贮存	10	

续表

序号	实训步骤	实训内容	技术要求	分值	得分
4	留样	留样	按要求留样并填写相应记录	10	
5	文明操作	物品复原	已复原	3	
		清理取样器具	整理	2	
		取样记录	填写规范完整	10	
总分				100	

项目二　药品检验基础知识

学习目标

●知识目标

1. 掌握药品质量标准定义、分类与内容，《中华人民共和国药典》(以下简称《中国药典》)的结构与主要内容。

2. 熟悉常用国外药典概况、药品检验标准操作规程。

3. 了解药品质量管理基本内容。

●能力目标

1. 能正确阅读和理解药品质量标准。

2. 能利用《中国药典》查阅药品质量标准及有关内容。

案例导入

多项检验项目不符合规定

近年来，国家药品监督管理局发布了药品抽检不合格的质量公告，多批次药品不合格被曝光。公告指出，不合格药品存在的问题主要是装量差异、含量测定、性状、微生物限度、水分、崩解时限、可见异物等项目不符合要求。

问题：药品是特殊商品，其质量好坏直接关系到患者的用药安全，为了保证药品的质量，我们该按照什么标准检验一个药品？一个药品的质量标准又该如何查阅与解读？

任务一　药品标准

一、药品质量标准

(一)药品质量标准的概念

药品是特殊商品，其质量好坏直接影响到患者用药健康，为了保证药品的安全有效、稳定均一，国家必须制订统一的、具有法律约束力的药品质量标准。

药品质量标准是国家对药品质量指标及检测方法所做的技术规定，是药品生产、经营、使用和行政、技术监督管理各部门应共同遵循的法定技术依据。《中华人民共和国药品管理法》规定："药品必须符合国家药品标准"，即符合药品质量标准的药品才能使用，不符合药品质量标准的药品，不得作为次品或处理品来生产、销售和使用。

（二）药品质量标准的分类

1. 国家药品质量标准

国家药品质量标准包括《中华人民共和国药典》（简称《中国药典》）和《中华人民共和国卫生部药品标准》或《国家食品药品监督管理局国家药品标准》（简称《部颁标准或局颁标准》）。

（1）《中国药典》　是由国家药典委员会编纂，经国家食品药品监督管理总局（CFDA）批准颁布实施，是国家监督管理药品质量的法定技术标准，是国家药品标准体系的核心，具有全国性的法律约束力。其收载的品种为疗效确切应用、广泛、批量生产、质量可控的药品。

（2）《部颁标准或局颁标准》　与《中国药典》性质相似，具有法律约束力，同样属于国家药品质量标准，收载了国内已生产、疗效较好、应用广泛但尚未载入药典的品种。现有《中华人民共和国卫生部药品标准》中药成方制剂 1～20 册，其中 16 与 18 册为保护品种；《中华人民共和国卫生部药品标准》新药转正标准 1～17 册；《国家食品药品监督管理局国家药品标准》新药转正标准 1～104 册；《国家食品药品监督管理局国家药品标准》国家中成药标准汇编（中成药地方标准升国家标准部分），按病种分册，如内科分册、肺科分册、外科分册等。

2. 临床研究用药品质量标准

临床研究用药品质量标准是为了临床用药的安全有效和临床试验的结论可靠，新药研制单位需制订一个临时性的药品质量标准，并应申请得到国家药品监督管理局的批准。此标准仅限在临床试验期间有效，并仅供研制单位与临床试验单位使用。

3. 药品注册标准

药品注册是指国家药品监督管理局根据药品注册申请人的申请，依照法定程序，对拟上市销售药品的安全性、有效性、质量可控性等进行系统评价，并决定是否同意其申请的审批过程。包括新药申请、已有国家标准的药品申请、进口药品申请和补充申请。

药品注册标准是指国家药品监督管理局批准给申请人特定药品的标准，生产该药品的药品生产企业必须执行该注册标准。

4. 暂行或试行药品标准

新药经临床试验或使用后，报试生产时所制订的药品质量标准称为"暂行药品标准"，该标准执行两年后，如果药品质量稳定，该药转为正式生产，此时的药品标准称为"试行药品标准"。该标准执行两年后，如果药品质量仍然稳定，经国家药品监督管理总局批准转为国家药品标准。

5. 企业药品标准

企业标准为由药品生产企业自行制订并用于控制其药品质量的标准。它仅在企业内或系统内管理上有约束力,属于非法定标准,不对外公开。企业药品标准通常有两种情况:一种是检验方法尚不够成熟,但能达到某种程度的质量控制;二是检验方法高于法定标准,一般是增加了检验项目或提高了限度标准。企业药品标准在企业竞争及严防假冒等方面起到了重要作用。

(三)药品质量标准的制订和修订

药品质量的优劣直接影响到药品的安全性和有效性,关系到用药者的健康与生命安危。为了加强对药品质量的控制及行政管理,必须有个统一的药品质量标准。在我国,负责国家药品标准制订和修订的部门是国家药典委员会。根据《药典委员会章程》第十七条:国家药典委员会是国务院药品监督管理部门负责药品标准工作的常设机构,负责组织编制与修订《中国药典》及其增补本;组织制订与修订国家药品标准以及药用辅料、直接接触药品的包装材料和容器的技术要求与质量标准等工作。

制订药品质量标准应遵循安全有效、先进性、针对性和规范性四项原则,并尽可能与国际标准接轨。制订并贯彻统一的质量标准,将对我国的医药科学技术生产管理、经济效益和社会效益产生良好的影响与促进作用,但一个药品的质量标准,随着科学技术和生产水平的不断发展与提高,也将相应地提高,如《中国药典》每五年修订一次,USP-NF 从 2002 年开始每年修订一次。因此,药品质量标准的制订和修订是一项长期不断完善的研究工作。

知识链接

药品质量管理的"6P"

GMP(Good Manufacturing Practice):《药品生产质量管理规范》

GSP(Good Supplying Practice):《药品经营质量管理规范》

GAP(Good Agricultural Practice):《中药材生产质量管理规范》

GCP(Good Clinical Practice):《药品临床试验质量管理规范》

GLP(Good Laboratory Practice):《药品非临床试验质量管理规范》

GPP(Good Preparation Practice):《药品医疗机构制剂配制质量管理规范》

二、《中国药典》

1.《中国药典》概况

《中华人民共和国药典》(《中国药典》),英文为 Chinese Pharmacopeia(ChP)。《中国药典》是国家药品标准的重要组成部分,是药品研制、生产(进口)、经营、使用和监督管理等相关单位均应遵循的法定技术标准。新中国成立以来，我国已出版了十一版药典（1953、1963、1977、1985、1990、1995、2000、2005、2010、2015、2020年版），其中1953年版为一部，1963年版开始分成一、二两部，2005年版开始分为一、二、三部，2015年版开始分为一、二、三、四部。最新版本为2020年版，是2020年4月9日经国家药品监督管理局会同国家卫生健康委员会批准颁布，2020年12月30日开始执行。按照国家《中华人民共和国标准化法》的规定，药品标准每五年应修订一次。《中国药典》官方网站为：http：//www.chp.org.cn。《中国药典》各版收载品种情况见表2-1。

表2-1　　《中国药典》各版收载品种情况

版次	出版时间	分部	收载药品数量/种					执行时间	其他情况
			总计	一部	二部	三部	四部		
1	1953年	一部	531						1957年出版《中国药典》第一部增补本
2	1963年	二部	1310	643	667				一部记载“功能与主治”；二部增加“作用与用途”
3	1977年	二部	1925	1152	773			1980.1.1	一部收载中药材包括少数民族药材和成方
4	1985年	二部	1489	713	776			1986.4.1	1987年出版《中国药典》增补本；1988年出版第一部英文版《中国药典》
5	1990年	二部	1751	784	967			1991.7.1	1992年、1993年出版《中国药典》第一、二增补本；二部品种项下规定的“作用与用途”和“用法与用量”分别改为“类别”和“剂量”
6	1995年	二部	2375	920	1455			1996.4.1	1997年、1998年出版《中国药典》第一、二增补本；《药品红外光谱集》第一卷（1995年版）出版
7	2000年	二部	2691	992	1699			2000.7.1	2002年、2004年出版《中国药典》第一、二增补本；《药品红外光谱集》第二卷（2000年版）出版

续表

版次	出版时间	分部	收载药品数量/种					执行时间	其他情况
			总计	一部	二部	三部	四部		
8	2005 年	三部	3214	1146	1967	101		2005. 7. 1	首次将《药品生物制品规程》并入药典，设为三部；2009 年出版《中国药典》增补本；《药品红外光谱集》第三卷（2005 年版）出版
9	2010 年	三部	4567	2165	2271	131		2010. 10. 1	配套出版《药品红外光谱集》第四卷（2010 年版）《中国药品检验标准操作规范》《国家药品标准工作手册》《药品检验仪器操作规程》《临床用药须知》《中药材显微鉴别彩色图鉴》《中药材薄层色谱彩色图集》（第一册、第二册）等
10	2015 年	四部	5608	2598	2603	137	药用辅料 270	2015. 12. 1	将上版药典附录整合为通则，并与药用辅料单独成卷作为《中国药典》四部；编制出版《药品红外光谱集》第五卷（2020 年版）和《中国药典分析检测技术指南》（首次出版）
11	2020 年	四部	5911	2711	2712	153	药用辅料 335	2020. 12. 30	出版了《中国药典中药材薄层色谱彩色图集》《中国药典中成药薄层色谱彩色图集》等药典配套丛书

2.《中国药典》主要内容

《中国药典》（2020 年版）由一部、二部、三部、四部及其增补本组成。其中一部收载中药（药材、饮片、植物油脂和提取物、成方制剂和单味制剂），共 2711 种；二部收载化学药品、抗生素、生化药品以及放射性药品等，共 2712 种；三部收载生物制品 153 种；四部收载通用技术要求 361 个和药用辅料 335 种。

《中国药典》（2020 年版）主要包括凡例、品名目次、品种正文、通用技术要求及索引。

（1）凡例　凡例是为正确使用《中国药典》，对品种正文、通用技术要求以及药品质量检验和检定中有关共性问题的统一规定和基本要求。《中国药典》(2020年版)一、二、三、四部均收载有凡例,二部药典凡例的标题有"总则""通用技术要求""品种正文""名称与编排""项目与要求""检验方法和限度""标准品与对照品""计量""精确度""试药、试液、指示剂""动物试验""说明书、包装与标签"12项,总共39项条款。

(2)品名目次　《中国药典》(2020年版)一、二、三、四部都收载有品名目次。品名目次是按笔画顺序排列的药品或辅料中文名,便于查阅正文内容。

(3)品种正文　品种正文是药典的主要内容,收载了各药品及药用辅料的质量标准。

《中国药典》(2020年版)二部品种正文中,每一品种项下根据品种和剂型的不同,按顺序分别有:①品名。②有机药物的结构式。③分子式与分子质量。④来源或有机药物的化学名称。⑤含量或效价规定。⑥处方。⑦制法。⑧性状。⑨鉴别。⑩检查。⑪含量测定或效价测定。⑫类别。⑬规格。⑭贮藏。⑮制剂。⑯标注。⑰杂质信息等。其中必检项目为【性状】【鉴别】【检查】【含量测定】。

(4)通用技术要求　通用技术要求是对各部药典制剂通则、通用检测方法、其他通则、指导原则等药品标准的共性要求进行了整合,并和药用辅料单独作为《中国药典》第四部。

《中国药典》(2020年版)四部收载通用技术要求361个,其中制剂通则38个,检测方法及其他通则281个,指导原则42个。

制剂通则按药物剂型分类,针对剂型特点所规定的基本技术要求。"0100制剂通则"项下,收载了片剂、注射剂、胶囊剂、颗粒剂等38项内容。

通用检测方法为各正文品种进行相同检查项目的检测时所应采用的统一的设备、程序、方法及限度等。包括了一般鉴别试验、光谱法、色谱法、物理常数测定法、其他测定方法、限量检查法、特性检查法、生物检查法、生物活性测定法、中药其他方法、含量测定法等266个通用检测方法。

其他通则如药材和饮片取样法,药材和饮片检定通则、炮制通则,药用辅料、制药用水、国家药品标准物质通则、标准物质及试液、试药相关通则(试药、试液、试纸、缓冲液、指示剂与指示液、滴定液、对照品、对照药材、对照提取物、标准品与对照品、原子量表等)共15项内容。

指导原则为执行药典、考查药品质量、起草与复核药品标准等所制订的指导性规定。"9000指导原则"项下,收载了原料药物与制剂稳定性试验、药物制剂人体生物利用度和生物等效性试验、药品晶型研究及晶型质量控制、药品质量标准分析方法验证、药品杂质分析、药物引湿性试验、非无菌产品微生物限度检查指导原则、注射剂安全性检查法应用、国家药品标准物质制备等42项内容。

(5)索引　《中国药典》(2020年版)二部除在正文前收载品名目次外,还在书末分为中文索引和英文索引,以便快速查阅有关内容。中文索引按汉语拼音顺序排列，英文索引按英文名称第一个英文字母顺序排列，以英文名和中文名对照形式排列。使用索引可以方便快速查阅与药典有关的内容。

三、《中国药典》中的凡例

凡例是为正确使用《中国药典》，对品种正文、通用技术要求以及药品质量检验和检定中有关共性问题的统一规定和基本要求。

凡例和通用技术要求中采用"除另有规定外"这一用语，表示存在与凡例或通用技术要求有关规定不一致的情况时，则在正文中另做规定，并按此规定执行。

正文中引用的药品系指本版药典收载的品种，其质量应符合相应的规定。

凡例中溶解度、物理常数、制剂的规格、贮藏、检验方法和限度、标准品与对照品、计量单位、精确度、试药、试液与指示剂、动物试验、说明书、包装与标签等具体内容参见附录一"《中国药典》(2020 年版)第二部凡例"。

四、常用国外药典简介

自 1775 年瑞士颁布第一部现代国家药典起，目前世界上已有 41 个国家或地区编纂了自己的药典，此外，还有区域性药典如《欧洲药典》《亚洲药典》《非洲药典》和《北欧药典》等，世界卫生组织还出版了《国际药典》，目前常用的国外药典有《美国药典》《英国药典》《欧洲药典》《日本药局方》《国际药典》。

1.《美国药典》

《美国药典》(United States Pharmacopoeia，USP)，由美国药典委员会编辑出版，《美国国家处方集》(National Formulation，NF)由美国药学会编辑出版，因二者内容交叉引用，1980 年 USP 和 NF 合并出版，缩写为 USP-NF。自 2002 年，USP-NF 由原来的每 5 年一版改为每年出一个新版本。美国国家药典委员会官方网站为：http://www.usp.org。

2.《英国药典》

《英国药典》(British Pharmacopoeia，BP)由英国药典委员会编制出版，收载英国药物原料、制剂及其他医药产品的法定标准。BP 始于 1864 年，目前每年 8 月修订出版，次年 1 月起实施。《英国药典》官方网站为：http://www.pharmacopoeia.org.uk/。

3.《欧洲药典》

《欧洲药典》(European Pharmacopoeia，EP)，由欧洲药品质量管理局起草和出版。EP 第 1 版始于 1964 年，出版周期为每三年修订一版，并每年出版 3 期增补本。

4.《日本药局方》

《日本药局方》(Japanese Pharmacopoeia，JP)由日本药典委员会编制，日本厚生劳动省颁布实施。JP 第 1 版于 1886 年 6 月出版，1887 年 7 月实施，目前每 5 年修订出版 1 次。

5.《国际药典》

《国际药典》(International Pharmacopoeia, Ph. Int.)由世界卫生组织(WHO)与成员国药品监督管理部门协调,由 WHO 药典专家委员会编撰出版。收载药物原料(API)、药用辅料和药物制剂的质量标准并全球协调统一。

五、药品检验标准操作规程

标准操作规程(Standard Operation Procedure, SOP)是各种标准化管理认证和产品认证的重要内容,各行业都有 SOP 的要求。为了提高检验工作质量,确保检验数据的可靠性,应制订各项检验的 SOP。《中国药典》配套有《中国药品检验标准操作规范》《药品检验仪器操作规程及使用指南》。

药品检验 SOP 的主要内容包括:题目、编号、起草人及起草日期、审核人及审核日期、批准人及批准日期、颁发部门、分发部门、实施日期、版次、页码、标题及正文等。正文的主要内容包括:目的、适用范围、职责、仪器用具、试剂、操作程序、操作方法、结果判断及注意事项等。

需制订 SOP 的项目有:仪器与设备的使用、通用的药品检验技术与方法、专用的药品检验技术与方法、动物及动物室的管理、试剂及试药溶液的配制与管理等。下面以滴定液的配制与标定管理规程为例进行说明。

目的:建立滴定液的配制与标定管理规程,见表 2-2,规范滴定液的配制标定,保证检验数据准确无误。

表 2-2　滴定液的配制与标定管理规程

题　目	滴定液的配制与标定管理规程	编　号	
制 定 人	年　　月　　日	版本	
审 核 人	年　　月　　日	页码	
批 准 人	年　　月　　日	颁发部门	
生效日期	年　　月　　日	分发部门	

适用范围:适用于药品分析用滴定液的配制与标定的管理。

责任人:中心化验室主任、理化主管、理化检验员。

引用内容如下。

1 简述

1.1 滴定液系指在容量分析中用于滴定被测物质含量的标准溶液,具有准确的浓度(取 4 位有效数字)。

1.2 滴定液的浓度以“mol/L”表示,其基本单元应符合药典规定。

1.3 滴定液的浓度与其名义值之比,称为 F 值。

1.4 试药与试液均应按下列各滴定液项下的规定取用。基准试剂应由专人负责保管与领用。

2 配制

滴定液的配制方法有间接配制法与直接配制法两种，应根据规定选用，并应遵循下列有关规定。

2.1 所用溶剂“水”，系指蒸馏水或去离子水，在未注明有其他要求时，应符合纯化水的规定。

2.2 采用间接配制法时，溶质与溶剂的取用量均应根据规定量进行称取或量取，并且制成后滴定液的浓度值应为其名义值的0.95~1.05；如在标定中发现其浓度值超出其名义值的0.95~1.05时，应加入适量的溶质或溶剂予以调整。当配制量大于1000mL时，其溶质与溶剂的取用量均应按比例增加。

2.3 采用直接配制法时，其溶质应采用“基准试剂”，并按规定条件干燥至恒重后称取，取用量应为精密称定（精确至4~5位有效数字），并置1000mL量瓶中，加溶剂溶解并稀释至刻度，摇匀。配制过程中应有核对人，并在记录中签名以示负责。

2.4 配制浓度等于或低于0.02mol/L的滴定液时，除另有规定外，应于临用前精密量取浓度等于或大于0.1mol/L的滴定液适量，加新沸过的冷水或规定的溶剂定量稀释制成。

2.5 配制成的滴定液必须澄清，必要时可过滤，并各按该滴定液项下的【贮藏】条件贮存，经下述标定其浓度后方可使用。

3 标定

“标定”系指根据规定的方法，用基准物质或已标定的滴定液准确测定滴定液浓度（mol/L）的操作过程；应严格遵照本规定中各该滴定液项下的方法进行标定，并应遵循下列有关规定。

3.1 工作中所用分析天平及其砝码、滴定管、量瓶和移液管等，均应经过检定合格；其校正值与原标示值之比的绝对值大于0.05%时，应在计算中采用校正值予以补偿。

3.2 标定工作宜在室温（10~30℃）下进行，并应在记录中注明标定时的室内温度及湿度。

3.3 所用基准物质应采用“基准试剂”，取用时应先用玛瑙乳钵研细，并按规定条件干燥，置干燥器中放冷至室温后，精密称取（精确至4~5位有效数字）；有引湿性的基准物质宜采用“减量法”进行称重。如系以另一已标定的滴定液作为标准溶液，通过“比较”进行标定，则该另一已标定的滴定液的取用应为精密量取（精确至0.01mL），用量除另有规定外应等于或大于20mL，其浓度应按本药典规定准确标定。

3.4 根据滴定液的消耗量选用适宜容量的滴定管；滴定管应洁净，玻璃活塞应密合、旋转自如，盛装滴定液前，应先用少量滴定液淋洗 3 次，盛装滴定液后，宜用小烧杯覆盖管口。

3.5 标定中，滴定液宜从滴定管的起始刻度开始；滴定液的消耗量，除另有特殊规定外，应大于 20mL，读数应估计到 0.01mL。

3.6 标定中的空白试验，系指在不加供试品或以等量溶剂替代供试液的情况下，按同法操作和滴定所得的结果。

3.7 标定工作应由初标者（一般为配制者）和复标者在相同条件下各做平行试验 3 份；各项原始数据经校正后，根据计算公式分别进行计算：3 份平行试验结果的相对平均偏差，除另有规定外，不得大于 0.1%；初标平均值和复标平均值的相对偏差也不得大于 0.1%；标定结果按初标、复标的平均值计算，取 4 位有效数字。

3.8 直接法配制的滴定液，其浓度应按配制时基准物质的取用量（准确至 4~5 位有效数字）与量瓶的容量（加校正值）以及计算公式进行计算，最终取 4 位有效数字。

3.9 临用前按稀释法配制浓度等于或低于 0.02mol/L 的滴定液，除另有规定外，其浓度可按原滴定液（浓度等于或大于 0.1mol/L）的标定浓度与取用量（加校正值），以及最终稀释成的容量（加校正值），计算而得。

4 贮藏与使用

4.1 滴定液在配制后应按各滴定液规定的【贮藏】条件贮存，一般宜采用质量较好的具玻璃塞的玻璃瓶，碱性滴定液应贮存于聚乙烯塑料瓶中。

4.2 应在滴定液贮瓶外的醒目处贴上标签，写明滴定液名称及其标示浓度，并在标签下方加贴表 2-3 内容的表格，根据记录填写。

表 2-3　　滴定液的配制与标定记录

配制日期	标定日期	室温	浓度或校正因子（*F* 值）	配制者	标定者	复核者

4.3 滴定液经标定所得的浓度或其 *F* 值，除另有规定外，可在 3 个月内应用，过期应重新标定。当标定与使用时的室温相差未超过 10℃时，除另有规定外，其浓度值可不加温度补正值，但当室温差超过 10℃，应加温度补正值，或按本操作规程的要求进行重新标定。

4.4 当滴定液用于测定原料药的含量时，为避免操作者个体对滴定终点判断的差异而引入误差，必要时可由使用者按本操作规程 3.7 的要求重新进行标定；其平均值与原标定值的相对偏差不得大 0.1%，并以使用者复标的结果为准。

4.5 取用滴定液时，一般应事先轻摇贮存有大量滴定液的容器，使与黏附于瓶壁的液滴混合均匀，而后分取略多于使用量的滴定液置于洁净干燥的具塞玻璃瓶中,用以直接转移至滴定管内,或用移液管量取,避免因多次取用而反复开启贮存滴定液的大容器;倒出后的滴定液不得倒回原贮存容器中,以避免污染。

4.6 当滴定液出现浑浊或其他异常情况时,该滴定液应弃去,不得再用。

项目二任务一　测试题

实训 2　《中国药典》及配套工具书的查阅

【实训目的】

1. 掌握《中国药典》的基本结构与主要内容。
2. 熟练使用《中国药典》及配套工具书查阅药品的质量标准及相关内容。
3. 能正确理解药品质量标准中的有关术语。

【实训导入】

在开始一个药品质量检测之前,首要任务是能熟练查找《中国药典》及配套工具书并能理解其真正含义,为此开展《中国药典》及配套工具书的查阅技能训练很有必要性。

【实训描述】

通过按下表项目查阅《中国药典》及配套工具书,并填写表格。

【实训准备】

《中国药典》《中国药品检验标准操作规范》《药品检验仪器操作规程及使用指南》《药品红外光谱集》

【实训实施】

实训实施内容见表 1。

表 1　实训实施内容

序号	查阅项目	查阅书籍	查阅结果
1	葡萄糖的质量标准		
2	阿司匹林的性状		
3	布洛芬的鉴别		
4	维生素 C 的检查		

续表

序号	查阅项目	查阅书籍	查阅结果
5	硬脂酸镁的质量标准		
6	布洛芬中有关物质的检查		
7	熔点测定法		
8	片剂的制剂通则		
9	甲硝唑片的含量测定		
10	重金属检查法		
11	无菌检查法		
12	高效液相色谱法的标准操作规范		
13	岛津气相色谱仪操作规程		
14	乙二胺四乙酸二钠滴定液(0.1mol/L)		
15	稀硝酸		
16	葡萄糖对照品的红外光谱图		
17	药品杂质分析指导原则		
18	黄芩的质量标准		
19	小儿消食片的处方		
20	醋酸盐缓冲液(pH3.5)		

【实训注意事项】

1. 药品质量标准可在品名目次(首字笔画顺序)、英文索引(英文名称首字母)或中文索引(中文名称首字汉语拼音顺序)中查阅。

2. 通用技术要求(制剂通则、物理常数测定法、限量检查法、生物检查法、试剂与标准物质、指导原则)、辅料与索引等收载在第四部药典中。

3. 四部药典中均收载凡例。

【实训思考】

1.《中国药典》的基本结构是怎样的?

2.《中国药典》的主要内容有哪些?

【实训评价】

要求在30min内完成,达到熟练使用药典及配套工具书的目的,考核评价表见表2。

表 2　　　　《中国药典》及配套工具书的查阅技能考核评价

序号	实训步骤	实训内容	技术要求	分值	得分
1	《中国药典》及配套工具书的查阅	药品质量标准的查阅	熟练查阅	10	
			查阅方式、速度途径是否灵活	5	
		制剂通则	熟练查阅	5	
		物理常数测定法	熟练查阅	5	
		限量检查法	熟练查阅	5	
		生物检查法	熟练查阅	5	
		试剂与标准物质	熟练查阅	5	
		指导原则	熟练查阅	5	
		药品红外光谱图	熟练查阅	5	
		仪器操作规程	熟练查阅	5	
2	查找结果	工具书复原	复原	5	
		查阅结果	查找结果正确	30	
		结果填写	填写规范完整	5	
		查阅时间	在规定时间 30min 内完成	5	
总分				100	

任务二　药品检验原始记录与报告书的填写

一、药品检验原始记录的填写要求

(一)检验记录的基本要求

检验记录是出具检验报告书的依据，是进行科学研究和技术总结的原始资料；为保证药品检验工作的科学性和规范化，检验记录必须做到：记录原始、真实，内容完整、齐全，书写清晰、整洁。

(1)原始检验记录应采用统一印制的活页记录纸和各类专用检验记录表格，并用蓝黑墨水或碳素笔书写(显微绘图可用铅笔)。凡用微机打印的数据与图谱，应剪贴于记录上的适宜处，并有操作者签名。

(2)检验过程中应及时、完整、详细地记录各检验项目并保存，严禁事后补记或转抄。对废弃的数据或失败的实验，应及时分析其可能的原因，并在原始记录上注明。

(3)检验记录如发现记录有误，可用单线划去并保持原有的字迹可辨，不得擦抹涂改，并应在修改处签名或盖章，以示负责。

(4)检验中使用的标准品或对照品,应记录其来源、批号和使用前的处理;用于含量(或效价)测定的,应注明其含量(或效价)和干燥失重(或水分)。

(5)每个检验项目记录完成后,均要根据检验结果做出单项结论(符合规定或不符合规定)。

(6)整个检验工作完成之后,应将检验记录逐页顺序编号,并对本检品做出明确的结论。检验人员签名后,经指定人员审核对所采用的标准,记录内容的完整、齐全性,以及计算结果和结果的判定等填写情况进行校核并签名,再经负责人审核及签名。

(7)记录内容　表头的信息通常有检品的名称、检品编号、规格、生产单位或产地、批号、有效期、数量、检验目的、检验项目、检验依据、检验日期等。检验项目的记录包括检验项目名称、检验方法、检验结果、实验原始数据、数据处理、检验结论、检验人及复核人签名等。

(二)药品检验原始记录的填写说明

检验记录中,项目名称应按药品标准规范书写,不得采用习惯用语,如将片剂的“重量差异”记成“片重差异”,或将“崩解时限”写成“崩解度”等。对一些常见项目的记录内容,提出下述的最低要求(即必不可少的记录内容),检验人员可根据实际情况酌情增加,多记不限。多批号供试品同时进行检验时,如结果相同,可只详细记录一个编号(或批号)的情况,其余编号(或批号)可记为同编号(批号)×××的情况与结论;遇有结果不同时,则应分别记录,见二维码 2-1。

二维码 2-1　药品检验原始记录填写说明

二、药品检验原始记录的填写范例

药品检验原始记录的书写如表 2-4 所示,在后续的实训项目中有专项和综合检验原始记录的详细示例。

表 2-4　××制药厂成品检验原始记录示例

温度(℃):25℃　　相对湿度(%):55%　　编号:20200225

检品名称	维生素 C 片	检品规格	0.1g/片,100 片/盒
生产厂家	略	生产批号	20201011
包装	塑料瓶	有效期	202209
检验数量	4 瓶×100 片/瓶	检验日期	2020 年 10 月 15 日
检验目的	抽验	检验项目	部分检验
检验依据	《中华人民共和国药典》(2020 年版)二部		
检验过程			
性状	取本品适量,置于光滑的白纸上,经肉眼在自然光下观察,本品为白色 标准规定:本品为白色至略带淡黄色片 结论:符合规定		

续表

<table>
<tr><td rowspan="11">鉴别</td><td>(1)化学鉴别</td><td colspan="2">取本品细粉0.36g,加水10mL,振摇使维生素C溶解,滤过,滤液分成二等份,在一份中加硝酸银试液0.5mL,即生成银的黑色沉淀;在另一份中,加二氯靛酚钠试液1~2滴,试液的颜色即消失
结果:呈正反应
标准规定:一份中加硝酸银试液后生成银的黑色沉淀,另一份中加二氯靛酚钠试液后试液的颜色消失。
结论:符合规定</td></tr>
<tr><td rowspan="10">(2)薄层色谱鉴别</td><td>供试品溶液</td><td>取本品细粉0.18g,加水10mL,振摇使维生素C溶解,滤过,取滤液</td></tr>
<tr><td>对照品溶液</td><td>取维生素C对照品0.025g,加水溶解并稀释至25mL制成1mg/mL的溶液</td></tr>
<tr><td>点样量</td><td>2μL</td></tr>
<tr><td>薄层板</td><td>硅胶GF254薄层板</td></tr>
<tr><td>展开剂</td><td>乙酸乙酯-乙醇-水(5:4:1)</td></tr>
<tr><td>检视</td><td>展开,晾干,立即(1h内)置紫外光灯(254nm)下检视</td></tr>
<tr><td>比移(R_f)</td><td>供试品比移值:0.61　　对照品比移值:0.61</td></tr>
<tr><td>结果</td><td>供试品溶液所显主斑点的位置和颜色与对照品溶液的主斑点相同</td></tr>
<tr><td>标准规定</td><td>供试品溶液所显主斑点的位置和颜色应与对照品溶液的主斑点相同</td></tr>
<tr><td>检验结论</td><td>符合规定</td></tr>
<tr><td rowspan="10">检查</td><td rowspan="7">溶液的颜色</td><td>仪器参数</td><td>仪器型号:略　　比色皿规格:1cm　　检测波长/nm:440
参比溶液:纯化水　溶剂:纯化水</td></tr>
<tr><td>比色皿的配套检查</td><td>比色皿1透光率/%:99.8　比色皿2透光率/%:99.8
皿差/%:0.0
比色皿配套性结论:经测定,该套比色皿配套</td></tr>
<tr><td>供试品溶液的制备</td><td>取本品细粉1.8g,加水20mL,振摇使维生素C溶解,过滤得到滤液</td></tr>
<tr><td>吸光度</td><td>0.05</td></tr>
<tr><td>标准规定</td><td>在440nm的波长处测定吸光度,不得过0.07</td></tr>
<tr><td>结论</td><td>符合规定</td></tr>
<tr><td>重量差异</td><td colspan="2">参考实训16　甲硝唑片的重量差异检查原始记录表</td></tr>
<tr><td>崩解时限</td><td colspan="2">参考实训17　维生素C片的崩解时限检查原始记录表</td></tr>
<tr><td>微生物限度</td><td colspan="2">参考实训23　维生素C片的微生物限度检查原始记录表</td></tr>
<tr><td>含量测定</td><td colspan="3">参考实训27　电位滴定法测定盐酸氟桂利嗪的含量原始记录表</td></tr>
</table>

检验人:×××　　　　　　　　　　复核人:×××

××年××月××日　　　　　　　　××年××月××日

三、药品检验报告书的填写要求

药品检验报告书是对药品质量做出的技术鉴定，法定药品检验机构的检验报告书是具有法律效力的技术文件。药检人员应本着严肃负责的态度，根据检验记录，经逐级审核后，由负责人签发“药品检验报告书”。药品检验报告书要求做到：依据准确、数据无误、结论明确、文字简洁、书写清晰和格式规范。

（一）药品检验报告书表头栏目的填写要求

1. 报告书编号

报告书编号为8位数字，前4位为年号，后4位为流水号，如20200109。必要时，可在年号之后增加检品的分类代码。

2. 检品名称

检品名称应按药品包装上的品名（中文名或外文名）填写；品名如为商品名，应在商品名之后加括号注明法定名称。

国产药品的法定名，即质量标准规定的名称；进口药品的法定名，按国家药品监督管理局核发的《进口药品注册证》上的名称书写。

3. 剂型

剂型按检品的实际剂型填写，如片剂、胶囊剂、注射剂等。

4. 规格

规格按质量标准规定填写。如原料药填“原料药（供口服用）”或“原料药（供注射用）”等；片剂或胶囊剂填“××mg”或“0.×g”等；注射剂或滴眼剂填“×mL：××mg”等；软膏剂填“×g：××mg”等；没有规格的填“/”。

5. 生产单位或产地

“产地”仅适用于药材，其余均按药品包装实样填写。

6. 包装

进口原料药的包装指与药品接触的包装容器，如“纤维桶”或“铝听”等；国产原料药则指收检样品的包装，如“玻瓶分装”或“塑料袋”等。制剂包装应填药品的最小原包装的包装容器，如“塑料瓶”或“铝塑板及纸盒”等。

7. 批号

批号按药品包装实样上的批号填写。

8. 有效期

进口国内药品按药品包装所示填写。

9. 供样单位

供样单位均指检品的直接提供者，应写单位的全称。

10. 抽样数量或检品数量

均按收到检品的包装数乘以原包装规格填写，如“3瓶 ×50片/瓶”“1听×500g/听”等；如从原包装中抽取一定量的原料药，可填写具体的样品量，并加注

"玻瓶分装"。

11. 检验目的

国内检品填写"抽验""委托检验""复核检验""审核检验""仲裁检验"或"出口检验"。已获国家药品监督管理局核发《进口药品注册证》或批件的进口药品,填"进口检验"。

12. 检验项目

检验项目有"全检""部分检验"或"单项检验"。"单项检验"应直接填写检验项目名称,如"热原"或"无菌"等。

13. 检验依据

国产药品按药品监督管理部门批准的质量标准检验,应写明标准名称、版本和部、册等,如《中国药典》(2020 年版)二部、《卫生部药品标准》"抗生素药品"第一册等。进口药品必须按照国家药品监督管理局颁发的《进口药品注册证》载明的质量标准检验,并按照《进口药品注册证》注明标准编号。

14. 收检日期

收检日期按抽取检品的年、月、日填写。

15. 报告日期

报告日期为负责人审定签发报告书的日期。

(二)药品检验报告书检验项目的填写要求

报告书表头之下的首行,横向列出"检验项目""标准规定"和"检验结果"三个栏目。"检验项目"下,按质量标准列出【性状】【鉴别】【检查】【含量测定】等大项目,大项目名称需要添加方括号,每一个大项下所包含的具体检验项目名称和排列顺序,应按质量标准上的顺序书写。

1.【性状】

(1)外观性状　在"标准规定"下,按质量标准内容书写。"检验结果"下,合格的写"符合规定",必要时可按实况描述;不合格的,应先写出不符合标准规定之处,再加写"不符合规定"。

(2)熔点、比旋度或吸收系数等物理常数　在"标准规定"下,按质量标准内容书写。在"检验结果"下,写明实测数值;不合格的应在数据之后加写"不符合规定"。

2.【鉴别】

常由一组试验组成,应将质量标准中鉴别项下的试验序号(1)(2)等列在"检验项目"栏下。每一序号之后应加注检验方法简称,如化学反应、薄层色谱、高效液相色谱、紫外光谱、红外光谱、显微特征等。

(1)凡属显色或沉淀反应的,在"标准规定"下写"应呈正反应";"检验结果"下根据实际反应情况写"呈正反应"或"不呈正反应,不符合规定"。

(2)若鉴别试验采用分光光度法或薄层色谱法,在"标准规定"下按质量标准内容,用简洁的文字书写;“检验结果”下列出具体数据,或写“与对照图谱一致(或不一致)”或“与对照品相同(或不同)”。

3.【检查】

(1)pH、水分、干燥失重、炽灼残渣或相对密度　若质量标准中有明确数值要求的,应在“标准规定”下写出。在“检验结果”下写实测数值(但炽灼残渣小于0.1%时,写“符合规定”);实测数值超出规定范围时,应在数值之后加写“不符合规定”。

(2)有关物质、硫酸盐、铁盐、重金属、砷盐、铵盐、氯化物、硫酸盐、可见异物、澄清度、溶液颜色、酸碱度、易炭化物、重量差异、崩解时限、含量均匀度、不溶性微粒、热原、异常毒性、降压物质、过敏试验或无菌试验。若质量标准中有明确数值要求的,应在“标准规定”下写出,但以文字说明为主,且不易用数字或简单的语言确切表达的,此项可写“应符合规定”。在“检验结果”下如测得有准确数值的,写实测数据,数据不符合标准规定时,应在数据之后加写“不符合规定”;如仅为限度,不能测得准确数值的,则写“符合规定”或“不符合规定”。文字叙述中不得夹入数学符号,如“不得过…”不能写成“≤…”,“百万分之十”不能写成“10ppm”等。

(3)溶出度(或释放度)　在“标准规定”下写出具体限度,如“限度(Q)为标示含量的××%”或“不得低于标示含量的××%”。检验合格的,在“检验结果”下写“符合规定”;如不合格,应列出具体测定数据,并加写“不符合规定”。

(4)微生物限度　检验合格的,在“标准规定”下写“应符合规定”,在“检验结果”下写“符合规定”;检验不合格的,在“标准规定”与“检验结果”下均应写具体实测结果。

4.【含量测定】

在“标准规定”下,按质量标准的内容和格式书写;在“检验结果”下写出相应的实测数值,数值的有效位数应与质量标准中的要求一致。

5. 结论

药品检验报告书的结论内容应包括检验依据和检验结论。全部检验项目均合格,结论写“本品按××××检验,结果符合规定”。全部检验项目中只要有一项不符合规定,即判为不符合规定;结论写“本品按××××检验,结果不符合规定”。如非全部项目检验,合格的写“本品按×××检验上述项目,结果符合规定”;如有一项不合格时,则写“本品按××××检验上述项目,结果不符合规定”。

四、药品检验报告书的填写范例

药品检验报告书的填写如表2-5所示,药品常规检验项目报告书的填写如表2-6所示。

表 2-5　　××制药厂成品检验报告书

温度(℃):25℃　　相对湿度(%):55%　　编号:20200225

检品名称	维生素C片	检品规格	0.1g/片,100片/盒
生产厂家	略	生产批号	20201011
供样单位	略	包装	塑料瓶
检验数量	4瓶×100片/瓶	有效期	202209
检测目的	抽验	收检日期	20201015
检验项目	全检	报告日期	20201022
检验依据	《中国药典》(2020年版)二部		

检验项目	标准规定	检验结果
【性状】	应为白色至略带淡黄色片	符合规定
【鉴别】		
(1)化学反应	应呈正反应	呈正反应
(2)薄层色谱	供试品溶液所显主斑点的位置和颜色应与对照品溶液的主斑点相同	供试品溶液所显主斑点的位置和颜色与对照品溶液的主斑点相同
【检查】		
溶液的颜色	不得过0.07	0.06
重量差异	限度为±7.5%	符合规定
崩解时限	15min	符合规定
微生物限度	需氧菌总数不得超过10^3CFU/g,霉菌和酵母菌总数不得超过10^2CFU/g,不得检出大肠埃希菌	需氧菌总数为400CFU/g,霉菌和酵母菌数为50CFU/g,未检出大肠埃希菌
【含量测定】	本品含维生素C($C_6H_8O_6$)应为标示量的93.0%~107.0%	96.3%

检验结论:本品按《中国药典》(2020年版)二部检验,结果符合规定。

检验人:××× ××年××月××日	复核人:××× ××年××月××日	负责人:××× ××年××月××日

表 2-6　　药品常规检验项目报告书填写范例

检验项目	标准规定	检验结果	
		合格	不合格
【性状】外观性状			

续表

检验项目	标准规定	检验结果	
		合格	不合格
化学药、抗生素、生化药、中成药	按质量标准内容书写	单选:符合规定 多选:按实际情况描写	按实际情况描写
中药材	本品应具 xxx 性状特征	具 xxx 性状特征	不具 xxx 性状特征
物理常数	按质量标准内容书写	实际测得的数值	实际测得的数值
熔点	139~142℃,189~192℃分解	140~141℃,190~192℃分解	135~137℃,194℃分解
相对密度	1.235~1.255(不得低于1.010)	1.24	1.23
比旋度	−223~−229°	−227°	−235°
折光率	1.448~1.450	1.448	1.444
吸收系数	309~329	320	335
【鉴别】序号加检验方法简称	—	—	—
化学反应	应呈正反应	呈正反应	不呈正反应
紫外光谱	最大吸收 261nm,303nm 最小吸收 281nm 肩峰 340nm	最大吸收 261nm,303nm 最小吸收 281nm 肩峰 340nm	最大吸收 265nm,307nm 最小吸收 286nm 肩峰 346nm
红外光谱(与光谱集比较)	应与光谱集 xxx 图一致	与光谱集 xxx 图一致	与光谱集 xxx 图不一致
红外光谱(与对照品比较)	应与对照品的图谱一致	与对照品的图谱一致	与对照品的图谱不一致
薄层色谱(化学药、抗生素、生化药)	在供试品色谱图中应有与对照品相同位置和颜色的斑点	在供试品色谱图中有与对照品相同位置和颜色的斑点	在供试品色谱图中没有与对照品相同位置和颜色的斑点
液相色谱	在供试品色谱图中应有与对照品相同保留时间的色谱峰	在供试品色谱图中有与对照品相同保留时间的色谱峰	在供试品色谱图中没有与对照品相同保留时间的色谱峰

续表

检验项目	标准规定	检验结果	
		合格	不合格
【检查】	质量标准中要求的数值	实测数值(低于限度最小位数时写符合规定)	实测数值
pH	4.0~6.0	4.5	6.9
溶液的澄清度与颜色	应澄清无色	澄清无色	不澄清,有微黄色
	与黄色6号标准比色液比较,不得更深,与2号浊度标准液比较,不得更浓	符合规定	比黄色6号标准比色液更深,比4号浊度标准液更浓
砷盐	不得过xx%	不超过xx%	超过xx%
炽灼残渣	不得过x.x%	x.x%(小于0.1%时,写符合规定)	y.y%
重金属	不得过百万分之二十	不超过百万分之二十	超过百万分之二十
氯化物,硫酸盐,游离磷酸盐,甲醇等	不得过0.1%	不超过0.1%	超过0.1%
崩解时限,融变时限,溶散时限	xxmin	符合规定	*n*片(粒、丸)超限
重量差异	限度为±x.x%	符合规定	*n*片超出限度,*m*片超出限度1倍
装量差异	限度为±x.x%	符合规定	*n*粒超出限度,*m*粒超出限度1倍
细菌内毒素	每1mL(mg,u)应小于xx EU	小于xxEU	不小于xxEU
微生物总数	需氧菌总数不得过xx个/g(mL),霉菌和酵母菌总数不得过xx个/g(mL)	实测数据	实测数据
控制菌	不得检出	未检出	实测数据
【含量测定】	按原文记录	实测数据	实测数据
	本品含甲硝唑($C_6H_9N_3O_3$)应为标示量的93.0%~107.0%	99.5%	90.2%
【效价】(生化室)	本品效价应为标示量的xx%~xx%	xx%	yy%

项目二任务二　测试题

学习小结

一、药品质量标准

1. 药品质量标准是国家对药品质量指标及检测方法所做的技术规定，是药品生产、经营、使用和行政、技术监督管理各部门应共同遵循的法定技术依据。

2. 药品质量标准的分类：国家药品质量标准、临床研究用药品质量标准、药品注册标准、暂行或试行药品标准、企业标准。

3. 国家药品质量标准包括《中国药典》和部(局)颁标准。

4. 在我国，负责国家药品标准制定和修订的部门是国家药典委员会。制定药品质量标准必须遵循安全有效、先进性、针对性和规范性四项原则。

二、《中国药典》

1.《中国药典》全称为《中华人民共和国药典》，英文缩写 ChP。

2.《中国药典》(2020 年版)一部收载中药，二部收载化学药品，三部收载生物制品，四部收载通用技术要求和药用辅料。

3.《中国药典》(2020 年版)主要包括凡例、品名目次、正文、通用技术要求及索引。

三、《中国药典》中凡例

1. 溶解度：极易溶解、易溶、溶解、略溶、微溶、极微溶解、几乎不溶或不溶。

2. 物理常数意义。

3. 制剂规格含义。

4. 贮藏：避光、密闭、密封、熔封或严封、阴凉处、凉暗处、冷处、常温。

5. 检验方法和限度：原料药的含量(%)。

6. 标准品与对照品的区别。

7. 计量：滴定液和试液的浓度、温度(水浴温度、热水、微温或温水、室温、冷水、冰浴、放冷)、%、ppm、ppb、液体的滴、1 → N、药筛、乙醇。

8. 精确度：称取 0.1g，2g，2.0g，2.00g；约、量取、精密量取、恒重、空白试验、试验时的温度。

9. 试药、试液、指示剂：试验用水、酸碱度检查所用的水。

四、常用国外药典简介

《美国药典》(USP)、《英国药典》(BP)、《欧洲药典》(EP)、《日本药局方》(JP)、《国际药典》(Ph. Int.)。

五、药品检验原始记录与报告书的填写

1. 药品检验原始记录是出具检验报告书的依据,药品检验记录应做到:记录原始、真实,内容完整、齐全,书写清晰、整洁。

2. 药品检验报告书是对药品质量做出的技术鉴定,需经逐级审核后,由负责人签发。检验报告书应做到:依据准确、数据无误、结论明确、文字简洁、书写清晰和格式规范。

3. 药品检验报告书的结论内容应包括检验依据和检验结论。

模块二　药品专项检验技术

项目三　药品的性状检验技术

学习目标

●知识目标

1. 掌握常见物理常数的测定原理及测定方法。
2. 熟悉药品外观性状检测意义。
3. 了解其他物理常数的测定方法。

●能力目标

1. 能结合具体药品质量标准,正确描述记录性状项下的内容。
2. 能正确测定常用物理常数并填写检验记录,会对结果进行判断。

案例导入

变黄的药片

2009 年 8 月,某患者根据医生处方到药店购买了两盒阿莫西林片剂,批号为 20090507,刚出厂不久,服用前觉得片子呈淡黄色,与以前购买的药品颜色为白色不同,到药店咨询后得知药品已变质,根本不能服用。这批药品给药店带来了很大的经济损失,于是将某药厂告上了法庭。后来经相关部门检测发现药品的性状不符合规定。

问题:一个药品的性状通常描述哪些内容?哪些项目需要做检测?如何判定其性状是否符合规定?

任务一　药品的性状概述

药品的性状(Description)反映了药品特有的物理性质,是药品质量的重要表征之一。性状检测是药品检验的第一步,也是极其重要的一步,只有性状符合规定的药品,才可继续进行药品的鉴别、检查及含量测定等项目的检验。

对于原料药,性状项下一般记录了药品的外观、臭、味、一般稳定性、酸碱性、溶解度及物理常数等;对于药物制剂,性状项下通常为描述药品剂型、内容物状态、颜色及稳定性等。药品的性状描述实例见表 3-1。

表 3-1　药品的性状描述实例

药品名称	药典中【性状】项下的描述
维生素 C	本品为白色结晶或结晶性粉末;无臭,味酸;久置色渐变微黄;水溶液显酸性反应 本品在水中易溶,在乙醇中略溶,在三氯甲烷或乙醚中不溶 熔点:本品的熔点(通则 0612)为 190~192℃,熔融时同时分解 比旋度:取本品,精密称定,加水溶解并定量稀释制成每 1mL 中约含 0.10g 的溶液,依法测定(通则 0621),比旋度为+20.5°至+21.5°
丙二醇	本品为无色澄清的黏稠液体;无臭;有引湿性 本品与水、乙醇或三氯甲烷能任意混溶 相对密度:本品的相对密度(通则 0601)在 25℃时应为 1.035~1.037 折光率:本品的折光率(通则 0622)应为 1.431~1.433
对乙酰氨基酚片	本品为白色片、薄膜衣或明胶包衣片,除去包衣后显白色
葡萄糖注射液	本品为无色或几乎无色的澄明液体
板蓝根颗粒	本品为浅棕黄色至棕褐色的颗粒;味甜、微苦,或味微苦[规格(3)、(4)]

一、外观

外观是对药品的色泽和外表感官的规定,其中包括状态、晶型、色泽等。外观在一定程度上可反映药品的内在质量,一般呈现在检验记录与报告书中。状态是指药品呈固体、半固体、液体或气体,也可指剂型;晶型是指固体药品呈晶型或无定型;色泽是指药品呈现的颜色。如表 3-1 中维生素 C 的描述为:本品为白色结晶或结晶性粉末;无臭,味酸;久置色渐变微黄;水溶液显酸性反应。

二、溶解度

溶解度是药品的一种物理性质,供精制或制备溶液时作参考,在一定程度上反映了药品的纯度。除新药外,一般情况下不作为必检项目。在药典中,药品的溶解性通常在原辅料药的质量标准中介绍,在制剂中不做介绍。《中国药典》(2020 年版)采用"极易溶解、易溶、溶解、略溶、微溶、极微溶解、几乎不溶或不溶"来描述药品在不同溶剂中的溶解性能,详细内容参见凡例。如表 3-1 中维生素 C 的溶解度描述:本品在水中易溶,在乙醇中略溶,在三氯甲烷或乙醚中不溶。

三、物理常数

物理常数是表示药品物理特性的重要特征常数，在一定条件下是一个定值，其测定结果不仅对药品具有鉴别意义，还可反映药品的纯度，是评价药品质量的主要指标之一。各种药品因分子结构和聚集状态不同，其物理常数也不同。《中国药典》(2020 年版)收载的物理常数包括相对密度、馏程、熔点、凝点、比旋度、折光率、黏度、吸收系数、碘值、皂化值和酸值等。药品【性状】项下的物理常数实例见表 3-2。

表 3-2　药品【性状】项下的物理常数实例

药品名称	药典中的物理常数测定方法
维生素 C	熔点:本品的熔点(通则 0612)为 190~192℃,熔融时同时分解 比旋度:取本品,精密称定,加水溶解并定量稀释制成每 1mL 中约含 0.10g 的溶液,依法测定(通则 0621),比旋度为+20.5°至+21.5°
维生素 B_1	吸收系数:取本品,精密称定,加盐酸溶液(9→1000)溶解并定量稀释制成每 1mL 约含 12.5μg 的溶液,照紫外-可见分光光度法(通则 0401),在 246nm 的波长处测定吸光度,吸收系数为 406~436
大豆油(供注射用)	相对密度:本品的相对密度(通则 0601)为 0.916~0.922 折光率:本品的折光率(通则 0622)为 1.472~1.476 酸值:应不大于 0.1(通则 0713) 皂化值:应为 188~195(通则 0713) 碘值:应为 126~140(通则 0713)
甲酚	相对密度:本品的相对密度(通则 0601)为 1.030~1.050 馏程:取本品,照馏程测定法(通则 0611)测定,在 190~205℃馏出的量应不少于 85%(体积分数)
聚乙二醇 400	凝点:本品的凝点(通则 0613)为 4~8℃ 相对密度:本品的相对密度(通则 0601)应为 1.110~1.140 黏度:本品的运动黏度(通则 0633 第一法),在 40℃时(毛细管内径为 1.2mm)应为 37~45mm^2/s

外观和物理常数为法定检测项目;臭、味、一般稳定性、溶解度等属于一般性描述,一般不属于法定检测项目,但遇异常情况时,需进行溶解度试验,并详细记录供试品的臭、味、一般稳定性以及溶解情况。

项目三任务一　测试题

任务二　物理常数测定

本任务重点介绍以下三种物理常数——熔点、旋光度和相对密度的测定方法及相关要求。

一、熔点测定法

（一）概述

熔点系指一种物质按照规定的方法测定由固相熔化成液相时的温度或温度范围。熔点是物质的一项物理常数，通过测定熔点，可以反映药品的纯杂程度，熔距越大药品纯度一般越低。

"初熔"系指供试品开始局部液化出现明显液滴时的温度；"终熔"系指供试品全部液化时的温度；"熔融同时分解"系指供试品受热达到一定温度时产生气泡、变色或浑浊等现象；"熔距"系指初熔与终熔的温度差值。熔距可反映供试品的化学纯度，当供试品存在多晶型现象时，在保证化学纯度的基础上，熔距大小也可反映其晶型纯度。

根据供试品的性质不同，熔点有 3 种不同的测定方法：第一法测定易粉碎的固体药品；第二法测定不易粉碎的固体药品（脂肪、脂肪酸、石蜡等药品）；第三法测定凡士林或其他类似物质。其中以第一法最为常用，各品种项下未注明时，均系指第一法。根据加热方式的不同，第一法又可分为传温液加热法和电热空气加热法。对电热空气加热法测定结果有异议时，以传温液加热法为准。

表 3-3　药品熔点测定法实例

药品名称	药典中熔点测定方法
水杨酸	本品的熔点（通则 0612）为 158～161℃
布洛芬	本品的熔点（通则 0612）为 74.5～77.5℃
羊毛脂	本品的熔点（通则 0612 第二法）为 36～42℃
黄凡士林	本品的熔点（通则 0612 第三法）为 45～60℃

(二)测定方法

1. 仪器与用具

(1)加热用容器　硬质玻璃容器(供盛装传温液用)。

(2)搅拌器　电磁搅拌器,或用垂直搅拌的环状玻璃搅拌棒,用于搅拌加热的传温液,使之温度均匀。

(3)温度计　具有0.5℃刻度的分浸型温度计,需经熔点标准品校正。

(4)熔点测定管(毛细管)　中性硬质玻璃管,内径为0.9~1.1mm,壁厚为0.10~0.15mm,分割成9cm以上,一端熔封(用于第一法)或两端不熔封(用于第二法)。

(5)传温液

①水:用于熔点<80℃者,需临用前煮沸冷却。

②硅油或液体石蜡:当80℃≤熔点≤200℃,选用黏度为50mm^2/s硅油;当熔点>200℃,选用黏度为100mm^2/s硅油。

(6)熔点标准品　测定熔点时校正温度计用。纯化学药品的熔点恒定,熔距极短,常用的熔点标准品有10种,由中国食品药品检定研究院分发。测定熔点各3次,3次结果之间不得超过0.2℃。熔点标准品使用前应在研钵中研细,并按所附说明书中规定的条件干燥后,置五氧化二磷干燥器中避光保存备用,必要时也可在临用前再干燥,见表3-4。

表3-4　熔点标准品

标准品	熔点/℃	干燥处理方法	标准品	熔点/℃	干燥处理方法
偶氮苯	69	五氧化二磷干燥器干燥	磺胺二甲嘧啶	200	105℃干燥
香草醛	83	五氧化二磷干燥器干燥	双氰胺	210.5	105℃干燥
乙酰苯胺	116	五氧化二磷干燥器干燥	糖精	229	105℃干燥
非那西丁	136	105℃干燥	咖啡因	237	105℃干燥
磺胺	166	105℃干燥	酚酞	263	105℃干燥

注:上述熔点指终熔时的温度。

2. 第一法测定方法

(1)传温液加热法

①供试品的干燥:取供试品适量,置研钵中研成细粉,按各品种项下"干燥失重"的条件进行干燥。如该药品不检查"干燥失重",则对熔点低限在135℃以上而受热不分解的品种,可采用105℃干燥;对熔点135℃以下或受热分解的品种,可在五氧化二磷干燥器中干燥过夜或用其他适宜干燥的方法,如恒温减压干燥。

②供试品的装管:将毛细管开口的一端插入上述预处理后的供试品中,再反转

毛细管，并将熔封一端轻叩桌面，使供试品落入管底，再借助长短适宜的洁净玻璃管，将上述装有供试品的毛细管放入玻璃管上口使其自由落下，如此反复数次，使装入供试品的高度为3mm，要求装填要结实。

③传温液加热和放供试品：将温度计放入盛装传温液的容器中，使温度计汞球部的底端与容器底部距离2.5cm以上，加入传温液，使传温液受热后的液面在温度计的分浸线处。加热传温液，使其温度上升至待测品种规定的熔点温度低限约低10℃时，将装有供试品的毛细管浸入传温液使贴附在温度计上（可用毛细管夹或橡皮圈固定），要求毛细管的内容物部分应在温度计汞球中部。

④熔点的测定：继续加热，调整升温速率，未特殊说明时升温速率为1.0～1.5℃/min，熔融同时分解的供试品升温速率为2.5～3.0℃/min，加热时须不断搅拌使传温液温度保持均匀。供试品在毛细管内开始局部液化（或开始产生气泡时）的温度作为初熔温度；供试品固相完全消失，全部液化时的温度作为终熔温度。遇有固相消失不明显时，应以供试品分解物开始膨胀上升时的温度作为终熔温度。无法分辨初熔和终熔时，可记录其产生突变（例如颜色突然变深、供试品突然迅速膨胀上升）时的温度作为熔点，此时可只有一个温度数据。

（2）电热块空气加热法　采用自动熔点仪的熔点测定法。自动熔点仪有两种测光方式：一种是透射光方式，另一种是反射光方式。某些仪器兼具两种测光方式。大部分自动熔点仪可置多根毛细管同时测定。

分取经干燥处理（同“传温液加热法”）的供试品适量，置熔点测定用毛细管（同“传温液加热法”）中；将自动熔点仪加热块加热至较规定的熔点低限约低10℃时，将装有供试品的毛细管插入加热块中，继续加热，调节升温速率为1.0～1.5℃/min，熔融同时分解的供试品升温速率为2.5～3.0℃/min，重复测定3次，取其平均值，即得。

遇有色粉末、熔融同时分解、固相消失不明显且生成分解物导致体积膨胀或含结晶水（或结晶溶剂）的供试品时，可适当调整仪器参数，提高判断熔点变化的准确性。当透射和反射测光方式受干扰明显时，可允许目视观察熔点变化；通过摄像系统记录熔化过程并进行追溯评估，必要时测定结果的准确性须经传温液加热法验证。

自动熔点仪的温度示值要定期采用熔点标准品进行校正。必要时，供试品测定应随行采用标准品校正。

若对电热块空气加热法测定结果持有异议，应以传温液加热法测定结果为准。

3. 第二法测定方法

第二法测定不易粉碎的固体药品（脂肪、脂肪酸、石蜡等13个药品），具体测定步骤见二维码3-1。

二维码3-1　熔点测定第二法

4. 第三法测定方法

第三法用于测定凡士林或其他类似物质，具体测定步骤见二维码 3-2。

二维码 3-2　熔点测定第三法

5. 结果判定

(1)初熔及终熔的温度应估读到 0.1℃，每一检品应至少重复测定 3 次，取其平均值，并加上温度计的校正值后作为熔点测定的结果。如 3 次读数的极差为 0.5℃以上时，或在合格与不合格边缘时，可再重复测定 2 次，并取 5 次的均值加上温度计的校正值后作为熔点测定的结果。

(2)测定结果的数据应按修约间隔为 0.5℃进行修约，即 0.1～0.2℃舍去，0.3～0.7℃修约为 0.5℃，0.8～0.9℃进为 1℃，并以修约后的数据报告。

(3)经修约后的初熔、终熔或分解突变时的温度均在各品种“熔点”项下规定的范围以内时，判为“符合规定”。但如有下列情况之一者，即判为“不符合规定”：初熔温度低于规定范围的低限；终熔温度超过规定范围的高限；分解点或熔点温度处于规定范围之外；初熔前出现严重的“发毛”“收缩”“软化”“出汗”现象，且其过程较长，并与正常的该药品做对照比较后有明显的差异者。

“发毛”系指毛细管内的柱状供试品因受热而在其表面呈现毛糙。

“收缩”系指柱状供试品向其中心聚集紧缩，或贴在某一边壁上。

“软化”系指柱状供试品在收缩后变软，而形成软质柱状物，并向下弯塌。

“出汗”系指柱状供试品收缩后在毛细管内壁出现细微液滴，但尚未出现局部液化的明显液滴和持续的熔融过程。

6. 操作注意事项

(1)传温液的升温速度，毛细管的内径、壁厚，洁净与否以及供试品装入毛细管内的高度及其紧密程度，均可影响熔点测定结果。

(2)初熔之前，毛细管内的供试品可能出现“发毛”“收缩”“软化”“出汗”等现象，在未出现局部液化的明显液滴和持续熔融过程时，均不作为初熔判断。

(3)熔点在 80℃以下者传温液用水；熔点在 80℃以上者传温液用硅油。

(4)熔点至少重复测定 3 次，取其平均值。

(5)熔点测定时读取温度计要估读到 0.1℃。记录时采取 0.1～0.2℃舍去，0.3～0.7℃修约为 0.5℃，0.8～0.9℃进为 1℃，并以修约后的数据报告。

【实例 3-1】维生素 C 熔点的测定

仪器型号：YRT-3 熔点测定仪　　校正值：0.0℃　　升温速率：3℃/min

数据记录：初熔温度	第一次 190.6℃	终熔温度	第一次 191.3℃
	第二次 190.8℃		第二次 191.5℃
	第三次 190.4℃		第三次 191.1℃

结果计算：熔点平均值为 190.6～191.3℃，报告值为 190.5～191.5℃，操作过

程中观察到有气泡、颜色发生变化。

结论：符合规定（规定为 190～192℃，熔融时同时分解）。

项目三任务二　熔点测定法测试题

实训 3　水杨酸熔点的测定

【实训目的】

1. 掌握熔点的概念、测定意义、熔点测定第一法的操作。
2. 会解读熔点测定的国家标准，能用熔点第一法测定药品的熔点。
3. 能进行结果的判断与分析，能规范填写检验记录。

【实训导入】

水杨酸是一种脂溶性有机酸，为白色的结晶粉状物，存在于自然界的柳树皮、白珠树叶及甜桦树中，是重要的药用原料，可用于阿司匹林等药品的制备，为消毒防腐药。

【实训描述】

通过查阅《中国药典》（2020 年版）第二部水杨酸的质量标准和第四部通则 0612 熔点测定法，制订检验流程并实施，评价该药品的熔点是否符合要求。

【质量要求】

《中国药典》（2020 年版）规定水杨酸的熔点为 158～161℃。

【实训准备】

药品和仪器：原料水杨酸、熔点仪、温度计、硅油、一端熔封的毛细管、搅拌子、研钵。

【实训实施】

水杨酸品种项下未注明第几法时，默指第一法，其具体测定方法同“熔点第一法测定方法”。重复测定 3 次，取平均值。

【检验原始记录】

药品熔点测定原始记录见表 1。

表 1　　**药品熔点测定原始记录**

温度(℃)：　　　　相对湿度(%)：　　　　编号：

检品名称		检品规格	
生产厂家		生产批号	
包装		有效期	
检验数量		检验日期	
检验目的		检验项目	
检验依据			
检验方法			
检验过程			
仪器型号		升温速率/(℃/min)	
传温液名称		温度校正值	
测定次数	初熔/℃	终熔/℃	熔距/℃
第一次			
第二次			
第三次			
平均值			
报告值			
熔融时情况			
检验结果			
标准规定			
检验结论			

检验人：　　　　　　　　　　复核人：

年　月　日　　　　　　　　　年　月　日

【实训注意】

1. 每次测定熔点时必须用新的毛细管装样。

2. 样品干燥时选择合适的方法，如熔点低限在135℃以上而受热不分解的品种，可采用105℃干燥；对熔点135℃以下或受热分解的品种，可在五氧化二磷干燥器中干燥过夜。

3. 样品粉碎要细，装填要迅速，以防样品吸潮，装填要结实，否则产生空隙，不易传热，造成熔距变大。

4. 毛细管的内径、壁厚需要符合要求，熔点管壁太厚，热传导时间长，会产生熔点偏高。

【实训思考】

1. 影响熔点测定结果准确性的因素有哪些？
2. 熔点测定中初熔和终熔如何判断？

【实训评价】

水杨酸的熔点测定技能考核见表2。

表2　水杨酸的熔点测定技能考核评价

序号	实训步骤	实训内容	技术要求	分值	得分
1	制订工作方案	检验依据的确定	会查阅并确定药品熔点测定检验依据	5	
2	准备工作	供试品的预处理	研细、干燥	10	
3	熔点测定	供试品的装管	迅速、结实无空隙，高度为3mm	10	
		加传温液	向硬质高型玻璃烧杯中加入合适的传温液	5	
		设置传温液温度	设置预置温度低于待测样品熔点10℃	5	
		加热升温速率	设置合理	5	
		熔点测量	初熔判断准确	5	
			终熔判断准确	5	
			重复测定3次	5	
4	检验结果	测定结果	平行测定偏差是否符合要求	10	
			结果准确度是否符合要求	15	
5	文明操作	仪器复原	已复原	3	
		清理台面	整理	2	
		检验原始记录	填写规范完整	15	
总分				100	

二、旋光度测定法

（一）概述

许多有机化合物具有光学活性，即平面偏振光通过其液体或溶液时，能引起旋光现象，使偏振光的平面向左或向右发生旋转，偏转的度数称为旋光度。这种特性是由于物质分子中含有不对称元素（通常为不对称碳原子）所致。光学异构体数为2^n，n为分子中不对称碳原子数。使偏振光向右旋转者（顺时针方向，朝光源观测）称为右旋物质，常以“+”号表示，使偏振光向左旋转者则称为左旋物质，常以“-”号表示。影响物质旋光度的因素很多，除化合物的特性外，还与测定波长、偏振光通过的供试液浓度与液层的厚度以及测定时的温度有关。当偏振光通过长1dm、每1mL中含有旋光性物质1g的溶液，测定的旋光度称为该物质的比旋度，以

$[\alpha]_D^T$ 表示，T 为测定时的温度，通常为 20℃，D 为测定波长，常用钠光谱的 D 线（589.3nm）。比旋度为物质的物理常数，可用于鉴别或检查光学活性药品的纯杂程度。旋光度在一定条件下与浓度呈线性关系，故还可以用来测定光学活性药品的含量，见表 3-5。

表 3-5　　药品比旋度测定法实例

药品名称	药典中比旋度测定方法实例
葡萄糖	取本品约 10g，精密称定，置 100mL 量瓶中，加水适量与氨试液 0.2mL，溶解后，用水稀释至刻度，摇匀，放置 10min，在 25℃时，依法测定（通则 0621），比旋度为+52.6°至+53.2°
谷氨酸	精密称定，加 2mol/L 盐酸溶液溶解并稀释成每 1mL 中约含 70mg 的溶液，依法测定（通则 0621），比旋度为+31.5°至+32.5°
维生素 C	取本品，精密称定，加水溶解并定量稀释制成每 1mL 中约含 0.10g 的溶液，依法测定（通则 0621），比旋度为+20.5℃至+21.5℃

（二）仪器与性能测试

1. 旋光仪

《中国药典》（2020 年版）规定使用读数精度达 0.01°的旋光仪。

2. 仪器的性能测试

可用标准石英旋光管（+5°与-1°两支）进行校准。在规定温度下，重复测定 6 次，两支标准石英旋光管的平均测定结果均不得超出示值±0.01°。测定管旋转不同角度与方向，测定结果均不得超出示值±0.04°。

（三）测定方法

1. 开机

检查仪器光路有无异物。打开仪器开关，预热至少 20min，再依次打开光源、测量开关。

2. 校零

将空白溶剂装入干净的旋光管中，除去气泡，盖上玻璃片、橡皮圈，擦干，放入光路中，关闭样品室，校正零点。

3. 供试品溶液的测定

按该品种项下规定的方法配制供试品溶液，调节溶液至规定的温度±0.5℃，将旋光管用供试液冲洗数次，将供试液装入同一旋光管中，除去气泡，打开样品室，与校零管保持方向、位置不变放入旋光管，关闭样品室。读数，按“复测”键 2 次，记录旋光度值。

4. 再校零

按上述方法冲洗校零，如发现零点有变动，重新测定旋光度。

5. 结果计算

固体样品
$$[\alpha]_D^T = \frac{100\alpha}{lc}$$

液体样品
$$[\alpha]_D^T = \frac{\alpha}{ld}$$

式中　$[\alpha]_D^T$——比旋度

D——钠光谱的 D 线

T——测定时的温度,℃

l——测定管的长度,dm

α——测得的旋光度

d——液体的相对密度

c——100mL 溶液中含有被测物质的重量(按干燥品或无水物计算),g

6. 结果判定

旋光法多用于比旋度测定,《中国药典》规定的比旋度多有上下限度或最低限度,可根据上述计算公式得出供试品的比旋度,判断样品是否合格。测定含量时,取 2 份供试品测定读数,结果其极差应在 0.02°以内,否则应重做。

7. 注意事项

(1)每次测定前应以溶剂为空白校正,测定后,再校正 1 次,以确定在测定时零点有无变动;如第 2 次校正时发现零点有变动,则应重新测定旋光度。

(2)温度对物质的旋光度有一定影响,配制溶液及测定时,均应调节温度至(20±0.5)℃(或各品种项下规定的温度)。

(3)供试的液体或固体物质的溶液应充分溶解,供试液应澄清,如不澄清应过滤后再测定。

(4)物质的旋光度与测定光源、测定波长、溶剂、浓度和温度等因素有关。因此,表示物质的旋光度时应注明测定条件。

(5)当已知供试品具有外消旋作用或旋光转化现象,则应相应地采取措施,对样品制备的时间以及将溶液装入旋光管的间隔测定时间进行规定。

【实例 3-2】头孢氨苄比旋度的测定

测定比旋度:取本品,精密称定,加水溶解并定量稀释制成每 1mL 中约含 5mg 的溶液,依法测定(通则 0621),比旋度为+149°至+158°。

实验数据:精密称取含 5.0%水分的头孢氨苄 0.5359g,置 100mL 容量瓶中,加水溶解并稀释至刻度。用 2dm 测定管于 20℃测得旋光度为+1.603°。

$$[\alpha]_D^T = \frac{100\alpha}{lc} = \frac{100 \times 1.603}{2 \times 0.5359 \times (1 - 5\%)} = +157°$$

结论:符合规定(规定为+149°~+158°)。

项目三任务二　旋光度测定法测试题

实训 4　葡萄糖比旋度的测定

【实训目的】

1. 掌握比旋度的测定意义和计算过程。

2. 会解读比旋度测定的检验标准。

3. 能正确使用自动旋光仪;能测定并计算药品的比旋度。

4. 能进行结果的判断与分析,能规范填写检验记录。

【实训导入】

药用葡萄糖是 D-葡萄糖,有 α 和 β 两种互变异构体,α-D-葡萄糖比旋度为+113. 4°,β-D-葡萄糖比旋度为+19. 7°,两者达到互变平衡时,成为比旋度为+52. 6°~+53. 2°的平衡体系。药用葡萄糖是生产葡萄糖注射液的原料药。

【实训描述】

通过查阅《中国药典》(2020 年版)第二部葡萄糖的质量标准和第四部通则 0621 旋光度测定法,制订检验流程并实施,评价该药品的比旋度是否符合要求。

【质量要求】

取本品约 10g,精密称定,置 100mL 量瓶中,加水适量与氨试液 0. 2mL,溶解后,用水稀释至刻度,摇匀,放置 10min,在 25℃时,依法测定(通则 0621),比旋度为+52. 6°至+53. 2°。

【实训准备】

1. 药品

葡萄糖、氨水、纯化水等。

氨试液:取浓氨溶液 400mL,加水使成 1000mL。

2. 仪器

自动旋光仪、旋光管、电子天平、药匙、称量纸、小烧杯、洗瓶、胶头滴管、量筒、滤纸、玻璃棒、量瓶(100mL)、水浴锅等。

【实训实施】

1. 开机

(1)将仪器电源插头插入 220V 交流电源插座上,打开电源开关,保持光源开关置于交流电(AC),等待 5min 使钠灯发光稳定,仪器开机后的默认状态为测量旋光度，指示灯“Z”不点亮。如需测量糖度，可按“糖度/旋光度”键，指示灯“Z”点亮。

（2）打开光源开关，将光源开关置于直流电（DC）位置，此时钠灯在直流供电下点燃。测定时应使钠光灯在直流电下工作。

2. 供试品溶液的制备

精密称取葡萄糖约 10g，置 100mL 量瓶中，加水适量与氨试液 0.2mL，溶解后，用水稀释至刻度，摇匀，在 25℃放置 10min。

3. 测定操作

（1）准备旋光管　旋光管有 1dm，2dm 的，一般选用 2dm 旋光管测定。

（2）按“测量”键（见仪器正面），这时液晶屏应有数字显示。注意：开机后“测量”键只需按一次，如果误按该键，则仪器停止测量，液晶屏无显示。用户可再次按“测量”键，液晶屏重新显示，此时需重新校零。若液晶屏已有数字显示，则不需按“测量”键。

（3）清零　在已准备好的旋光管中注入空白溶剂，放入仪器试样室的试样槽中，按下“清零”键，使显示为零。一般情况下本仪器如在不放试管时示数为零，放入无旋光度溶剂后（如蒸馏水）测数也为零，但须注意若在测试光束的通路上有小气泡或试管的护片上有油污、不洁物或将试管护片旋得过紧而引起附加旋光数，则将会影响空白测数，在有空白测数存在时必须仔细检查上述因素或者用装有溶剂的空白试管放入试样槽后再清零。

（4）测试　倒掉空白溶剂，注入待测样品（旋光管内腔应用少量被测试样冲洗 3~5 次），将旋光管放入试样室的试样槽中，液晶屏显示所测的旋光度值，此时指示灯“1”点亮。

（5）复测　按“复测”键一次，指示灯“2”点亮，表示仪器显示第二次测量结果，再次按“复测”键，指示灯“3”点亮，表示仪器显示第三次测量结果。按“Shift/123”键，可切换显示各次测量的旋光度值。按“平均”键显示平均值，指示灯“AV”点亮。

4. 关机

（1）测试结束后，应先将示数开关关闭，然后再关电源，将电源开关拨至交流挡（AC）。去除试样管，洗净晾干，样品室内可放硅胶吸湿。

（2）登记仪器使用记录表。

5. 仪器保养

仪器应放在干燥地方，避免经常接触腐蚀性气体，避免受到剧烈振动。

【检验原始记录】

药品比旋度测定原始记录见表 1。

表 1　　药品比旋度测定原始记录

温度(℃)：　　　　相对湿度(%)：　　　　编号：

<table>
<tr><td>检品名称</td><td colspan="3"></td><td colspan="2">检品规格</td><td></td></tr>
<tr><td>生产厂家</td><td colspan="3"></td><td colspan="2">生产批号</td><td></td></tr>
<tr><td>包装</td><td colspan="3"></td><td colspan="2">有效期</td><td></td></tr>
<tr><td>检验数量</td><td colspan="3"></td><td colspan="2">检验日期</td><td></td></tr>
<tr><td>检验目的</td><td colspan="3"></td><td colspan="2">检验项目</td><td></td></tr>
<tr><td>检验依据</td><td colspan="6"></td></tr>
<tr><td>检验方法</td><td colspan="6"></td></tr>
<tr><td colspan="7">检验过程</td></tr>
<tr><td>仪器型号</td><td></td><td>测定温度/℃</td><td></td><td colspan="2">零点</td><td></td></tr>
<tr><td>旋光管长度</td><td></td><td colspan="2">供试品干燥失重(或水分)</td><td colspan="3"></td></tr>
<tr><td>编号</td><td colspan="3">1</td><td colspan="3">2</td></tr>
<tr><td>供试品质量</td><td colspan="3"></td><td colspan="3"></td></tr>
<tr><td>供试液配制</td><td colspan="3"></td><td colspan="3"></td></tr>
<tr><td>测定次数</td><td>1</td><td>2</td><td>3</td><td>1</td><td>2</td><td>3</td></tr>
<tr><td>α</td><td></td><td></td><td></td><td></td><td></td><td></td></tr>
<tr><td>α 平均值</td><td colspan="3"></td><td colspan="3"></td></tr>
<tr><td>$[\alpha]_D^T$ 计算过程</td><td colspan="6"></td></tr>
<tr><td>检验结果</td><td colspan="6"></td></tr>
<tr><td>标准规定</td><td colspan="6"></td></tr>
<tr><td>检验结论</td><td colspan="6"></td></tr>
</table>

检验人：　　　　　　　　　　复核人：

年　月　日　　　　　　　　　　年　月　日

【实训注意】

1. 每次测定前应以溶剂作空白校正，测定后，再校正 1 次，以确定在测定时零点有无变动；如第 2 次校正时发现零点有变动，则应重新测定旋光度。

2. 供试品的配制与测定的温度均为(25±0.5)℃。

3. 供试的固体物质的溶液应充分溶解，供试液应澄清，如不澄清应过滤后再测定。

4. 测定供试品溶液与空白时，旋光管放在旋光仪内的位置、方向一致，测定管上的玻璃片保持清洁、光亮，否则影响测定结果。

5. 加入旋光管时，应先用供试液冲洗数次；如有气泡，应使其浮于测定管凸颈处；旋紧测试管螺帽时，用力不要过大；两端的玻璃窗应用滤纸与镜头纸擦拭干净。

6. 测定管不可置干燥箱中加热干燥，应自然晾干或用乙醇等有机溶剂处理后晾干。

【实训思考】

1. 测量葡萄糖比旋度时，为什么要在溶液中加入少量的氨试液，并放置 10min 后才测定？

2. 什么叫比旋度和旋光度？两者有何关系？

3. 影响比旋度测定结果准确性的因素有哪些？

【实训评价】

葡萄糖比旋度的测定工作任务评价见表 2。

表 2　葡萄糖比旋度的测定工作任务评价

序号	实训步骤	实训内容	技术要求	分值	得分
1	制订工作方案	检验依据的确定	会查阅并确定葡萄糖比旋度测定检验依据	5	
2	准备工作	旋光管的洗涤	是否符合要求	5	
		旋光仪的预热	是否预热	5	
		校正旋光仪的零点	是否用空白溶剂校零	5	
		供试品溶液的制备	按药典要求进行	10	
		供试品配制与测定的温度	是否在(25±0.5)℃	5	
3	比旋度测定	装液	润洗旋光管、装液气泡浮于凸颈、擦干旋光管	15	
		供试品测定	旋光仪熟练操作、旋光度正确读数	10	
4	检验结果	结果准确度	是否符合要求	15	
		原始记录	记录及时、填写规范完整、计算正确、结果判定正确	15	
5	文明操作	仪器复原	已复原	3	
		清理台面	台面整洁	4	
		试剂归位	试剂及时归位	3	
总分				100	

三、相对密度测定法

(一)概述

相对密度系指在相同的温度、压力条件下，某物质的密度与水的密度之比。通常用 d_t^t 来表示，除另有规定外，均指 20℃时的比值，即 d_{20}^{20}。

纯物质的相对密度在特定的条件下为不变的常数，但如物质的纯度不够，则其相对密度的测定值会随着纯度的变化而改变。因此,测定药品的相对密度可以检查药品的纯杂程度。

《中国药典》(2020 年版)通则 0601 中相对密度测定法有三种,即比重瓶法(图 3-1)、韦氏比重秤法(图 3-2)和振荡型密度计法。液体药品的相对密度一般用比重瓶法测定,采用此法时的环境(指比重瓶和天平的放置环境)温度应略低于 20℃,或各品种项下规定的温度。测定易挥发液体的相对密度时,宜采用韦氏比重秤法。液体药品的相对密度也可采用振荡型密度计法测定,下面主要介绍比重瓶法。

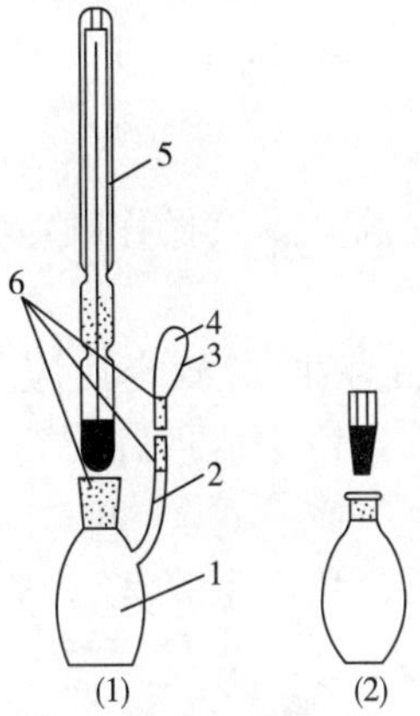

图 3-1　比重瓶

1—比重瓶主体　2—侧管

3—侧孔　4—罩

5—温度计 6—玻璃磨口

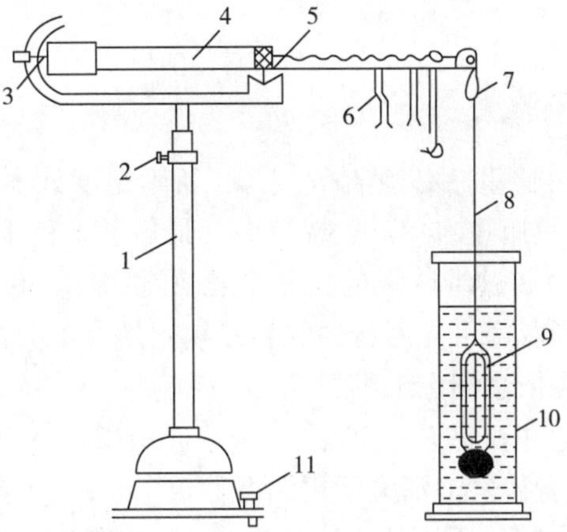

图 3-2　韦氏比重秤

1—支架　2—调节器　3—指针　4—横梁

5—刀口　6—游码　7—小钩　8—细铂丝

9—玻璃锤　10—玻璃圆筒　11—调整螺丝

(二)测定方法

1. 比重瓶重量的称定

将比重瓶洗净并干燥,称定其重量,准确至毫克(mg)数。

2. 供试品重量的测定

(1)采用带温度计的比重瓶法　在装满供试品(温度应低于 20℃或各品种项下规定的温度)后插入温度计(瓶中应无气泡),置 20℃(或各品种项下规定的温度)的恒温水浴中放置若干分钟,使内容物的温度达到 20℃(或各品种项下规定的温度),用滤纸擦去溢出侧管的液体,待液体不再由侧管溢出,立即盖上罩。将比重瓶自水浴中取出,用滤纸擦干瓶壁外的水,迅速称定重量准确至毫克(mg)数,减去比重瓶的重量,即得供试品重量。

(2)采用不带温度计的比重瓶法　取上述已称定重量的比重瓶,装满供试品(温度应低于 20℃或各品种项下规定的温度)后,插入中心有毛细孔的瓶塞,用滤纸将从塞孔溢出的液体擦干,置 20℃(或各品种项下规定的温度)的恒温水浴中,放置若干分钟，随着供试液温度的上升，过多的液体不断从塞孔溢出，随时用滤纸将瓶塞顶端擦干，待液体不再由塞孔溢出，迅速将比重瓶自水浴中取出，再用滤纸擦干瓶壁外的水，迅速称定重量准确至毫克(mg)数。减去比重瓶的重量，即得供试品重量。

3. 水重量的测定

将比重瓶中的供试品倾去，洗净比重瓶，装满新沸过的冷水，再照供试品重量的测定法测定同一温度时水的重量。

4. 结果计算

$$供试品的相对密度=\frac{供试品重量}{水重量}$$

5. 注意事项

(1)比重瓶必须洁净、干燥(所附温度计不能采用加温干燥)，操作顺序为先称量空比重瓶重，再装供试品称重，最后装水称重。

(2)装过供试液的比重瓶必须冲洗干净，如供试品为油剂，测定后应尽量倾去，连同瓶塞可先用石油醚和三氯甲烷冲洗数次，待油完全洗去，再以乙醇、水冲洗干净，再依法测定水重。

(3)供试品及水装瓶时，应小心沿壁倒入比重瓶内，避免产生气泡，如有气泡，应稍放置待气泡消失后再调温称重。

(4)将比重瓶从水浴中取出时，应用手指拿住瓶颈，而不能拿瓶肚，以免液体因手温度影响体积膨胀外溢。

(5)测定有腐蚀性供试品时，为避免腐蚀天平盘，可在称量时放置一个表面皿于天平盘上，再放比重瓶称量。

(6)当室温高于20℃或各品种项下规定的温度时，必须设法调节环境温度至略低于规定的温度。

【实例3-3】苯甲醇相对密度的测定

相对密度：本品的相对密度(通则0601)为1.043~1.050

测定温度：20℃　　相对湿度：52%

	(1)	(2)
空比重瓶重/g	21.597	21.345
供试品及比重瓶重/g	31.999	31.749
水及比重瓶重/g	31.530	31.287

$$(1)苯甲醇的相对密度=\frac{31.999-21.597}{31.530-21.597}=1.047$$

$$(2)苯甲醇的相对密度=\frac{31.749-21.345}{31.287-21.345}=1.046$$

平均：1.0465 → 1.046

结果判断：本品的相对密度符合规定(规定：1.043~1.049)。

项目三任务二　相对密度测定法测试题

实训5　甘油相对密度的测定

【实训目的】

1. 掌握比重瓶法测定相对密度的方法与结果计算。
2. 会解读相对密度测定的检验标准。
3. 能进行结果的判断与分析,能规范填写检验记录。

【实训导入】

甘油又称丙三醇,为润滑性泻药,常用于制作各种制剂、溶剂、吸湿剂等,为无色、澄清的黏稠液体,为一种医药原料药。

【实训描述】

通过查阅《中国药典》(2020年版)第二部甘油的质量标准和第四部通则0601相对密度测定法,制订检验流程并实施,评价该药品的相对密度是否符合要求。

【质量要求】

本品的相对密度(通则0601)在25℃时应为1.035~1.037。

【实训准备】

比重瓶、分析天平(感量1mg)、温度计、恒温水浴锅、纯化水(新煮沸后冷却)、甘油。

【实训实施】

参见"比重瓶法"。

【检验原始记录】

药品相对密度测定原始记录见表1。

表1　　药品相对密度测定原始记录

温度(℃):　　　　相对湿度(%):　　　　编号:

检品名称		检品规格	
生产厂家		生产批号	
包装		有效期	
检验数量		检验日期	
检验目的		检验项目	
检验依据			

续表

检验方法		
检验过程		
测定温度/℃		
测定次数	1	2
比重瓶重量 m_0/g		
比重瓶+供试品重量 m_1/g		
比重瓶+水重量 m_2/g		
供试品的相对密度		
相对密度的平均值		
计算过程		
检验结果		
标准规定		
检验结论		

检验人：　　　　　　　　　　　　　　　　复核人：

年　月　日　　　　　　　　　　　　　　　年　月　日

【实训注意】

同“相对密度的测定比重瓶法”。

【实训思考】

1. 比重瓶法和韦氏比重秤法的适用范围各是什么？
2. 影响比重瓶法测定结果准确性的因素有哪些？

【实训评价】

甘油相对密度的测定工作任务评价见表2。

表2　甘油相对密度的测定工作任务评价(比重瓶法)

序号	实验步骤	工作内容	技术要求	分值	得分
1	制订工作方案	检验依据的确定	会查阅并确定相对密度测定检验依据	5	
2	准备工作	比重瓶的清洗干燥	是否清洗和干燥	5	
		测量用纯水的预处理	是否煮沸并冷却	5	
3	相对密度的测定	空比重瓶重量的称定	准确至毫克(mg)数	5	
		装供试品溶液	是否擦干比重瓶外壁液体	5	
		恒温温度和时间	是否在25℃下保温至少20min	5	
		供试品总量的称量	称量速度匀速、快速，称量规范	10	

续表

序号	实验步骤	工作内容	技术要求	分值	得分
3	相对密度的测定	装新沸过的冷水	比重瓶清洗干净，装满新沸过的冷水	5	
		水重量的测定	称量操作规范，速度匀速、快速	5	
		结果计算	正确	5	
4	检验结果	结果准确度	是否符合要求	15	
		原始记录	记录及时，填写规范完整、计算正确、结果判定正确	15	
5	文明操作	仪器复原	已复原	5	
		清理台面	台面整洁	5	
		试剂归位	试剂及时归位	5	
总分				100	

四、其他物理常数的测定

（一）折光率测定法

光线自一种透明介质进入另一透明介质时，由于两种介质的密度不同，光线在这两种介质中的传播速度不同，其进行方向就会改变，即发生折射现象。一般折光率指光线在空气中进行的速度与在供试品中进行速度的比值。根据折射定律，折光率是光线入射角的正弦与折射角的正弦的比值，见下式。

$$n = \frac{\sin i}{\sin r}$$

式中　n——折光率

$\sin i$——光线的入射角的正弦

$\sin r$——光线的折射角的正弦

折光率的大小因温度或入射光波长的不同而改变，透光物质的温度升高，折光率变小，入射光的波长越短，折光率就越大。折光率常以 n_D^T 表示，D 为钠光谱的 D 线（589.3nm），T 为测定时的温度，除另有规定外，供试品温度应为 20℃。测定折光率可以区别不同油类或检查某些药品的纯杂程度，见表 3-6。

表 3-6　药品折光率的测定实例

药品名称	药典中【性状】项下折光率的描述
丙二醇	本品的折光率（通则 0622）应为 1.431～1.433
十一烯酸	本品的折光率（通则 0622）在 25℃时为 1.448～1.450

测定用的折光计须能读数至0.0001,测量为1.3~1.7。《中国药典》(2020年版)四部通则规定水的折光率20℃时为1.3330,25℃时为1.3325,40℃时为1.3305。

测定方法如下。

(1)传统折光计　测定样品前,折光计读数应用水进行校准。除另有规定外,要求测定温度均为(20±0.5)℃。测定时应先将仪器置于有充足光线的平台上,但不可受日光直射,并装上温度计,置20℃恒温室中至少1h,或连接20℃恒温水浴至少0.5h,以保持稳定温度,然后使折射棱镜上透光处朝向光源,将镜筒拉向观察者,使成一适当倾斜度,对准反射镜,使视野内光线最明亮为止。将上下折射棱镜拉开,用玻棒或吸管蘸取供试品1~2滴,滴于下棱镜面上,然后将上下棱镜关合并拉紧扳手。转动刻度尺调节钮,使读数在供试品折光率附近,旋转补偿旋钮,使视野内虹彩消失,并有清晰的明暗分界线。再转动刻度尺的调节钮,使视野的明暗分界线恰好位于视野内十字交叉处,记下刻度尺上的读数。投影式折光计在读数时眼睛应与读数垂直,测量后要求再重复读数2次,取3次读数的平均值,即为供试品的折光率。

(2)自动折光仪　将超纯水滴入测量池进行水检查,等待温度到达20℃,如果检查通过,可开始测量样品;如果检查失败,采取更正措施直到检查再次有效。编辑测量方法后,将样品均匀滴入折光仪棱镜上,使整个测量表面都覆盖上样品,立即盖上样品盖。等待样品达到设置温度并显示恒定的结果。点击开始直到测量完成。

(二)黏度测定法

黏度是指流体对流动产生阻抗能力的性质。本法用动力黏度、运动黏度或特性黏数表示。

动力黏度也称为黏度系数(η)。假设流体分成不同的平行层面,在层面切线方向单位面积上施加的作用力,即为剪切应力(τ),单位是Pa。在剪切应力的作用下,流体各个平行层面发生梯度速度流动。垂直方向上单位长度内各流体层面流动速度上的差异,称之为剪切速率(D),单位是s^{-1}。动力黏度即为二者的比值,表达式为$\eta=\frac{d\tau}{dD}$,单位是Pa·s。因Pa·s单位太大,常使用mPa·s。

运动黏度η为牛顿流体的动力黏度与其在相同温度下密度的比值,单位是m^2/s。因m^2/s单位太大,常使用mm^2/s。

溶剂的黏度η_0常因高聚物的溶入而增大,溶液的黏度η与溶剂的黏度η_0的比值(η/η_0)称为相对黏度(η_r),通常用乌氏黏度计中的流出时间的比值(t/t_o)表示;当高聚物溶液的浓度较稀时,其相对黏度的对数比值与高聚物溶液浓度的比值,即为该高聚物的特性黏数[η]。特性黏数$[\eta]=\frac{\ln\eta_r}{c}$,根据高聚物的特性黏数可以计算其平均分子质量。

黏度的测定用黏度计。黏度计有多种类型，本法采用平氏毛细管黏度计、乌氏毛细管黏度计和旋转黏度计三种测定方法。毛细管黏度计适用于牛顿流体运动黏度的测定；乌氏毛细管黏度计常用来测定高分子聚合物极稀溶液的特性黏数，以用来计算平均分子质量。旋转黏度计适用于牛顿流体或非牛顿流体动力黏度的测定。

【实例 3-4】二甲基硅油的运动黏度测定

检品名称：二甲基硅油。

黏度计：平氏黏度计（编号 2，内径为 2mm，$K=1.025mm^2/s^2$）。

温度：25℃。

流出时间（t）	（1）	（2）
	612.3	614.2
	612.8	615.1
	613.5	613.4
	平均 612.9	平均 614.2

$$两份平均值=\frac{612.9+614.2}{2}=613.6(s)$$

运动黏度$=Kt=1.025\times613.6=628.9mm^2/s$，符合规定（规定为 $500\sim1000mm^2/s$）。

知识链接

吸收系数、馏程、凝点、酸值、碘值、皂化值

吸收系数是具有紫外吸光性物质的物理常数，其原理为朗伯-比尔定律，如下所示。

$$A=\lg\left(\frac{1}{T}\right)=E_{1cm}^{1\%}Lc$$

c——溶液浓度，g/100mL

A——吸光度

L——比色皿厚度，cm

$E_{1cm}^{1\%}$——百分吸收系数

T——透光率

馏程：一种液体照下述方法蒸馏，校正到标准大气压［101.3kPa（760mmHg）］下，自开始馏出第 5 滴算起，至供试品仅剩 3～4mL 或一定比例的容积馏出时的温度范围。

凝点：一种物质照下述方法测定，由液体凝结为固体时，在短时间内停留不变的最高温度。

酸值：中和脂肪、脂肪油或其他类似物质 1g 中含有的游离脂肪酸所需氢氧化

钾的重量(mg),但在测定时可采用氢氧化钠滴定液(0.1mol/L)进行滴定。

碘值:脂肪、脂肪油或其他类似物质100g,当充分卤化时所需的碘量(g)。

皂化值:中和并皂化脂肪、脂肪油或其他类似物质1g中含有的游离酸类和酯类所需氢氧化钾的重量(mg)。

项目三任务二　其他物理常数的测定测试题

学习小结

1. 性状

(1)【性状】项下记载药品的外观、臭、味、溶解度及物理常数等。外观性状是对药品的色泽和外表感官的规定,其中外观和物理常数为法定检测项目。

(2)物理常数包括相对密度、馏程、熔点、凝点、比旋度、折光率、黏度、吸收系数、碘值、皂化值和酸值等;其测定结果不仅对药品具有鉴别意义,也可反映药品的纯度,是评价药品质量的主要指标之一。

2. 物理常数的测定

物理常数的测定见表3-7。

表3-7　物理常数的测定

物理常数	测定意义	测定方法	结果计算
熔点	纯杂程度	熔点测定第一法、第二法、第三法	初熔~终熔
比旋度 $[\alpha]_D^T$	纯杂程度或含量	旋光度测定法	固体样品 $[\alpha]_D^T=\frac{100\alpha}{lc}$ 液体样品 $[\alpha]_D^T=\frac{\alpha}{ld}$
相对密度	纯杂程度	比重瓶法、韦氏比重秤法、振荡型密度计法	供试品的相对密度$=\frac{供试品重量}{水重量}$
折光率	纯杂程度	折光率测定法	$n=\frac{\sin i}{\sin r}$

续表

物理常数	测定意义	测定方法	结果计算
黏度	纯杂程度	动力黏度、运动黏度或特性黏数	动力黏度 $\eta=\frac{d\tau}{dD}$ 运动黏度 η 为牛顿流体的动力黏度与其在相同温度下密度的比值 特性黏数 $\eta=\frac{\ln\eta_r}{C}$

项目四　药品的鉴别技术

学习目标

●知识目标

1. 掌握药品的常用鉴别方法、光谱鉴别法和色谱鉴别法的原理。
2. 熟悉《中国药典》中常用鉴别方法测定药品的操作过程。
3. 了解药品的其他鉴别技术。

●能力目标

1. 能正确解读药品鉴别试验。
2. 会对药品鉴别依据和方法做出判断，会绘制吸收光谱曲线，会正确使用红外光谱仪和查找红外光谱图，会薄层色谱和高效液相色谱鉴别操作。
3. 会对鉴别的结果做出判断，能够规范填写检验记录和报告书。

案例导入

假抗肿瘤药物

2011年3月27日，无锡市食品药品监督管理局在监控互联网信息时获取一条线索，有人在互联网上开设名为“同济药房”的网店，销售所谓产自巴西、印度的“易瑞沙”“特罗凯”等抗肿瘤药物，并留有归属地为无锡市的联系电话。从该网店宣称的有关信息上初步判断，其销售的所谓进口药品涉嫌假冒。无锡市食品药品监督管理局随即将这一线索通报给无锡市公安局治安支队。经侦查，抓获涉案人员11人，查获的10余种药品外包装与正品多处不符合，其经中国食品药品检定研究院鉴别，均为假药。

问题：什么是鉴别？鉴别的目的是什么？有什么特点？

任务一　药品的鉴别概述

一、药品鉴别目的

药品的鉴别试验是根据药品的组成、分子结构和理化性质，采用化学、生物学或仪器分析等方法来判断药品的真伪。只有在药品鉴别无误的情况下，进行药品的杂质检查、含量测定等药检工作才有意义。

二、药品鉴别特点

药品鉴别与一般化学品的鉴别不同，它具有以下特点。

（1）药品鉴别为已知药品的确证试验。根据药品质量标准鉴别药品时，供试品是已知物，鉴别的目的是确证其真伪，而不是鉴定其组成和化学结构。

（2）药品鉴别通常是利用药品的离子或官能团特征反应、红外或紫外可见特征吸收、色谱行为、熔点与旋光性等物理性质以及生物活性等，采用一般鉴别试验、专属鉴别试验、薄层色谱法、红外分光光度法、紫外-可见分光光度法、高效液相色谱法、气相色谱法、生物学法等不同方法鉴别同一种供试品，综合分析试验结果，做出判断。

（3）原料药鉴别项下的试验项目一般为3~4个，有的仅1~2个。

（4）制剂鉴别项下的试验项目一般比其原料药少。对制剂进行鉴别时，要注意消除辅料的干扰，对复方制剂尤其要注意消除各主要成分间的干扰。

三、药品鉴别方法

药品的鉴别方法要求专属性强、再现性好、灵敏度高，以及操作简便、快速等。药品质量标准中鉴别项下的方法主要包括：化学鉴别法（分为一般鉴别试验与专属鉴别试验法）、光谱鉴别法（分为红外分光光度法与紫外-可见分光光度法）、色谱鉴别法（分为薄层色谱法、高效液相色谱法及气相色谱法）、显微鉴别法、生物学法等。药品鉴别方法实例见表4-1。

表4-1　　药品鉴别方法实例

药品名称	药品质量标准中鉴别项下的规定［《中国药典》（2020年版）］	鉴别方法
维生素B_6	【鉴别】（1）取本品约10mg，加水100mL溶解后，取1mL 2份，分别置甲、乙两支试管中，各加20%醋酸钠溶液2mL，甲管中加水1mL，乙管中加4%硼酸溶液1mL，混匀，各迅速加氯亚氨基-2，6-二氯醌试液1mL；甲管中显蓝色，几分钟后即消失，并转变为红色，乙管中不显蓝色 （2）在含量测定项（高效液相色谱法）下记录的色谱图中，供试品溶液主峰的保留时间应与对照品溶液主峰的保留时间一致 （3）本品的红外光吸收图谱应与对照的图谱（光谱集448图）一致 （4）本品的水溶液显氯化物鉴别（1）的反应（通则0301）	（1）专属鉴别试验法 （2）高效液相色谱法 （3）红外光谱法 （4）一般鉴别试验法
布洛芬	【鉴别】（1）取本品，加0.4%氢氧化钠溶液制成每1mL中约含0.25mg的溶液，照紫外-可见分光光度法（通则0401）测定，在265nm与273nm的波长处有最大吸收，在245nm与271nm的波长处有最小吸收，在259nm的波长处有一肩峰	（1）紫外-可见分光光度法

续表

药品名称	药品质量标准中鉴别项下的规定[《中国药典》(2020年版)]	鉴别方法
维生素C注射液	【鉴别】(2)取本品,用水稀释制成1mL中约含维生素C 1mg的溶液,作为供试品溶液;另取维生素C对照品,加水溶解并稀释制成1mL中约含1mg的溶液,作为对照品溶液。照薄层色谱法(通则0502)试验,吸取上述两种溶液各2μL,分别点于同一硅胶GF_{254}薄层板上,以乙酸乙酯-乙醇-水(5∶4∶1)为展开剂,展开,晾干,立即(1h内)置紫外光灯(254nm)下检视。供试品溶液所显主斑点的位置和颜色应与对照品溶液的主斑点相同	(2)薄层色谱法
维生素E软胶囊	【鉴别】(2)在含量测定项下记录的色谱图中,供试品溶液主峰的保留时间应与对照品溶液主峰的保留时间一致	(2)气相色谱法
黄芩	【鉴别】(1)本品黄色粉末。韧皮纤维单个散在或数个成束,梭形,长60~250μm,直径9~33μm,壁厚,孔沟细。石细胞类圆形、类方形或长方形,壁较厚或甚厚。木栓细胞棕黄色,多角形。网纹导管多见,直径24~72μm。木纤维多碎断,直径约12μm,有稀疏斜纹孔。淀粉粒甚多,单粒类球形,直径2~10μm,脐点明显,复粒由2~3分粒组成	(1)显微鉴别
皮内注射用卡介苗	【鉴别】(1)抗酸染色法 抗酸染色涂片检查,细菌形态与特性应符合卡介菌特征 (2)多重PCR法 采用多重PCR法检测卡介菌基因组特异的缺失区RD1,应无RD1序列存在,供试品PCR扩增产物大小应与检测参考品一致	(1)和(2)均为生物法

项目四任务一　测试题

任务二　化学鉴别

化学鉴别是指根据药品与化学试剂在一定条件下发生离子反应或官能团反应产生不同颜色、生成不同沉淀、呈现不同荧光或放出不同气体等现象,从而做出定性分析结论。如供试品的试验结果与质量标准中相关鉴别项目的规定相同,则可认为该项鉴别试验“符合规定”，或称为“阳性反应”。化学鉴别法是药品检验中最常用的鉴别方法，要求专属性强、再现性好、灵敏度高。药品质量标准中化学鉴别法分为一般鉴别试验和专属鉴别试验，下面分别介绍。

一、一般鉴别试验

药品的“一般鉴别试验”，是含有同一离子或具有某一基团的药品共有的化学反应。在药典通则中，此内容是通过化学反应试验来证明药品中含有某一离子或基团，而不是对未知物进行定性分析，应结合其他鉴别试验和性状项下的描述，才能证实供试品的真实性。

选择一般鉴别试验方法的原则是：专属性强、重现性好、灵敏度高、操作简便、快速。对无机药品是根据阴、阳离子的特殊反应进行鉴别，对有机药品则大都采用官能团反应进行鉴别。因此一般鉴别试验只能证实是某一类药品，而不能证实是哪一种药品。药品一般鉴别试验实例如表 4-2 所示。

表 4-2　　药品一般鉴别试验实例

药品名称	药品质量标准中鉴别项下的规定［《中国药典》（2020 年版）］
维生素 B_1	【鉴别】（3）本品的水溶液显氯化物鉴别（1）的反应（通则 0301）
青霉素钠	【鉴别】（3）本品显钠盐鉴别（1）的反应（通则 0301）
硫酸阿托品	【鉴别】（2）本品显托烷生物碱类的鉴别反应（通则 0301） （3）本品的水溶液显硫酸盐的鉴别反应（通则 0301）

《中国药典》（2020 年版）第四部通则一般鉴别试验中共收载了 35 个一般鉴别试验项目，即丙二酰脲类、托烷生物碱类、芳香第一胺类、有机氟化物类、无机金属盐类（钠盐、钾盐、锂盐、钙盐、钡盐、镁盐、铵盐、铁盐、铝盐、锌盐、铜盐、银盐、汞盐、铋盐、锑盐、亚锡盐）、有机酸盐类（水杨酸盐、柠檬酸盐、乳酸盐、苯甲酸盐、酒石酸盐）、无机酸盐类（亚硫酸盐或亚硫酸氢盐、硫酸盐、硝酸盐、硼酸盐、碳酸盐与碳酸氢盐、乙酸盐、磷酸盐、氯化物、溴化物、碘化物）。下面主要介绍几个代表性的一般鉴别试验项目。

1. 芳香第一胺类的鉴别

（1）鉴别方法　取供试品约 50mg，加稀盐酸 1mL，必要时缓缓煮沸使溶解，加 0.1mol/L 亚硝酸钠溶液数滴，加与 0.1mol/L 亚硝酸钠溶液等体积的 1mol/L 脲溶液，振摇 1min，滴加碱性 β-萘酚试液数滴，视供试品不同，生成由粉红到猩红色沉淀。

（2）鉴别原理　芳香第一胺类药品或水解后能还原生成芳香第一胺类的药物，均可与亚硝酸钠发生重氮化反应，生成的重氮盐与碱性 β-奈酚形成偶氮染料，视供试品不同，颜色从粉红色到猩红色。如药品克伦特罗、磺胺甲噁唑等。

2. 水杨酸盐的鉴别

(1)鉴别方法

①取供试品的中性或弱酸性稀溶液,加三氯化铁试液1滴,即显紫色。

②取供试品溶液,加稀盐酸,即析出白色水杨酸沉淀;分离,沉淀在醋酸铵试液中溶解。

(2)鉴别原理　在中性或弱酸性条件下,与三氯化铁试液反应生成有色配位化合物,呈紫色。

3. 钠盐的鉴别

(1)鉴别方法

①取铂丝,用盐酸湿润后,蘸取供试品,在无色火焰中燃烧,火焰即显鲜黄色。

②取供试品约100mg,置10mL试管中,加水2mL溶解,加15%碳酸钾溶液2mL,加热至沸,应不得有沉淀生成;加焦锑酸钾试液4mL,加热至沸;置冰水中冷却,必要时,用玻璃棒摩擦试管内壁,应有致密的沉淀生成。

(2)鉴别原理　可溶性的焦锑酸钾与钠反应生成焦锑酸钠沉淀。

4. 硫酸盐的鉴别

(1)鉴别方法

①取供试品溶液,滴加氯化钡试液,即生成白色沉淀;分离,沉淀在盐酸或硝酸中均不溶解。②取供试品溶液,滴加醋酸铅试液,即生成白色沉淀;分离,沉淀在醋酸铵试液或氢氧化钠试液中溶解。③取供试品溶液,加盐酸,不生成白色沉淀(与硫代硫酸盐区别)。

(2)鉴别原理

$$Ba^{2+}+H_2SO_4 \rightarrow 2H^++BaSO_4\downarrow(\text{白色})$$

$$Pb^{2+}+H_2SO_4 \rightarrow 2H^++PbSO_4\downarrow(\text{白色})$$

$$PbSO_4+2CH_3COO^- \rightarrow Pb(CH_3COO)_2+SO_4^{2-}\downarrow(\text{白色})$$

$$PbSO_4+4OH^- \rightarrow PbO_2^{2-}+SO_4^{2-}+2H_2O$$

5. 氯化物的鉴别

(1)鉴别方法

①取供试品溶液,加稀硝酸使成酸性后,滴加硝酸银试液,即生成白色凝乳状沉淀;分离,沉淀加氨试液,即溶解,再加稀硝酸酸化后,沉淀复生成。如供试品为生物碱或其他有机碱的盐酸盐,须先加氨试液使成碱性,将析出的沉淀滤过除去,取滤液进行试验。

②取供试品少量,置试管中,加等量的二氧化锰,混匀,加硫酸湿润,缓缓加热,即产生氯气,能使用水湿润的碘化钾淀粉试纸显蓝色。

(2)鉴别原理

$$Ag^++Cl^- \longrightarrow AgCl\downarrow(\text{白色})$$

$$AgCl+2NH_3\cdot H_2O \longrightarrow Ag(NH_3)_2^++Cl^-+2H_2O$$

$$Ag(NH_3)_2^+ + Cl^- + 2H^+ \longrightarrow AgCl\downarrow + 2NH_4^+$$

6. 丙二酰脲类的鉴别

(1)鉴别方法

①取供试品约0.1g,加碳酸钠试液1mL与水10mL,振摇2min,滤过,滤液中逐渐加入硝酸银试液,即生成白色沉淀,振摇,沉淀即溶解,继续滴加过量的硝酸银试液,沉淀不再溶解。

②取供试品约50mg,加吡啶溶液(1→10)5mL,溶解后,加铜吡啶试液1mL,即显紫色或生成紫色沉淀。

(2)鉴别原理　丙二酰脲类在碳酸钠试液中形成钠盐而溶解,再与硝酸银试液起作用,先生成可溶性的一银盐,继而产生不溶性的二银盐沉淀;丙二酰脲类也能与铜吡啶试液作用而显紫色或产生紫色沉淀。

二、专属鉴别试验

药品的专属鉴别试验是证实某一种药品的依据,它是根据每一种药物化学结构上的差异所引起的物理化学特性不同,选用某些特有的灵敏的定性反应,来鉴别药品的真伪。如吡啶类药品含有吡啶环的相同母核,可根据吡啶环母核上取代基不同,而具有不同的理化性质来鉴别不同的吡啶类药物:异烟肼吡啶环上连有肼基,利用其肼基的还原性进行专属鉴别试验的确证鉴别;尼可刹米的吡啶环上连有酰胺键,利用其酰胺键在碱性下水解反应进行专属鉴别的确证鉴别。药品专属鉴别试验实例如表4-3所示。

表4-3　　药品专属鉴别试验实例

药品名称	药品质量标准中鉴别项下的规定[《中国药典》(2020年版)]
对乙酰氨基酚	【鉴别】(1)本品的水溶液加三氯化铁试液,即显蓝紫色
叶酸	【鉴别】(1)取本品约0.2mg,加0.4%氢氧化钠溶液10mL,振摇使溶解,加高锰酸钾试液1滴,振摇混匀后,溶液显蓝绿色;在紫外光灯下,显蓝绿色荧光

综上所述,一般鉴别试验与专属鉴别试验的不同点在于,一般鉴别试验是以某些药品的共同化学结构为依据,根据相同的物理化学性质进行药品真伪的鉴别,以区别不同类别的药品。而专属鉴别试验则是在一般鉴别试验的基础上,利用各种药品的化学结构差异来鉴别药品的,以区别同类药品或区别具有相同化学结构中的某一个药品,达到最终确证药品真伪的目的。

化学鉴别法主要包括呈色反应鉴别法、沉淀生成反应鉴别法、荧光反应鉴别法、气体生成反应鉴别法、褪色反应鉴别法和测定生成物的熔点鉴别法。药品的化学鉴别法实例如表4-4所示。

表 4-4　　药品的化学鉴别法实例

鉴别方法	药品名称	药品质量标准中鉴别项下的规定[《中国药典》(2020 年版)]
呈色反应鉴别法	黄体酮	【鉴别】(1)取本品约 0.5mg,加水 5mL,加异烟肼约 1mg 与甲醇 1mL 溶解后,加稀盐酸 1 滴,即显黄色
沉淀生成反应鉴别法	尼可刹米	【鉴别】(3)取本品 2 滴,加水 1mL,摇匀,加硫酸铜试液 2 滴与硫氰酸铵试液 3 滴,即生成草绿色沉淀
荧光反应鉴别法	维生素 B_1	【鉴别】(1)取本品约 5mg,加氢氧化钠试液 2.5mL 溶解后,加铁氰化钾试液 0.5mL 与正丁醇 5mL,强力振摇 2min,放置使分层,上面的醇层显强烈的蓝色荧光;加酸使成酸性,荧光即消失;再加碱使成碱性,荧光又显出
气体生成反应鉴别法	醋酸地塞米松	【鉴别】(4)取本品约 50mg,加乙醇制氢氧化钾试液 2mL,置水浴中加热 5min,放冷,加硫酸溶液($1 \rightarrow 2$)2mL,缓缓煮沸 1min,即发生乙酸乙酯的香气
褪色反应鉴别法	维生素 C	【鉴别】(1)取本品 0.2g,加水 10mL 溶解后,分成二等份,在一份中加二氯靛酚钠试液 1~2 滴,试液的颜色即消失

项目四任务二　测试题

任务三　光谱鉴别

一、紫外-可见光谱鉴别法

1. 适用范围及特点

含芳环或共轭双键的药品在紫外光区有特征吸收,含生色团和助色团的药品在可见光区有吸收。它们都可以用紫外-可见分光光度法进行鉴别。

本方法应用范围广,使用频率高。同时,紫外-可见分光光度计的普及率高,操作比较简便,在药品检验工作中易于为人们所接受。但因吸收光谱较为简单,吸收曲线形状变化不大,缺乏精细结构,故用作鉴别的专属性远不如红外光谱法。为了提高其专属性,可在指定溶剂中测定 2~3 个特定波长处的吸光度比值,包括峰值与峰值之比或峰值与峰谷之比。如果能在文字叙述中明确测定的波长范围,则更为严谨。对于一个药品其多个吸收峰的峰值相差较大时,采用单一浓度的供试品溶液进行测定不易观察到全部的吸收峰,可以采用两种浓度的供试品溶液分别测定其最大吸收波长。

2. 常用方法

按各品种项下的规定,测定供试品溶液的最大及最小吸收波长以及其在最大吸收波长与最小吸收波长处的吸光度比值,均应符合规定。

《中国药典》收载的许多品种中,一般采用对比法鉴别,即将一定溶剂中的样品化合物的吸收光谱与相同溶剂中该化合物的标准吸收光谱特征进行对照、比较,包括吸收光谱形状、吸收峰数目、各吸收峰的峰和谷波长位置、强度和相应的吸收系数等。

表 4-5　　药品的紫外-可见分光光度法鉴别实例

鉴别方法	特点	实例
对比吸收系数的一致性	按药品质量标准,将供试品用规定溶剂配成一定浓度的供试液,按紫外-可见分光光度法在规定波长处测定吸光度,由吸光度计算吸收系数,再与规定的吸收系数比较	齐多夫定【鉴别】(1)取本品,加水溶解并定量稀释制成每 1mL 中含 10μg 的溶液,照紫外-可见分光光度法(通则 0401)测定,在 267nm 的波长处有最大吸收,在 234nm 的波长处有最小吸收,在 267nm 波长处的吸收系数($E_{1cm}^{1\%}$)应为 361~399
对比吸收光谱的一致性	按药品质量标准,将供试品与对照品用规定溶剂配成一定浓度的溶液,按紫外-可见分光光度法在规定波长范围内绘制吸收曲线,比较供试品和对照品吸收曲线的峰位、峰形和相对强度是否一致	地蒽酚软膏【鉴别】(2)取含量测定项下的溶液,照紫外-可见分光光度法(通则 0401)测定,供试品溶液在 440~470mn 波长的吸收光谱应与对照品溶液的吸收光谱一致
对比最大吸收波长(或最大、最小吸收波长)的一致性	按药品质量标准,将供试品用规定溶剂配成一定浓度的供试液,按紫外-可见分光光度法在规定波长范围内绘制吸收曲线,确定最大、最小吸收波长,然后与药品质量标准中规定的波长比较是否一致	布洛芬【鉴别】(1)取本品,加 0.4%氢氧化钠溶液制成每 1mL 中约含 0.25mg 的溶液,照紫外-可见分光光度法(通则 0401)测定,在 265nm 与 273nm 的波长处有最大吸收,在 245nm 与 271nm 的波长处有最小吸收,在 259nm 的波长处有一肩峰
对比最大、最小吸收波长和相应吸光度或吸光度比值的一致性	按药品质量标准,将供试品用规定溶剂配成一定浓度的供试液,按紫外-可见分光光度法在规定波长范围内绘制吸收曲线,确定最大、最小吸收波长和相应吸光度,然后计算最大吸收波长处吸光度与最小吸收波长处吸光度的比值,再与药品质量标准中规定值比较是否一致	丙酸倍氯米松【鉴别】(2)取本品,精密称定,加乙醇溶解并定量稀释制成每 1mL 中约含 20μg 的溶液,照紫外-可见分光光度法(通则 0401)测定,在 239nm 的波长处有最大吸收,吸光度为 0.57~0.60;在 239nm 与 263nm 的波长处的吸光度比值应为 2.25~2.45

续表

鉴别方法	特点	实例
经化学处理后,测定其反应产物的吸收光谱特性	按药品质量标准,将供试品加入试剂进行化学处理后,再按上述任何一种方法进行鉴别	苯妥英钠【鉴别】(2)取本品约 10mg,加高锰酸钾 10mg、氢氧化钠 0.25g 与水 10mL,小火加热 5min,放冷,取上清液 5mL,加正庚烷 20mL,振摇提取,静置分层后,取正庚烷提取液,照紫外-可见分光光度法(通则 0401)测定,在 248nm 的波长处有最大吸收

以上几种鉴别方法,在实际药品检验中,可以单独使用,也可以几个方法结合起来使用,以提高方法的专属性。

【实例 4-1】维生素 B_{12} 注射液的紫外可见光谱法鉴别

(1)鉴别方法　避光操作。精密量取本品适量,用水定量稀释成每 1mL 中约含维生素 B_{12} 25μg 的溶液,照紫外-可见分光光度法(通则 0401),在 361nm 与 550nm 的波长处有最大吸收。361nm 波长处的吸光度与 550nm 波长处的吸光度的比值应为 3.15~3.45。

(2)测定结果　供试品规格为 1mL∶0.25mg,精密量取本品 10mL,置 100mL 量瓶中,加水稀释至刻度,摇匀,照紫外-可见分光光度法测定,在 361nm 与 550nm 的波长处有最大吸收,吸光度分别为 0.517 和 0.160,361nm 波长处的吸光度与 550nm 波长处的吸光度的比值应为 3.23。维生素 B_{12} 注射液的紫外吸收光谱图见图 4-1。

(3)结论　符合规定。

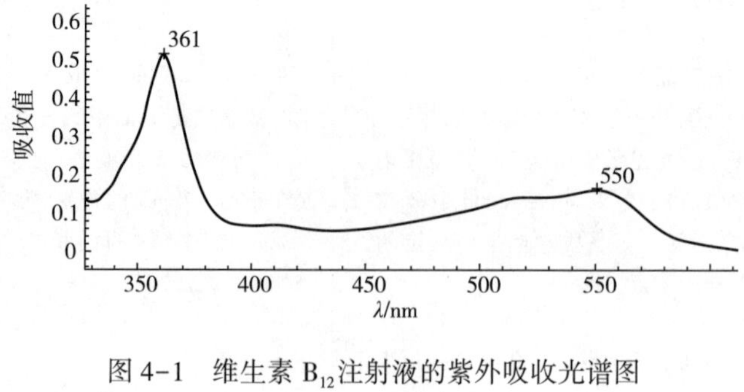

图 4-1　维生素 B_{12} 注射液的紫外吸收光谱图

项目四任务三　紫外-可见光谱鉴别法测试题

实训6　维生素 B_{12}注射液的紫外-可见光谱鉴别

【实训目的】

1. 熟练掌握紫外-可见分光光度计的使用操作。

2. 能进行结果的判断与分析,能规范填写检验记录。

【实训导入】

维生素 B_{12}注射液为粉红色至红色的澄明液体,无臭、无味,主要用于巨幼细胞性贫血和神经炎的辅助治疗。

【实训描述】

通过查阅《中国药典》(2020 年版)第二部维生素 B_{12}注射液的质量标准和第四部通则 0401 紫外-可见分光光度测定法,制订检验流程并实施,评价该药品的紫外可见光谱鉴别是否符合要求。

【质量要求】

维生素 B_{12}注射液在 361nm 与 550nm 的波长处有最大吸收,在 361nm 波长处的吸光度与 550nm 波长处的吸光度的比值应为 3. 15~3. 45。

【实训准备】

1. 仪器

紫外-可见分光光度计、石英比色皿、容量瓶、移液管、胶头滴管等。

2. 试剂

维生素 B_{12}注射液、纯化水。

【实训实施】

1. 供试品溶液的制备

精密量取维生素 B_{12}注射液(规格 2mL:0. 5mg)5. 0mL 置 50mL 量瓶中,用纯化水稀释至刻度,摇匀,制成每 1mL 中约含维生素 B_{12}25μg 的溶液,平行制备两份。

2. 比色皿配对

石英比色皿在 220nm 装纯化水,以一个比色皿为参比,调节 T 为 100%,测定另一比色皿的透射比,其差值应小于 0. 3%,可配成一套使用,记录另一比色皿的吸光度值作为使用校正值。

3. 吸收光谱曲线的绘制

以纯化水为空白溶液,在 220~780nm 扫描并记录吸收曲线及其特征值。

4. 检测波长的确定和吸光度比值的计算

确定是否在 361nm 与 550nm 波长处有最大吸收,计算 A_{361}/A_{550}比值。

【检验原始记录】

原始记录见表 1。

表 1　紫外-可见分光光度法鉴别原始记录

温度(℃)：　　　　　　相对湿度(%)：　　　　　　编号：

<table>
<tr><td>检品名称</td><td colspan="3"></td><td>检品规格</td><td></td></tr>
<tr><td>生产厂家</td><td colspan="3"></td><td>生产批号</td><td></td></tr>
<tr><td>包装</td><td colspan="3"></td><td>有效期</td><td></td></tr>
<tr><td>检验数量</td><td colspan="3"></td><td>检验日期</td><td></td></tr>
<tr><td>检验目的</td><td colspan="3"></td><td>检验项目</td><td></td></tr>
<tr><td>检验依据</td><td colspan="5"></td></tr>
<tr><td>检验方法</td><td colspan="5"></td></tr>
<tr><td colspan="6">检验过程</td></tr>
<tr><td>仪器型号</td><td colspan="3"></td><td>比色皿规格</td><td></td></tr>
<tr><td>检测波长/nm</td><td></td><td>扫描范围/nm</td><td></td><td>狭缝宽度/nm</td><td></td></tr>
<tr><td>参比溶液</td><td></td><td>溶剂</td><td colspan="3"></td></tr>
<tr><td colspan="6">1. 比色皿的配套检查</td></tr>
<tr><td>比色皿 1 透光率/%</td><td></td><td>比色皿 2 透光率/%</td><td></td><td>比色皿透光率差值/%</td><td></td></tr>
<tr><td>比色皿配套性结论</td><td colspan="5">经测定，该套比色皿________________</td></tr>
<tr><td colspan="6">2. 药品的鉴别</td></tr>
<tr><td>供试品溶液的制备</td><td colspan="5"></td></tr>
<tr><td>吸收曲线</td><td colspan="5"></td></tr>
<tr><td>最大波长确定</td><td colspan="5">________ nm　　________ nm</td></tr>
<tr><td>检验结果</td><td colspan="5"></td></tr>
<tr><td>标准规定</td><td colspan="5"></td></tr>
<tr><td>检验结论</td><td colspan="5"></td></tr>
</table>

检验人：　　　　　　　　　　　　　　　　复核人：

年　月　日　　　　　　　　　　　　　　年　月　日

【实训注意】

1. 测吸光度使用比色皿时，手应拿比色皿的毛面。

2. 吸光度最大波长应在该品种项下规定的波长±2nm 以内，否则应考虑试样的纯度以及仪器波长的准确度。

3. 配制测定溶液时稀释转移次数应尽可能少，转移稀释时所取容积一般应不少于 5mL。

【实训思考】

紫外-可见分光光度法进行药品鉴别时,应注意哪些问题?

【实训评价】

技能考核见表 2。

表 2　维生素 B_{12} 注射液的紫外-可见光谱鉴别技能考核评价

序号	实训步骤	实训内容	技术要求	分值	得分
1	制订工作方案	检验依据的确定	会查阅并确定药品鉴别测定检验依据	5	
2	准备工作	供试品的制备	稀释准确	10	
3	测定过程	吸量管的使用	操作正确、规范	10	
		容量瓶的使用	操作正确、规范	10	
		紫外-可见分光光度计的使用	操作正确、规范,比色皿配对	30	
4	检验结果	测定结果	平行测定偏差是否合格	10	
			结果准确度是否符合要求	10	
5	文明操作	仪器复原	已复原	3	
		清理台面	整理	2	
		检验原始记录	填写规范完整	10	
总分				100	

二、红外光谱鉴别法

红外分光光度法是在 4000~400cm^{-1}波数测定物质的吸收光谱,用于化合物的鉴别、检查或含量测定的方法。有机药物在红外光区有特征吸收,药物分子的组成、结构、官能团不同时,其红外吸收光谱也不同,故可以作为有机药物鉴别的依据。

药品的红外光谱反映药品分子的结构特点:具有专属性强、准确度高,是验证已知药品的有效方法。除部分光学异构体及长链烷烃同系物外,几乎没有两个化合物具有相同的红外光谱,据此可以对化合物进行定性和结构分析;化合物对红外辐射的吸收程度与其浓度的关系符合朗伯-比尔定律,是红外分光光度法定量分析的依据。

红外谱图的表示方法一般横坐标为波数(ν,单位为 cm^{-1})或波长(λ,单位为 μm),表示吸收峰的位置;纵坐标为透过率(T,单位为%),表示吸收峰的强度。其中最常用的是 T-ν 曲线,其吸收峰是向下的“谷”,吸收峰多而尖锐,图谱复杂。药品红外光谱集各卷收载情况见表4-6。

表4-6　　药品红外光谱集各卷收载情况

名称	卷数(年版)	共收载光谱图	光谱号
药品红外光谱集	第一卷(1995年版)	685	1~685
药品红外光谱集	第二卷(2000年版)	208	686~893
药品红外光谱集	第三卷(2005年版)	210	894~1103
药品红外光谱集	第四卷(2010年版)	124	1104~1228
药品红外光谱集	第五卷(2020年版)	94	1229~1322

红外光谱鉴别的方法包括与《药品红外光谱集》中标准图谱比较和与对照品的光谱图比较两种,实例见表4-7。

表4-7　　药物的红外光谱鉴别实例

鉴别方法	鉴别依据	实例
与《药品红外光谱集》中标准图谱比较	对比标准图谱吸收峰的吸收位置、形状、数目、强度等是否一致。如果供试品的红外光吸收图谱与标准图谱一致,一般可认为二者是同一种化合物	葡萄糖【鉴别】(2)取干燥失重项下的本品适量,依法测定,本品的红外光吸收图谱应与对照的图谱(光谱集702图)一致 维生素B_1【鉴别】(2)取本品适量,加水溶解,水浴蒸干,在105℃干燥2h测定。本品的红外光吸收图谱应与对照的图谱(光谱集1205图)一致
与对照品的光谱图比较		甲磺酸加贝酯【鉴别】(3)本品的红外光吸收图谱应与对照品的图谱一致(通则0402)

【实例4-2】卡托普利的红外光谱法鉴别

(1)鉴别方法　本品的红外光吸收图谱应与对照的图谱(光谱集96图)一致。

(2)测定结果　取供试品1~1.5mg,置玛瑙研钵中,加入干燥的溴化钾细粉200~300mg作为分散剂,充分研磨混匀,置于直径为13mm的压片模具中,使铺展均匀,抽真空约2min,加压至0.8×10^6kPa,保持压力2min,撤去压力并放气后取出制成的供试片,目视检测,片子应呈透明状,其中样品分布应均匀,并无明显的颗粒状样品。按《中国药典》规定,波数扫描为4000~400cm^{-1},录制光谱图,将所得的供试品图谱与标准图谱(光谱集96图)比较,卡托普利与标准的红外吸收光谱图见图4-2、图4-3,供试品光谱图与对照品光谱图一致。

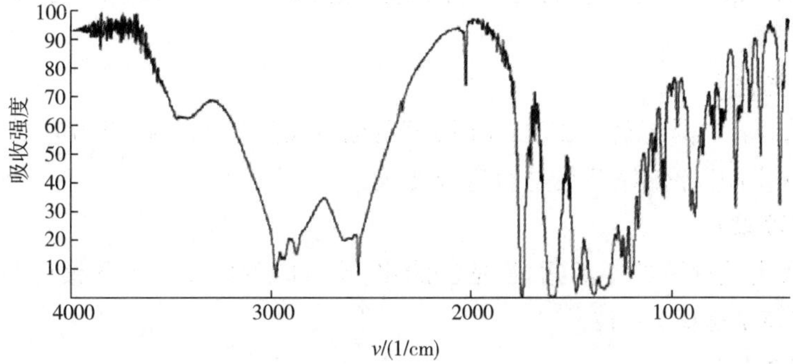

图 4-2　卡托普利的红外吸收光谱图

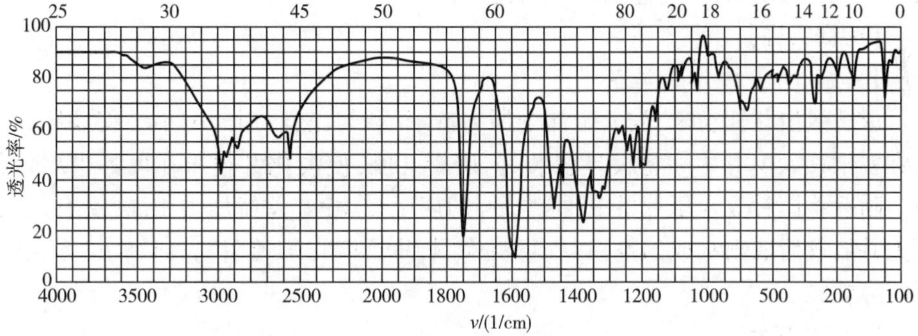

图 4-3　卡托普利的标准红外吸收光谱图

项目四任务三　红外光谱鉴别法测试题

实训 7　葡萄糖的红外光谱鉴别

【实训目的】

1. 熟练掌握红外光谱仪的使用方法和压片技术。
2. 能进行结果的判断与分析,能规范填写检验记录。

【实训导入】

当红外光照射到物质表面时,会引起分子的振动能级和转动能级的跃迁。从而导致对特定频率辐射的选择性吸收,形成特征性很强的红外吸收光谱,计算机将时间域信息通过傅里叶变换转化为频率域信息，最终得到透过率随波数变化的红外吸收光谱图。

【实训描述】

通过查阅《中国药典》(2020 年版)葡萄糖的质量标准和第四部通则 0402 制订检验流程并实施，评价该药品是否符合要求。

【质量要求】

取干燥失重项下的本品适量，依法测定，本品的红外光吸收图谱应与对照品的图谱(光谱集 702 图)一致。

【实训准备】

溴化钾(分析纯，烘干)、葡萄糖(烘干)、红外光谱仪、压片机、模具、干燥器、烘箱、真空泵、玛瑙研钵、称量瓶、镊子、药勺。

【实训实施】

1. 溴化钾空白片的制备

取适量溴化钾粉末，放入研钵中用力磨细、磨匀，然后用药勺小心将磨好的溴化钾粉末移入模具中。将模具盖装好，旋转几圈，使溴化钾粉末在模具中均匀分布。随后将模具放入压片机中，抽真空，加压至 20MPa，保持压力 1min 左右，撤去压力并放气后取出制成的空白片，目视检测，片子应均匀透明、表面平滑、透光好、无明显颗粒。

2. 样品压片

称取葡萄糖 1~1.5mg，干燥的 KBr 粉末 200~300mg(与供试品的比约为 200：1)作为稀释剂，将两者置于玛瑙研钵中，按同一方向充分研磨均匀，其余操作同上。

3. 绘制红外吸收图谱

首先将溴化钾空白片放入样品槽中，开启红外光谱仪，在计算机中设定好参数，仪器开始运行，然后计算机中会显示出红外吸收光谱图，作为空白谱图。将待测样品放入样品槽中，重复以上步骤，计算机将扣除空白后的红外吸收光谱图显示出来。随后标示出每个明显吸收峰对应的波数，保存文件，完成红外吸收光谱图的绘制。

【检验原始记录】

原始记录见表 1。

表 1　药品的红外光谱鉴别原始记录

温度(℃)：　　　　相对湿度(%)：　　　　编号：

检品名称		检品规格	
生产厂家		生产批号	
包装		有效期	

续表

检验数量		检验日期	
检验目的		检验项目	
检验依据			
检验方法			
检验过程			
仪器型号		仪器编号	
扫描次数			
供试品的前处理			
试样的制备方法			
检验结果			
标准规定			
检验结论			
检验人： 年　月　日		复核人： 年　月　日	

【实训注意】

1. 压片制样时，一定要将物料磨细且混合均匀，加入模具中也应均匀平整，否则不易获得均匀透明的试样。

2. 由于 KBr 极易受潮，因此制样时应在低湿度环境中或红外灯下进行。

【实训思考】

1 为什么用溴化钾作为空白及样品的稀释剂?

2. 同一物质的液体或固体红外光谱是否相同?

【实训评价】

工作任务评价见表 2。

表 2　　葡萄糖红外光谱鉴别的测定工作任务评价

序号	实验步骤	工作内容	技术要求	分值	得分
1	制订工作方案	检验依据的确定	会查阅并确定红外光谱鉴别检验依据	5	
2	准备工作	溴化钾干燥	是否干燥	5	
		供试品干燥	是否干燥	5	

续表

序号	实验步骤	工作内容	技术要求	分值	得分
3	红外光谱测定	溴化钾空白片的制备	操作顺序正确、均匀透明、表面平滑、透光好、无明显颗粒	10	
		样品压片		5	
		绘制红外图谱	仪器操作顺序正确	10	
			扣除空白背景	5	
			绘制红外图谱	10	
4	检验结果	结果准确度	是否符合要求	15	
		原始记录	记录及时、填写规范完整、比对正确、结果判定正确	15	
5	文明操作	仪器复原	已复原	5	
		清理台面	台面整洁	5	
		试剂归位	试剂及时归位	5	
总分				100	

任务四　色谱鉴别

色谱鉴别是利用不同组分色谱操作条件下，具有各自的特征色谱行为如比移值 R_f 或保留时间等进行鉴别，同一种物质在同样条件下的色谱行为是相同的，可以据此鉴别药品及其制剂的真伪。药品常用色谱鉴别的方法有薄层色谱鉴别法、高效液相色谱鉴别法、气相色谱鉴别法。

一、薄层色谱鉴别法

薄层色谱鉴别法是将供试品溶液点于薄层板上，在展开容器内用展开剂展开，使供试品所含成分分离，所得色谱图与适宜的标准物质按同法所得的色谱图对比，也可用薄层色谱扫描仪进行扫描，用于鉴别、检查或含量测定，见表 4-8。

【实例 4-3】维生素 C 片的薄层色谱法鉴别

(1)鉴别方法　取维生素 C 片细粉适量，加水 10mL，振摇使维生素 C 溶解，滤过，取滤液作为供试品溶液；另取维生素 C 对照品，加水溶解并稀释制成 1mL 中约含 1mg 的溶液，作为对照品溶液。照薄层色谱法试验，吸取上述两种溶液各 2μL，分别点于同一硅胶 GF_{254} 薄层板上，以乙酸乙酯-乙醇-水(5∶4∶1)为展开剂，展开、晾干,立即(1h 内)置紫外光灯(254nm)下检视。

(2)测定结果　供试品溶液浓度和对照品溶液浓度基本一致。供试品溶液所显主斑点的位置和颜色与对照品溶液的主斑点相同。

(3)结论　符合规定。

表 4-8　　药品的薄层色谱鉴别实例

鉴别方法	鉴别依据	实例
直接检视鉴别	利用供试品溶液与对照品溶液主斑点的颜色、位置(比移值)一致进行鉴别	双黄连口服液【鉴别】(1)取本品 1mL,加 75%乙醇 5mL,摇匀,作为供试品溶液。另取黄芩苷对照品、绿原酸对照品,分别加 75%乙醇制成每 1mL 含 0.1mg 的溶液,作为对照品溶液。照薄层色谱法(通则 0502)试验,吸取上述三种溶液各 1～2μL,分别点于同一聚酰胺薄膜上,以醋酸为展开剂,展开、取出、晾干,置紫外光灯(365nm)下检视。供试品色谱中,在与黄芩苷对照品色谱相应的位置上,显相同颜色的斑点;在与绿原酸对照品色谱相应的位置上,显相同颜色的荧光斑点
显色后检视鉴别		西咪替丁片【鉴别】(2)取本品的细粉适量(约相当于西咪替丁 0.1g),加甲醇 10mL,振摇使西咪替丁溶解,滤过,作为供试品溶液;另取西咪替丁对照品,用甲醇制成每 1mL 中含西咪替丁 10mg 的溶液,作为对照品溶液。照薄层色谱法(通则 0502)试验,吸取上述两种溶液各 5μL,分别点于同一硅胶 G 薄层板上,以三氯甲烷-甲醇(5∶1)为展开剂,展开、晾干,置碘蒸气中显色,供试品溶液所显主斑点的位置和颜色应与对照品溶液的主斑点一致

项目四任务四　薄层色谱鉴别法测试题

实训 8　维生素 C 注射液的薄层色谱鉴别

【实训目的】

1. 熟练掌握薄层色谱的操作过程。
2. 能进行结果的判断与分析,能规范填写检验记录。

【实训导入】

维生素 C 注射液用于防治坏血病,也可用于各种急慢性传染性疾病及紫癜等辅助治疗。

【实训描述】

通过查阅《中国药典》(2020 年版)第二部维生素 C 注射液的质量标准和第四部通则 0502 薄层色谱法,制订检验流程并实施,评价该药品的薄层色谱是否符合要求。

【质量要求】

供试品溶液所显主斑点的位置和颜色应与对照品溶液的主斑点相同。

【实训准备】

维生素 C 注射液、乙酸乙酯-乙醇-水(5∶4∶1)、维生素 C 对照品、硅胶 GF_{254} 薄层板、三用紫外分析仪、展开缸、铅笔、直尺。

【实训实施】

1. 供试液的制备:取维生素 C 注射液(规格 5mL∶1g)需将其稀释 200 倍配制成 1mg/mL 的供试品溶液。

2. 对照品溶液的制备:称取 0.1g 的维生素 C 对照品用纯化水溶解并稀释至 100mL,配成 1mg/mL 的对照品溶液。

3. 吸取上述两种溶液各 2μL,分别点于同一硅胶 GF_{254} 薄层板上,以乙酸乙酯-乙醇-水(5∶4∶1)为展开剂,展开、晾干,立即(1h 内)置紫外光灯(254nm)下检视。

【检验原始记录】

原始记录见表 1。

表 1　　药品薄层色谱鉴别的原始记录

温度(℃):　　　　相对湿度(%):　　　　编号:

检品名称		检品规格	
生产厂家		生产批号	
包装		有效期	
检验数量		检验日期	
检验目的		检验项目	
检验依据			
检验方法			
检验过程			
薄层板型号			
供试液的制备			

续表

对照液的制备					
点样量		展开剂		显色剂	
基线至展开剂前沿的距离					
供试品从基线至展开斑点中心的距离		对照品从基线至展开斑点中心的距离			
供试品比移值(R_f)		对照品比移值(R_f)			
薄层色谱图					
检验结果					
标准规定					
检验结论					

检验人：　　　　　　　　　　　　　　　　复核人：

年　月　日　　　　　　　　　　　　　　年　月　日

【实训注意】

1. 薄层板在使用前应进行活化，活化后的薄层板应立即置于有干燥剂的干燥器中保存，保存时间不宜过长，最好随用随制，放入干燥器中保存仅作为使用前的一种过渡。

2. 点样量一般不超过 10μL，点样速度快，点样时勿损坏薄层板表面，展开前须用展开剂预饱和等。

【实训思考】

1. 简述薄层色谱法的操作要点及注意事项。

2. 如何用薄层色谱法进行药品的鉴别与检查？

【实训评价】

工作任务评价见表 2。

表 2　维生素 C 注射液的薄层色谱鉴别工作任务评价

序号	实训步骤	实训内容	技术要求	分值	得分
1	制订工作方案	检验依据的确定	会查阅并确定鉴别依据	5	
2	准备工作	薄层板活化	110℃、30min	5	
3	供试品溶液的配制	配制供试品溶液	稀释至规定浓度	5	
4	对照品溶液的配制	配制对照品溶液	稀释至规定浓度	5	

续表

序号	实训步骤	实训内容	技术要求	分值	得分
5	鉴别	点样	距底边 10~15mm	5	
			圆点状直径一般不大于 4mm	5	
		预饱和	加入展开剂立即密闭	5	
			15~30min	2	
		展开	浸入展开剂的深度不超过基线	5	
			上行展开 8~15cm	5	
		显色与视检	晾干	5	
			置紫外光灯(254nm)下检视	3	
			计算比移值,绘制薄层色谱图	5	
6	检验结果	测定结果	结果判定正确	10	
			结果是否符合要求	10	
7	文明操作	仪器复原	已复原	3	
		清理台面	整理	2	
		检验原始记录	填写规范完整	15	
总分				100	

二、高效液相色谱鉴别法

高效液相色谱法[《中国药典》(2020 年版)四部通则 0512]是采用高压输液泵将液体流动相泵入色谱柱,对供试品进行分离测定的色谱方法。注入的供试品由流动相带入色谱柱内,各成分在柱内被分离,并依次进入检测器,由数据处理系统记录色谱信号。本法可用于鉴别、杂质检查、溶出度、释放度、含量均匀度及含量测定等。

药品鉴别时,按高效液相色谱条件进行试验,要求供试品和对照品色谱峰的保留时间一致,见表 4-9。

表 4-9　　药品的高效液相色谱鉴别实例

鉴别依据	实　例
供试品和对照品色谱峰的保留时间一致	甲硝唑片【鉴别】(3)在含量测定项下记录的色谱图中,供试品溶液主峰的保留时间应与对照品溶液主峰的保留时间一致
	硝苯地平片【鉴别】(2)在含量测定项下记录的色谱图中,供试品溶液主峰的保留时间应与对照品溶液主峰的保留时间一致

项目四任务四　高效液相色谱鉴别法测试题

三、气相色谱鉴别法

气相色谱法是采用气体为流动相(载气),各组分流经装有填充剂的色谱柱从而进行分离测定的色谱方法。药品或其衍生物气化后,被载气带入色谱柱进行分离,各组分先后进入检测器,用数据处理系统记录色谱信号。气相色谱法与高效液相色谱法有很多相似之处,但气相色谱法要求供试品具有易挥发、热稳定性好等性质,一定程度上限制了气相色谱法的应用范围。气相色谱法与高效液相色谱法鉴别相似,可采用与对照品对比,依法测定,要求供试品溶液主峰的保留时间应与对照品溶液主峰的保留时间一致,见表4-10。

表4-10　药品的气相色谱鉴别实例

鉴别依据	实　例
供试品和对照品色谱峰的保留时间一致	维生素E【鉴别】(2)在含量测定项下记录的色谱图中,供试品溶液主峰的保留时间应与对照品溶液主峰的保留时间一致
	维生素E软胶囊【鉴别】(2)在含量测定项下记录的色谱图中,供试品溶液主峰的保留时间应与对照品溶液主峰的保留时间一致

项目四任务四　气相色谱鉴别法测试题

任务五　其他鉴别

一、显微鉴别法

显微鉴别法是指用显微镜对药材的(饮片)切片、粉末、解离组织或表面制片及含药材粉末的制剂中饮片的组织、细胞或内含物等特征进行鉴别的一种方法。

鉴别时选择有代表性的供试品，根据各品种鉴别项的规定制片，制剂根据不同剂型适当处理后制片。该方法具有经济、简便、快速、直观、取样量少、专属性强等特点。

【实例4-4】黄芩的显微鉴别（图4-4）

【鉴别】(1)本品黄色粉末。韧皮纤维单个散在或数个成束，梭形，长60~250μm，直径9~33μm，壁厚，孔沟细。石细胞类圆形、类方形或长方形，壁较厚或甚厚。木栓细胞棕黄色，多角形。网纹导管多见，直径24~72μm。木纤维多碎断，直径约12μm，有稀疏斜纹孔。淀粉粒甚多，单粒类球形，直径2~10μm，脐点明显，复粒由2~3分粒组成。

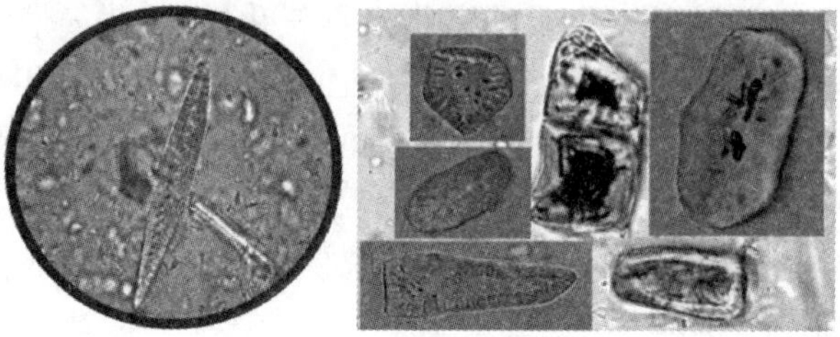

图4-4 黄芩的显微鉴别

二、生物鉴别法

生物鉴别法是指利用生物体（微生物、细胞、离体组织或动物）的特殊反应，来鉴定药品品质的一种方法。通常分为生物效应鉴别法和基因鉴别法两大类。

【实例4-5】皮内注射用卡介苗的鉴别

鉴别试验：应做抗酸染色涂片检查，细菌形态与特性应符合卡介菌特征。

【实例4-6】重组人干扰素 $\alpha_1\beta$ 注射液的鉴别

鉴别试验：按免疫印迹法（通则3401）或免疫斑点法（通则3402）测定，应为阳性。

【实例4-7】注射用重组人白介素-11的鉴别

*N*端氨基酸序列（至少每年测定1次）用氨基酸序列分析仪测定，*N*端序列应为：Met-Pro-Gly-Pro-Pro-Pro-Gly-Pro-Pro-Arg-Val-Ser-Pro-Asp-Pro-Arg-Ala。

学习小结

药品的鉴别技术包括化学鉴别法、光谱鉴别法、色谱鉴别法及其他鉴别法，其中化学鉴别法包括一般鉴别试验和专属鉴别试验；光谱鉴别法包括紫外-可见光谱鉴别法和红外光谱鉴别法；色谱鉴别法包括薄层色谱鉴别法、高效液相色谱鉴别法和气相色谱鉴别法；其他鉴别法包括显微鉴别法和生物鉴别法等。

项目五　药品的杂质检查技术

学习目标

●知识目标

1. 掌握杂质限量的概念；杂质限量检查的常用方法；限量的表示方法及有关计算；氯化物、硫酸盐、铁盐、重金属、砷盐等一般性杂质的检查原理和方法。

2. 熟悉药品中杂质的来源和分类；干燥失重、水分、炽灼残渣、易炭化物、溶液颜色、澄清度和残留溶剂检查的原理和方法。

3. 了解药品中特殊杂质的检查原理和方法。

●能力目标

1. 能结合具体药品质量标准，完成杂质检查的基本操作。

2. 能正确计算杂质限量。

案例导入

青霉素的杂质检查

青霉素具有高效、低毒的特点，自 20 世纪 40 年代问世以来，一直在临床中广泛应用，至今仍作为抗感染的临床主要用药之一，但是青霉素也是最容易引发过敏反应的药品之一，尤其是过敏性休克危害极大，对患者的生命安全造成了威胁。目前认为引发青霉素类抗生素过敏反应的不是青霉素类抗生素本身，而是药品中存在的高分子杂质。因而控制产品中高分子杂质的含量是降低过敏反应的根本途径。《中国药典》(2020 年版)对注射用青霉素钠中青霉素聚合物的限量做了严格规定。

问题：检查药品中的杂质有什么重要意义呢？

任务一　药品的杂质检查概述

《中国药典》将任何影响药品纯度的物质均称为杂质。由于药品中的杂质无治疗作用或影响药品的稳定性和疗效，甚至对人体健康有害，所以为了保障药品的安全性、有效性和稳定性，必须对药品中的杂质进行检查。

一、药品中杂质的来源

(一)生产过程中引入

药品在生产过程中可能由于所用原料不纯、反应不完全或有副反应产生,或在制造过程中加入的一些试剂、溶剂、催化剂等在精制时未完全除净,都有可能引入杂质。如从阿片中提取吗啡,有可能引入罂粟碱及其他生物碱;以水杨酸为原料合成阿司匹林时,可能由于乙酰化反应不完全而引入水杨酸;地塞米松磷酸钠在生产过程中使用大量甲醇和丙酮,可能会残留在成品中。

(二)贮存过程中引入

药品在贮存过程中,在外界条件如温度、湿度、日光、空气、微生物等影响下,可能使药品发生水解、氧化、分解、异构化、晶型转变、聚合、潮解和发霉等变化而产生杂质。如维生素 C 在贮存期间易受空气、光线和温度的影响而导致杂质含量增加,外观变色,且颜色随贮存时间延长而逐渐加深。

此外,药品的晶型不同,其理化常数、溶解性、稳定性、体内吸收和疗效也有很大差异。如棕榈氯霉素存在多晶型现象,B 晶型为活性型,易被酯酶水解而吸收,而 A 晶型则不易被酯酶水解,活性很低;驱虫药甲苯咪唑有 A、B、C 三种晶型,其中 C 晶型的驱虫率为 90%,B 晶型为 40%~60%,A 晶型的驱虫率小于 20%。在生产中低效、无效的异构体或晶型较难除尽,且生产工艺、结晶溶剂的不同以及贮存条件的影响也可引起晶型的转变。因此,控制药品中低效、无效以及具有毒副作用的异构体和晶型,在药品纯度研究中日益受到重视。

二、药品中杂质的分类

(一)按杂质来源分类

药品中的杂质按其来源可分为一般杂质和特殊杂质。

一般杂质是指在自然界中分布较广泛,在多种药品的生产和贮存过程中容易引入的杂质,如铁盐、铵盐等。

特殊杂质是指在特定药品的生产和贮存过程中引入的杂质,多指有关物质,如阿司匹林中的水杨酸。

(二)按毒性分类

药品中的杂质按其毒性可分为信号杂质和有害杂质。

信号杂质一般无毒,但其含量的多少可反映药品纯度和生产工艺或生产过程问题,如氯化物、硫酸盐等。

有害杂质对人体有毒害,在质量标准中应严格加以控制,如重金属、砷盐、氰化物、氟化物等。

(三)按杂质化学类别和特性分类

药品中的杂质按其杂质化学类别和特性可分为无机杂质、有机杂质和有机挥发性杂质。

无机杂质的产生与生产工艺有关,包括试剂、配位体、催化剂、重金属、无机盐等,有过滤介质、活性炭等杂质。

有机杂质主要包括合成反应中未反应的原料、中间体、副产物、降解产物等。

有机挥发性杂质即残留溶剂,为在合成原辅料药或制剂生产过程中使用,但在工艺过程中未能完全除去的有机溶剂。

三、药品中杂质限量的检查

(一)杂质限量

药品中杂质的来源是多途径的。在药品生产和贮存的过程中,会不可避免地引入杂质,对于药品而言,其杂质的含量当然越少越好,但要把药品中的杂质完全除掉是不可能,也是没有必要的,因为如果把药品中的杂质完全除掉不仅会增加成本,也会受到生产工艺和条件的制约。因此,在不对人体有害、不影响疗效以及便于生产、贮存的原则下,对于药品中可能存在的杂质允许有一定限量。

杂质限量是指药品中所含杂质的最大允许量。通常用百分之几或百万分之几来表示。

$$\text{杂质限量}=\frac{\text{允许杂质存在的最大量/g}}{\text{供试品量/g}}\times 100\%$$

(二)杂质限量的检查方法

药品中杂质的检查,一般不要求测定其含量,而只检查杂质的量是否超过限量,这种杂质检查的方法称为杂质的限量检查。杂质的限量检查方法有对照法、灵敏度法和比较法。

1. 对照法

对照法系指取一定量待检杂质的标准溶液与一定量供试品溶液在相同条件下处理后,比较反应结果,从而判断供试品中所含杂质是否超过限量。使用本法检查杂质,须遵循平行原则。目前,各国药典主要采用本法检查药品的杂质。

由于供试品(m)中所含杂质的量是通过与一定量杂质标准溶液进行比较来确定的,杂质的最大允许量为杂质标准溶液的浓度(c)与杂质标准溶液的体积(V)的乘积,因此,杂质限量(L)的计算又可用下式表示。

$$\text{杂质限量} = \frac{\text{标准溶液的浓度} \times \text{标准溶液的体积}}{\text{供试品量}} \times 100\%$$

$$L = \frac{c \times V}{m} \times 100\%$$

式中　L——杂质限量,%

c——杂质标准溶液的浓度,g/mL

V——杂质标准溶液的体积,mL

m——供试品取样量,g

【实例5-1】对氨基水杨酸钠中硫酸盐的检查

取本品1.0g，加水25mL溶解后，加稀盐酸2mL，滤过，滤液依法检查（通则0802），与标准硫酸钾溶液（100μg/mL SO_4^{2-}）5.0mL制成的对照液比较，不得更浓。计算硫酸盐的限量。

$$L=\frac{c\times V}{m}\times 100\%=\frac{100\times 10^{-6}\times 5.0}{1.0}\times 100\%=0.05\%$$

【实例5-2】葡萄糖中氯化物的检查

取本品0.60g，依法检查（通则0801），氯化物不得过0.01%，应取标准氯化钠溶液（10μg/mL Cl^-）多少毫升？

$$V=\frac{L\times m}{c}=\frac{0.01\times 10^{-2}\times 0.60}{10\times 10^{-6}}=6.0(\mathrm{mL})$$

2. 灵敏度法

灵敏度法是以在检测条件下反应的灵敏度来控制杂质限量的一种方法。一般来说，灵敏度法比对照法对杂质的要求更为严格。如灭菌注射用水中的氯化物检查，在50mL灭菌注射用水中加入硝酸5滴及硝酸银试液1mL，要求不得发生浑浊。该法就是利用氯离子与银离子生成氯化银沉淀反应的灵敏度来控制纯化水中氯化物的限量。

3. 比较法

比较法是指取一定量供试品依法检查，测得待检杂质的参数（如吸光度、旋光度等）与规定的限量比较，不得更大。如肾上腺素中酮体的检查：取本品，加盐酸（9→2000）溶解制成每1mL中含2.0mg的溶液，照紫外-可见分光光度法（通则0401），在310nm的波长处测定吸光度不得过0.05。

项目五任务一　测试题

任务二　一般杂质检查

一般杂质是指广泛存在于自然界中，在多数药品的生产和贮存过程中容易引入的杂质。一般杂质可反映生产工艺水平，部分一般杂质还影响药品的稳定性和安全性，故检查与评价一般杂质在药品质量控制中有重要意义。

一、氯化物检查法

（一）原理

微量氯化物在硝酸酸性溶液中与硝酸银作用生成氯化银浑浊，与一定量的标准氯化钠溶液在同一条件下生成的氯化银浑浊液比较，判断供试品中氯化物是否符合限量规定。

$$Cl^- + Ag^+ \xrightarrow{H^+} AgCl\downarrow(白)$$

标准氯化钠溶液的制备：称取氯化钠 0.165g，置 1000mL 量瓶中，加水适量使溶解并稀释至刻度，摇匀，作为贮备液。临用前，精密量取贮备液 10mL，置 100mL 量瓶中，加水稀释至刻度，摇匀，即得（每 1mL 相当于 10μg 的 Cl^-）。

（二）方法

除另有规定外，取各品种项下规定量的供试品，加水溶解使成 25mL（溶液如显碱性，可滴加硝酸使成中性），再加稀硝酸 10mL；溶液如不澄清，应滤过；置 50mL 纳氏比色管中，加水使成约 40mL，摇匀，即得供试品溶液。另取该品种项下规定量的标准氯化钠溶液，置 50mL 纳氏比色管中，加稀硝酸 10mL，加水使成 40mL，摇匀，即得对照品溶液。于供试品溶液与对照品溶液中，分别加入硝酸银试液 1.0mL，用水稀释使成 50mL，摇匀，在暗处放置 5min，同置黑色背景上，从比色管上方向下观察、比较，即得。

（三）注意事项

（1）标准氯化钠溶液（10μg/mL Cl^-）为氯化钠水溶液。在检测条件下，以 50mL 中含 50～80μg 的 Cl^- 为宜，在此范围内氯化物与硝酸银反应产生的浑浊梯度明显，便于比较。因此，在设计检查方法时应根据氯化物的限量考虑供试品的取用量。

（2）操作中加入硝酸是为了去除 CO_3^{2-}、PO_4^{3-}、SO_3^{2-} 等杂质的干扰，同时还可以加速氯化银沉淀的生成并产生较好的乳浊。酸度以 50mL 供试品溶液中含稀硝酸 10mL 为宜。

（3）供试品溶液与对照品溶液在加入硝酸银试液后，应立即充分摇匀，以防止局部过浓而影响产生的浑浊；暗处放置 5min，以避免光线使单质银析出。

（4）供试品溶液如不澄清，可预先用含硝酸的水洗净滤纸中的氯化物，再过滤供试品溶液，使其澄清。

（5）供试品溶液如带颜色，除另有规定外，可取供试品溶液两份，分别置 50mL 纳氏比色管中，一份中加硝酸银试液 1.0mL，摇匀，放置 10min，如显浑浊，可反复滤过，至滤液完全澄清，再加规定量的标准氯化钠溶液与水适量使成 50mL，摇匀，在暗处放置 5min，作为对照品溶液；另一份中加硝酸银试液 1.0mL 与水适量使成 50mL，摇匀，在暗处放置 5min，按上述方法与对照品溶液比较，即得。

实训 9　葡萄糖中氯化物的检查

【实训目的】

1. 掌握氯化物检查的原理、方法。

2. 能进行结果的判断与分析，能规范填写检验记录。

【实训导入】

氯化物广泛存在于自然界中，在药品的生产过程中极易引入。少量的氯化物虽然对人体无害，但氯化物属于信号杂质，其存在量可以反映出药品的纯净程度以及生产工艺和贮藏条件是否正常，因此，控制氯化物的限量有重要的意义。

【实训描述】

通过查阅《中国药典》（2020 年版）第二部葡萄糖的质量标准和第四部通则 0801 氯化物检查法，制订检验流程并实施，评价该药品的氯化物是否符合要求。

【质量要求】

《中国药典》（2020 年版）规定葡萄糖中氯化物不得过 0.01%。

【实训准备】

药品和仪器：原料葡萄糖、纯化水、稀硝酸、标准氯化钠溶液、硝酸银、药匙、纳氏比色管（50mL）、量筒、刻度吸管（10mL、1mL）、胶头滴管、烧杯、分析天平。

【实训实施】

1. 供试品溶液的制备

取本品 0.60g，置 50mL 纳氏比色管中，加水溶解使成 25mL，加稀硝酸 10mL；溶液如不澄清，应过滤；加水使成约 40mL，摇匀，即得供试品溶液。

2. 对照品溶液的制备

取标准氯化钠溶液 6.0mL，置另一 50mL 纳氏比色管中，加稀硝酸 10mL，加水使成约 40mL，摇匀，即得对照品溶液。

3. 比浊

分别向上述两支纳氏比色管中各加入硝酸银试液 1.0mL，用水稀释成 50mL，摇匀，暗处放置 5min，同置黑色背景上，从比色管上方向下观察、比较，供试品溶液不得比对照品溶液更浓（0.01%）。

【检验原始记录】

检验原始记录见表 1。

表 1　药品氯化物检查原始记录

温度（℃）：　　　　相对湿度（%）：　　　　编号：

检品名称		检品规格	
生产厂家		生产批号	
包装		有效期	
检验数量		检验日期	
检验目的		检验项目	
检验依据			
检验方法			

续表

检验过程			
标准溶液的浓度		标准溶液的用量	
供试品溶液的制备			
检验结果			
标准规定			
检验结论			
检验人： 年　月　日		复核人： 年　月　日	

【实训注意】

1. 供试品溶液与对照品溶液应同时操作，加入试剂顺序应一致。

2. 纳氏比色管应选择玻璃外表面无划痕、无瑕疵，管内径和刻度高度均一致，透光度与色泽一致的玻璃比色管。

【实训思考】

1. 为什么先将溶液制成 40mL 的水溶液，再加硝酸银试液？

2. 加入稀硝酸的作用是什么？

【实训评价】

考核评价见表 2。

表 2　　葡萄糖中氯化物的检查技能考核评价

序号	实训步骤	实训内容	技术要求	分值	得分
1	制订工作方案	检验依据的确定	会查阅并确定氯化物检查依据	5	
2	准备工作	纳氏比色管的选择	无划痕、无瑕疵，两比色管内径、刻度高度一致	10	
3	氯化物的检查	称量供试品	称量供试品量在称量范围内	5	
		供试液的配制	加入试剂体积、顺序正确	5	
		移取氯化钠标准溶液	刻度吸管使用正确	5	
			移取体积正确	5	
		对照液的配制	加入试剂体积、顺序正确	5	
		平行操作	供试品溶液与对照品溶液是否同时操作	10	
		比浊	正确加入硝酸银试液，暗处放置 5min，黑色背景、自上而下观察	5	
				5	
				10	
4	检验结果	测定结果	结果判定是否正确	5	
			结果是否符合规定	5	

续表

序号	实训步骤	实训内容	技术要求	分值	得分
5	文明操作	仪器复原	已复原	3	
		清理台面	整理	2	
		检验原始记录	填写规范完整	15	
总分				100	

二、硫酸盐检查法

(一)原理

微量硫酸盐在盐酸酸性溶液中与氯化钡作用生成硫酸钡浑浊,与一定量的标准硫酸钾溶液在同一条件下生成的硫酸钡浑浊液比较,判断供试品中硫酸盐是否符合限量规定。

$$SO_4^{2-}+Ba^{2+}\xrightarrow{H^+}BaSO_4\downarrow(白)$$

标准硫酸钾溶液的制备:称取硫酸钾 0.181g,置 1000mL 量瓶中,加水适量使溶解并稀释至刻度,摇匀,即得(每 1mL 相当于 100μg 的 SO_4^{2-})。

(二)方法

除另有规定外,取各品种项下规定量的供试品,加水溶解使成约 40mL(溶液如显碱性,可滴加盐酸使成中性);溶液如不澄清,应滤过;置 50mL 纳氏比色管中,加稀盐酸 2mL,摇匀,即得供试品溶液。另取该品种项下规定量的标准硫酸钾溶液,置 50mL 纳氏比色管中,加水使成约 40mL,加稀盐酸 2mL,摇匀,即得对照品溶液。于供试品溶液与对照品溶液中,分别加入 25%氯化钡溶液 5mL,用水稀释至 50mL,充分摇匀,放置 10min,同置黑色背景上,从比色管上方向下观察、比较,即得。

(三)注意事项

1. 标准硫酸钾溶液每 1 毫升相当于 100μg 的SO_4^{2-},本法适宜的比浊浓度为 50mL 溶液中含 0.1~0.5mg 的SO_4^{2-},相当于标准硫酸钾溶液 1~5mL,在此范围内浊度梯度明显。

2. 供试品溶液中加入盐酸使成酸性,可防止CO_3^{2-}、PO_4^{3-}等与 Ba^{2+} 生成沉淀而干扰测定,但酸度过大可使硫酸钡溶解,降低检查的灵敏度,以 50mL 溶液中含 2mL 稀盐酸为宜。

3. 温度对产生浑浊有影响,当温度低于 10℃时,产生浑浊慢、少且不稳定,测定温度控制在 25℃左右为宜。

4. 供试液如需过滤,可先用盐酸酸化的水洗净滤纸中可能带来的硫酸盐后再过滤。如供试液有颜色,可采用内消色法处理。

三、铁盐检查法

（一）原理

铁盐在盐酸酸性溶液中与硫氰酸铵生成红色可溶性硫氰酸铁配位离子，与一定量的标准铁溶液用同法处理后进行比色，以控制铁盐的限量。

$$Fe^{3+}+6SCN^{-} \longrightarrow [Fe(SCN)_6]^{3-}(红色)$$

标准铁溶液的制备：称取硫酸铁铵[$FeNH_4(SO_4)_2 \cdot 12H_2O$]0.863g，置1000mL量瓶中，加水溶解后，加硫酸2.5mL，用水稀释至刻度，摇匀，作为贮备液。临用前，精密量取贮备液10mL，置100mL量瓶中，加水稀释至刻度，摇匀，即得(每1mL相当于10μg的Fe^{3+})。

（二）方法

除另有规定外，取各品种项下规定量的供试品，加水溶解使成25mL，移置50mL纳氏比色管中，加稀盐酸4mL与过硫酸铵50mg，用水稀释使成35mL后，加30%硫氰酸铵溶液3mL，再加水适量稀释成50mL，摇匀；如显色，立即与标准一定量铁溶液制成的对照品溶液(取该品种项下规定量的标准铁溶液，置50mL纳氏比色管中，加水使成25mL，加稀盐酸4mL与过硫酸铵50mg，用水稀释使成35mL，加30%硫氰酸铵溶液3mL，再加水适量稀释成50mL，摇匀)比较，即得。

（三）注意事项

1. 用硫酸铁铵[$FeNH_4(SO_4)_2 \cdot 12H_2O$]配制标准铁贮备液，并加入硫酸防止铁盐水解。标准铁溶液为临用前取贮备液稀释而成，每1毫升标准铁溶液相当于10μg的Fe^{3+}。本法以50mL溶液中含Fe^{3+}为10~50μg时为宜，在此范围内，所显色泽梯度明显，便于目视比色。

2. 在盐酸酸性条件下反应，可防止Fe^{3+}水解。

3. 测定中加入氧化剂过硫酸铵可将供试品可能存在的Fe^{2+}氧化成Fe^{3+}，同时可以防止硫氰酸铁受光照还原或分解。

$$2Fe^{2+}+(NH_4)_2S_2O_8 \longrightarrow 2Fe^{3+}+(NH_4)_2SO_4+SO_4^{2-}$$

4. 因铁盐与硫氰酸根生成配位化合物的反应是可逆的，加入过量的硫氰酸铵可以增加生成配位离子的稳定性，提高反应灵敏度，还能消除其他阴离子与铁盐形成配位化合物的干扰。

5. 某些药物，如葡萄糖、糊精、硫酸镁等，在检测过程需加硝酸处理，则不再加过硫酸铵。但须加热煮沸除去氧化氮，因硝酸中可能含亚硝酸，能与硫氰酸根离子作用，生成红色亚硝酰硫氰化物，影响比色。

6. 如供试管与对照品管色调不一致时，可分别移至分液漏斗中，各加正丁醇20mL提取，等分层后，将正丁醇层移置50mL纳氏比色管中，再用正丁醇稀释至25mL，比较，即得。

7. 某些有机药物，特别是环状结构的有机药物，在实验条件下不溶解或对检查有干扰,需经炽灼破坏,使铁盐呈三氧化二铁留于残渣中,处理后再依法检查。

四、重金属检查法

重金属系指在实验条件下能与硫代乙酰胺或硫化钠试液作用而显色的金属杂质,如银、铅、汞、铜、镉、铋、锑、锡、镍、锌等。重金属会影响药品的稳定性及安全性,故必须严格控制其在药品中的限量。药品在生产过程中遇到铅的机会较多,铅易在体内蓄积而引起中毒,故检查重金属以铅为代表,作为限量对照。

《中国药典》(2020 年版)通则 0821 中收载了 3 种重金属检查的方法。

标准铅溶液的制备:称取硝酸铅 0. 1599g,置 1000mL 量瓶中,加硝酸 5mL 与水 50mL 溶解后,用水稀释至刻度,摇匀,作为贮备液。精密量取贮备液 10mL,置 100mL 量瓶中,加水稀释至刻度,摇匀,即得(每 1mL 相当于 10μg 的 Pb)。本液仅供当日使用。

(一)第一法　硫代乙酰胺法

第一法适用于溶于水、稀酸或有机溶剂如乙醇的药品。供试品不经有机破坏,在酸性溶液中进行显色,检查重金属。

1. *原理*

硫代乙酰胺在酸性(pH 为 3. 5 醋酸盐缓冲液)条件下水解,产生硫化氢,与微量重金属离子(以 Pb^{2+} 为代表)生成黄色到棕黑色的硫化物混悬液,与一定量标准铅溶液经同法处理后所呈颜色比较,颜色不得更深。

$$CH_3CSNH_2+H_2O \longrightarrow CH_3CONH_2+H_2S$$

$$Pb^{2+}+H_2S \xrightarrow{pH3.5} PbS\downarrow+2H^+$$

标准铅溶液的制备:称取硝酸铅 0.1599g,置 1000mL 量瓶中,加硝酸 5mL 与水 50mL 溶解后,用水稀释至刻度,摇匀,作为贮备液。精密量取贮备液 10mL,置 100mL 量瓶中,加水稀释至刻度,摇匀,即得(每 1mL 相当于 10μg 的 Pb^{2+})。本液仅供当日使用。

2. *方法*

除另有规定外,取 25mL 纳氏比色管三支,甲管中加标准铅溶液一定量与醋酸盐缓冲液(pH 3. 5)2mL 后,加水或各品种项下规定的溶剂稀释成 25mL,乙管中加入按各品种项下规定的方法制成的供试品溶液 25mL,丙管中加入与乙管相同重量的供试品,加配制供试品溶液的溶剂适量使溶解,再加与甲管相同量的标准铅溶液与醋酸盐缓冲液(pH 3. 5)2mL 后,用溶剂稀释成 25mL;若供试品溶液带颜色,可在甲管中滴加少量的稀焦糖溶液或其他无干扰的有色溶液,使之与乙管、丙管一致;再在甲、乙、丙三管中分别加硫代乙酰胺试液各 2mL,摇匀,放置 2min,同置白纸上,自上向下透视,当丙管中显出的颜色不浅于甲管时,乙管中显示的颜色与甲管比较,不得更深。如丙管中显出的颜色浅于甲管,应取样按第二法重新检查。

3. 注意事项

（1）本法的适宜目视比色范围为27mL溶液中含10~20μg Pb^{2+}，相当于标准铅溶液1~2mL。

（2）溶液的pH对于金属离子与硫化氢呈色影响较大，溶液pH为3.0~3.5时，硫化铅沉淀较完全，若酸度增大，重金属离子与硫化氢呈色变浅，酸度太大时甚至不显色。故供试品若用强酸溶解或在处理中用了强酸，则应在加入醋酸盐缓冲液前加稀氨溶液至对酚酞指示剂显中性。

（3）供试品中若有微量高铁盐存在，在酸性溶液中可氧化硫化氢析出硫，干扰检测。可分别于甲、乙、丙三管中加入相同量的维生素C 0.5~1.0g，使 Fe^{3+} 还原成 Fe^{2+}，再依法检查。

（二）第二法　炽灼后的硫代乙酰胺法

本法适用于难溶或不溶于水、稀酸或乙醇的药品，或受某些因素（如自身有颜色的药品、药品中的重金属不呈游离状态或重金属离子与药品形成配位化合物等）干扰不适宜采用第一法检查的药品。

1. 原理

本法是先将供试品炽灼破坏，使与有机分子结合的重金属游离，再按第一法检查。

2. 方法

除另有规定外，当需改用第二法检查时，取各品种项下规定量的供试品，按炽灼残渣检查法（通则0841）进行炽灼处理，然后取遗留的残渣；或直接取炽灼残渣项下遗留的残渣；如供试品为溶液，则取各品种项下规定量的溶液，蒸发至干，再按上述方法处理后取遗留的残渣；加硝酸0.5mL，蒸干，至氧化氮蒸气除尽后（或取供试品一定量，缓缓炽灼至完全炭化，放冷，加硫酸0.5~1mL，使恰好湿润，用低温加热至硫酸除尽后，加硝酸0.5mL，蒸干，至氧化氮蒸气除尽后，放冷，在500~600℃炽灼使完全灰化），放冷，加盐酸2mL，置水浴上蒸干后加水15mL，滴加氨试液至对酚酞指示液显微粉红色，再加醋酸盐缓冲液（pH3.5）2mL，微热溶解后，移置纳氏比色管中，加水稀释成25mL作为乙管；另取配制供试品溶液的试剂，置瓷皿中蒸干后，加醋酸盐缓冲液（pH3.5）2mL与水15mL，微热溶解后，移置纳氏比色管中，加标准铅溶液一定量，再用水稀释成25mL，作为甲管；再在甲、乙两管中分别加硫代乙酰胺试液各2mL，摇匀，放置2min，同置白纸上，自上向下透视，乙管中显出的颜色与甲管比较，不得更深。

3. 注意事项

（1）炽灼温度对重金属影响较大，温度越高，重金属损失越多，如铅在700℃经6h炽灼，回收率仅为32%。因此，应控制炽灼温度在500~600℃。

（2）炽灼残渣加硝酸加热处理后，必须蒸干，除尽氧化氮，否则亚硝酸可氧化硫化氢析出硫，影响比色。蒸干后残渣加盐酸，使重金属成为氯化物。

(3)为了消除盐酸或其他试剂中可能夹杂重金属的影响,在配制供试品溶液时,如使用盐酸超过 1mL(或与盐酸 1mL 相当的稀盐酸),或使用氨试液超 2mL,以及用硫酸或硝酸进行有机破坏或其他试剂处理者,除另有规定外,对照品溶液应取同样量试剂蒸干后,依法检查。

(三)第三法　硫化钠法

适用于溶于碱而不溶于稀酸或在稀酸中即生成沉淀的药品。

1. 原理

在碱性介质中,以硫化钠为显色剂,使 Pb^{2+} 生成 PbS 微粒的混悬液,与一定量标准铅溶液经同法处理后所呈颜色比较,不得更深。

$$Pb^{2+}+S^{2-} \longrightarrow PbS\downarrow$$

2. 方法

除另有规定外,取供试品适量,加氢氧化钠试液 5mL 与水 20mL 溶解后,置纳氏比色管中,加硫化钠试液 5 滴,摇匀,与一定量的标准铅溶液同样处理后的颜色比较,不得更深。

3. 注意事项

显色剂硫化钠试液对玻璃有一定的腐蚀性,而且久置会产生絮状物,应临用前新配制。

实训 10　葡萄糖中重金属的检查

【实训目的】

1. 掌握重金属的概念、测定意义、重金属检查第一法的操作。
2. 能进行结果的判断与分析,能规范填写检验记录。

【实训导入】

葡萄糖为无色结晶或白色结晶性或颗粒性粉末,无臭,味甜。本品在水中易溶,在乙醇中微溶。根据以上信息,结合所学知识,试分析葡萄糖中重金属的检查可选用哪一种方法。

【实训描述】

通过查阅《中国药典》(2020 年版)第二部葡萄糖的质量标准和第四部通则 0821 重金属检查法,制订检验流程并实施,评价该药品的重金属是否符合要求。

【质量要求】

《中国药典》(2020 年版)规定葡萄糖含重金属不得过百万分之五。

【实训准备】

药品和仪器:原料葡萄糖、醋酸盐缓冲液(pH 3.5)、硫代乙酰胺试液、标准铅溶液、纯化水、药匙、纳氏比色管(25mL)、量筒(10mL、50mL)、移液管(2mL)、分析天平。

【实训实施】

1. 溶液的配制

取25mL纳氏比色管3支，编号为甲、乙、丙。甲管中加入标准铅溶液2.0mL及醋酸盐缓冲液(pH3.5)2mL，加水使成25mL；乙管中加入本品4.0g，加水23mL溶解后，加醋酸盐缓冲液(pH3.5)2mL，摇匀；丙管中加入与乙管相同量的供试品，加适量水溶解，再加入与甲管相同量的标准铅溶液与醋酸盐缓冲液后，用水稀释成25mL。

2. 显色

分别向甲、乙、丙三管中加入硫代乙酰胺试液各2mL，摇匀，放置2min。

3. 比色

将甲、乙、丙管同置白纸上，自上向下透视，当丙管中显出的颜色不浅于甲管时，乙管中显出的颜色与甲管比较，不得更深。如丙管中显出的颜色浅于甲管，应取样按第二法重新检查。

【检验原始记录】

原始记录见表1。

表1　药品重金属检查原始记录

温度(℃)：　　　　相对湿度(%)：　　　　编号：

检品名称		检品规格	
生产厂家		生产批号	
包装		有效期	
检验数量		检验日期	
检验目的		检验项目	
检验依据			
检验方法			
检验过程			
标准溶液的浓度		标准溶液的用量	
供试品溶液的制备			
检验结果			
标准规定			
检验结论			

检验人：　　　　　　　　　　　　复核人：

年　月　日　　　　　　　　　　　年　月　日

【实训注意】

1. 纳氏比色管应选用同一规格，无划痕、无瑕疵，且内径与刻度高度均一致。

2. 标准铅溶液应在临用前精密量取标准铅贮备液新鲜稀释配制，限当日使用（每 1mL 相当于 10μg 的 Pb^{2+}）。

【实训思考】

甲、乙、丙管在操作时，应如何遵循平行原则？

【实训评价】

实训评价见表 2。

表 2　葡萄糖中重金属的检查技能考核评价

序号	实训步骤	实训内容	技术要求	分值	得分
1	制订工作方案	检验依据的确定	会查阅并确定药品重金属检查依据	5	
2	准备工作	纳氏比色管的选择	无划痕、无瑕疵，比色管内径、刻度高度一致，并标号	5	
3	重金属检查	甲管溶液配制	移液管使用正确	5	
			加入标准铅溶液体积正确	5	
			加入试剂正确	3	
		乙管溶液配制	天平使用正确	5	
			称取葡萄糖质量在规定范围内	5	
			葡萄糖溶解，加入试剂正确	5	
				3	
		丙管溶液配制	加入试剂药品的量正确	5	
			加入试剂顺序正确	2	
		平行操作	甲、乙、丙管是否同时操作	5	
		比色	正确加入硫代乙酰胺试液，白色背景，自上而下观察	2	
				5	
				5	
4	检验结果	测定结果	结果判定是否正确	10	
			结果是否符合规定	5	
5	文明操作	仪器复原	已复原	3	
		清理台面	整理	2	
		检验原始记录	填写规范完整	15	
总分				100	

五、砷盐检查法

砷盐是毒性杂质,多由药品生产过程中使用的无机试剂引入。《中国药典》采用古蔡法和二乙基二硫代氨基甲酸银法检查药品中微量的砷盐。

(一)第一法　古蔡法

1. *原理*

金属锌与酸作用产生新生态的氢,与药品中微量砷盐反应生成具有挥发性的砷化氢,遇溴化汞试纸产生黄色至棕色的砷斑,与同等条件下一定量标准砷溶液所生成的砷斑比较,判定药品中砷盐的限量。

$$As^{3+}+3Zn+3H^{+} \longrightarrow 3Zn^{2+}+AsH_3\uparrow$$

$$AsO_3^{3-}+3Zn+9H^{+} \longrightarrow 3Zn^{2+}+3H_2O+AsH_3\uparrow$$

$$AsH_3+3HgBr_2 \longrightarrow 3HBr+As(HgBr)_3\text{(黄色)}$$

$$2As(HgBr)_3+AsH_3 \longrightarrow 3AsH(HgBr)_2\text{(棕色)}$$

$$As(HgBr)_3+AsH_3 \longrightarrow 3HBr+As_2Hg_3\text{(黑色)}$$

标准砷溶液的制备:称取三氧化二砷 0.132g,置 1000mL 量瓶中,加 20%氢氧化钠溶液 5mL 溶解后,用适量的稀硫酸中和,再加稀硫酸 10mL,用水稀释至刻度,摇匀,作为贮备液。临用前,精密量取贮备液 10mL,置 1000mL 量瓶中,加稀硫酸 10mL,用水稀释至刻度,摇匀,即得(每 1mL 相当于 1μg 的 As^{3+})。

2. *方法*

古蔡法仪器装置见图 5-1。

测试时,于导气管中装入醋酸铅棉花 60mg(装管高度为 60~80mm),再于旋塞的顶端平面上放一片溴化汞试纸(纸大小以能覆盖孔径而不露出平面外为宜),盖上旋塞盖并旋紧,即得。

标准砷斑的制备:精密量取标准砷溶液 2mL,置 A 瓶中,加盐酸 5mL 与水 21mL,再加碘化钾试液 5mL 与酸性氯化亚锡试液 5 滴,在室温放置 10min 后,加锌粒 2g,立即将照上法装好的导气管密塞于 A 瓶上,并将 A 瓶置 25~40℃水浴中,反应 45min,取出溴化汞试纸,即得。若供试品需经有机破坏后再进行检砷,则应取标准砷溶液代替供试品,照该品种项下规定的方法同法处理后,依法制备标准砷斑。

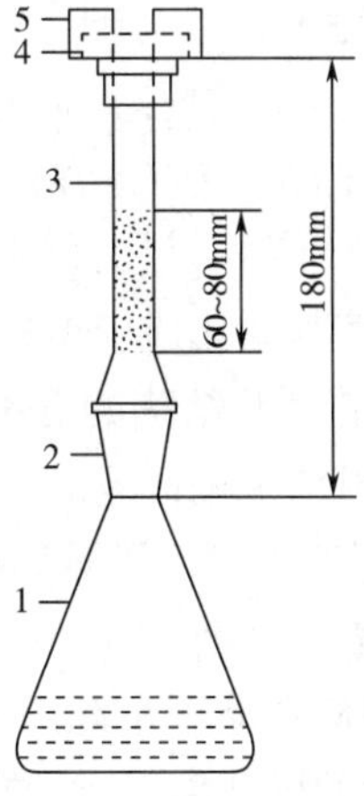

图 5-1　古蔡法检砷装置

1—标准磨口锥形瓶　2—中空的标准磨口塞
3—导气管　4—具孔的有机玻璃旋塞
5—中央具孔的有机玻璃旋塞盖

检查法:取按各品种项下规定方法制成的供试品溶液,置 A 瓶中,照标准砷斑的制备,自“再加碘化钾试液 5mL”起,依法操作。将生成的砷斑与标准砷斑比较,不得更深。

3. 注意事项

(1)五价砷在酸性溶液也能被金属锌还原为砷化氢,但生成砷化氢的速度较三价砷慢,故在反应液中加入碘化钾及氯化亚锡,将供试品中可能存在的 As^{5+} 还原成 As^{3+},碘化钾被氧化生成的碘又可被氯化亚锡还原为碘离子,碘离子又可与反应中产生的锌离子形成稳定的配位离子,有利于生成砷化氢的反应不断进行。氯化亚锡又可与锌作用,在锌粒表面形成锌锡齐,起去极化作用,从而使氢气均匀而连续产生。

锑化氢与溴化汞试纸作用可生成锑斑,干扰测定,氯化亚锡和碘化钾还能抑制锑化氢的生成。在实验条件下,100μg 锑存在也不干扰测定。

(2)醋酸铅棉花用于吸收供试品及锌粒中可能含有的少量硫化物在酸性条件下产生的硫化氢气体,避免硫化氢气体与溴化汞试纸作用产生硫化汞色斑干扰测定结果。《中国药典》(2020 年版)规定用醋酸铅棉花 60mg,装管高度 60~80mm,导气管中的醋酸铅棉花要保持疏松、干燥,不要塞入近下端。

(3)标准砷溶液是临用前取三氧化二砷配制的贮备液稀释而成,每 1 毫升标准砷溶液相当于 1μg 的砷。砷斑颜色过深或过浅都会影响比色的准确性。《中国药典》(2020 年版)规定标准砷斑为 2mL 标准砷溶液制成,可得清晰的砷斑。

(4)溴化汞试纸与砷化氢作用较氯化汞试纸灵敏,但所呈砷斑不够稳定,反应中应保持干燥及避光,反应完毕后立即比色。

(5)供试品若为硫化物、亚硫酸盐、硫代硫酸盐等,在酸性溶液中能产生硫化氢或二氧化硫气体,与溴化汞作用生成黑色硫化汞或金属汞,干扰比色。故应先加硝酸处理,使其氧化成硫酸盐以除去干扰。如硫代硫酸钠中砷盐的检查。

(6)具有环状结构的有机药物,因砷可能以共价键与其结合,要先进行有机破坏,否则检出结果偏低或难以检出。

(二)第二法　二乙基二硫代氨基甲酸银法(Ag-DDC 法)

1. *原理*

本法的检查原理是利用金属锌与酸作用产生新生态氢,与微量砷盐反应生成具有挥发性的砷化氢,还原二乙基二硫代氨基甲酸银,产生红色的胶态银,与同一条件下定量的标准砷溶液所制成的对照液比较,或在 510nm 波长处测定吸光度,以判定砷盐的限度或计算含量。Ag-DDC 法仪器装置见图 5-2。

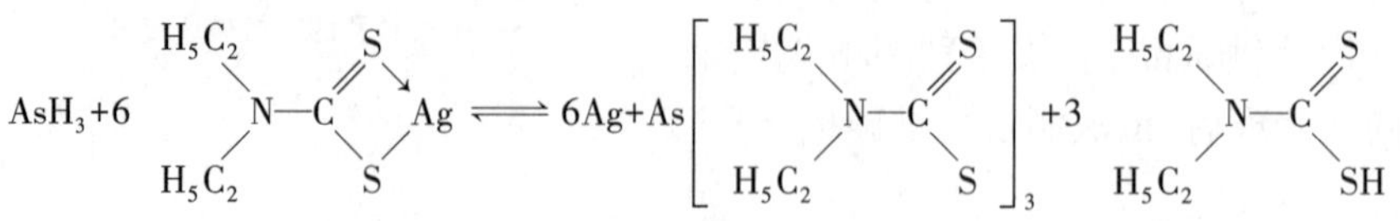

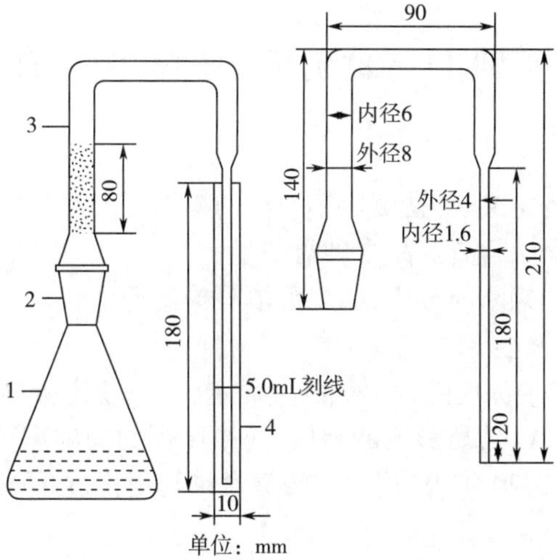

图 5-2　Ag-DDC 法检测砷的装置

1—标准磨口锥形瓶　2—中空的标准磨口塞　3—导气管　4—平底玻璃管

2. 方法

（1）装置的准备　取醋酸铅棉花约 60mg，撕成疏松状，每次少量，用细玻璃棒均匀地装入导气管中，松紧要适度，装管高度约 80mm。精密量取二乙基二硫代氨基甲酸银试液 5mL，置管中。

（2）标准砷对照液的制备　精密量取标准砷溶液 2mL，置 A 瓶中，加盐酸 5mL 与水 21mL，再加碘化钾试液 5mL 与酸性氯化亚锡试液 5 滴，在室温放置 10min 后，加锌粒 2g，立即将准备好的导气管与 A 瓶密塞，使生成的砷化氢气体导入平底玻璃管中，并将 A 瓶置 25～40℃水浴中反应 45min，取出平底玻璃管，添加三氯甲烷至刻度，混匀，即得。

若供试品需经有机破坏后再进行检砷，则应精密量取标准砷溶液 2mL 代替供试品，照该品种项下规定的方法同法处理后，依法制备标准砷对照液。

（3）检查法　准备好 C 管装置，取照该品种项下规定方法制成的供试品溶液，置 A 瓶中，照标准砷对照液的制备，自“再加碘化钾试液 5mL”起，依法操作。将所得溶液与标准砷对照液同置白色背景上，从平底玻璃管上方向下观察、比较，所得溶液的颜色不得比标准砷对照液更深。必要时，可将所得溶液与标准砷对照液分别转移至 1cm 吸收池中，照紫外-可见分光光度法（通则 0401）在 510nm 的波长处，以二乙基二硫代氨基甲酸银试液作空白，分别测定吸光度，比较即得。

3. 注意事项

（1）如遇室温低，依法操作，标准砷对照液不显色，可将平底玻璃管置 25～40℃水浴加温使显色。

（2）二乙基二硫代氨基甲酸银试液在配制后两周内稳定。

实训 11　葡萄糖中砷盐的检查

【实训目的】

1. 掌握砷盐测定意义、砷盐测定第一法的操作。
2. 能用砷盐第一法检查药品中砷盐限量。
3. 能进行结果的判断与分析，能规范填写检验记录。

【实训导入】

古蔡法砷斑色泽的深度随砷化氢的量而定，药典规定标准砷斑为 2mL 标准砷溶液（相当于 2μg 的 As^{3+}）所形成的砷斑，此浓度得到的砷斑色度适中、清晰、便于分辨。《中国药典》（2020 年版）规定葡萄糖含砷盐不得过 0.0001%，试计算应取葡萄糖多少克？

【实训描述】

通过查阅《中国药典》（2020 年版）第二部葡萄糖的质量标准和第四部通则 0822 砷盐检查法，制订检验流程并实施，评价该药品的砷盐是否符合要求。

【质量要求】

《中国药典》（2020 年版）规定葡萄糖含砷盐不得过 0.0001%。

【实训准备】

药品和仪器：原料葡萄糖、标准砷溶液、盐酸、纯化水、碘化钾试液、酸性氯化亚锡试液、醋酸铅棉花、溴化汞试纸、稀硫酸、溴化钾溴试液、锌粒、检砷器、移液管（2mL）、药匙、量筒、胶头滴管、天平、恒温水浴锅。

【实训实施】

1. 装置的准备

取醋酸铅棉花约 60mg，撕成疏松状，每次少量，用玻璃管均匀装入导气管中，松紧要适度，装管高度为 60～80mm。再于旋塞的顶端平面上放一片溴化汞试纸（试纸大小以能覆盖孔径而不露出平面外为宜），盖上旋塞盖并旋紧。平行制备两份。

2. 供试品砷斑的制备

取本品 2.0g，加水 5mL 溶解后，加稀硫酸 5mL 与溴化钾溴试液 0.5mL，置水浴上加热约 20min，使保持稍过量的溴存在，必要时，再补加溴化钾溴试液适量，并随时补充蒸散的水分，放冷，加盐酸 5mL 与水适量使成 28mL，再加碘化钾试液 5mL 与酸性氯化亚锡试液 5 滴，在室温放置 10min 后，加锌粒 2g，立即将装好的导气管密塞于上述体系（A 瓶）上，并将 A 瓶置 25～40℃水浴中，反应 45min，取出溴化汞试纸，即得。

3. 标准砷斑的制备

精密量取标准砷溶液 2mL，自"加水 5mL 溶解后"起，同法处理。

4. 砷斑比较

供试品溶液生成的砷斑与标准砷斑比较，不得更深。

【检验原始记录】

原始记录见表1。

表1　　药品砷盐检查原始记录

温度(℃)：　　　　相对湿度(%)：　　　　编号：

检品名称		检品规格	
生产厂家		生产批号	
包装		有效期	
检验数量		检验日期	
检验目的		检验项目	
检验依据			
检验方法			
检验过程			
标准溶液的浓度		标准溶液的用量	
供试品溶液的制备			
检验结果			
标准规定			
检验结论			

检验人：　　　　　　　　　　复核人：

年　月　日　　　　　　　　　年　月　日

【实训注意】

1. 新购置的仪器装置，在使用前应检查是否符合要求。可将所使用的仪器装置依法制备标准砷斑，所得砷斑应显色一致。同一套仪器应能区别出标准砷溶液1.5mL与2.0mL所呈砷斑的深浅。

2. 制备溴化汞试纸所用滤纸的质量，对生成砷斑的色泽有影响，用定性滤纸，所显砷斑色调较暗，深浅梯度无规律；用定量滤纸质地疏松者，所显砷斑色调鲜明，梯度规律，因此必须选用质量较好，组织疏松的中速定量滤纸；溴化汞试纸一般宜新鲜制备。

3. 锌粒以能通过1号筛的细粒无砷锌为宜，如使用锌粒较大时，用量酌情增加，反应时间也应延长为1h。

【实训思考】

供试品砷斑的制备中，为什么要加入稀硫酸与溴化钾溴试液？

【实训评价】

考核评价见表2。

表2　葡萄糖中砷盐的检查技能考核评价

序号	实训步骤	实训内容	技术要求	分值	得分
1	制订工作方案	检验依据的确定	会查阅并确定药品砷盐检查依据	5	
2	装置的准备	称取醋酸铅棉花	称取两份重量一致	5	
		填装醋酸铅棉花	松紧适宜、高度一致	5	
		放置溴化汞试纸	试纸覆盖孔径、不露出平面外	5	
3	供试品砷斑的制备	称取供试品	天平使用正确	5	
			称取样品重量正确	5	
		加入试剂	加入试剂顺序正确	5	
			加入体积正确	5	
4	标准砷斑的制备	移取标准溶液	移液管使用正确	5	
			移取体积正确	5	
		加入试剂	加入试剂顺序正确	5	
			加入体积正确	5	
		平行操作	标准砷斑与供试品砷斑平行操作	10	
5	检验结果	测定结果	结果判定是否正确	5	
			结果是否符合规定	5	
6	文明操作	仪器复原	已复原	3	
		清理台面	整理	2	
		检验原始记录	填写规范完整	15	
总分				100	

六、溶液颜色检查法

溶液颜色检查法是控制药品在生产过程或贮存过程中产生有色杂质限量的方法。《中国药典》(2020年版)采用目视比色法、分光光度法及色差计法检查药品溶液的颜色。

品种项下规定的"无色"系指供试品溶液的颜色相同于水或所用溶剂,"几乎无色"系指供试品溶液的颜色不深于相应色调0.5号标准比色液。

(一)第一法(目视比色法)

1. 试液的制备

(1)比色用重铬酸钾液　精密称取在120℃干燥至恒重的基准重铬酸钾

0.4000g，置 500mL 量瓶中，加适量水溶解并稀释至刻度，摇匀，即得。每 1mL 溶液中含 0.800mg 的 $K_2Cr_2O_7$。

（2）比色用硫酸铜液　取硫酸铜约 32.5g，加适量的盐酸溶液（1→40）使溶解成 500mL，精密量取 10mL，置碘量瓶中，加水 50mL、醋酸 4mL 与碘化钾 2g，用硫代硫酸钠滴定液（0.1mol/L）滴定，至近终点时，加淀粉指示液 2mL，继续滴定至蓝色消失。每 1mL 硫代硫酸钠滴定液（0.1mol/L）相当于 24.97mg 的 $CuSO_4 \cdot 5H_2O$。根据上述测定结果，在剩余的原溶液中加适量的盐酸溶液（1→40），使每 1mL 溶液中含 62.4mg 的 $CuSO_4 \cdot 5H_2O$，即得。

（3）比色用氯化钴液　取氯化钴约 32.5g，加适量的盐酸溶液（1→40）使溶解成 500mL，精密量取 2mL，置锥形瓶中，加水 200mL，摇匀，加氨试液至溶液由浅红色转变至绿色后，加醋酸-醋酸钠缓冲溶液（pH6.0）10mL，加热至 60℃，再加二甲酚橙指示液 5 滴，用乙二胺四醋酸二钠滴定液（0.05mol/L）滴定至溶液显黄色。每 1mL 的乙二胺四醋酸二钠滴定液（0.05mol/L）相当于 11.90mg 的 $CoCl_2 \cdot 6H_2O$。根据上述测定结果，在剩余的原溶液中加适量的盐酸溶液（1→40）使每 1mL 溶液含 59.5mg 的 $CoCl_2 \cdot 6H_2O$，即得。

（4）各种色调标准贮备液的制备　按表 5-1 精密量取比色用氯化钴液、比色用重铬酸钾液、比色用硫酸铜液与水，混合摇匀，即得。

表 5-1　各种色调标准贮备液的配制

色调	比色用氯化钴液/mL	比色用重铬酸钾液/mL	比色用硫酸铜液/mL	水/mL
绿黄色	0	27	15	58
黄绿色	1.2	22.8	7.2	68.8
黄　色	4.0	23.3	0	72.7
橙黄色	10.6	19.0	4.0	66.4
橙红色	12.0	20.0	0	68.0
棕红色	22.5	12.5	20.0	45.0

（5）各种色调色号标准比色液的制备　按表 5-2 精密量取各色调标准贮备液与水，混合摇匀，即得。

表 5-2　各种色调色号标准比色液的配制表

色号	0.5	1	2	3	4	5	6	7	8	9	10
贮备液/mL	0.25	0.5	1.0	1.5	2.0	2.5	3.0	4.5	6.0	7.5	10.0
加水量/mL	9.75	9.5	9.0	8.5	8.0	7.5	7.0	5.5	4.0	2.5	0

2. *方法*

除另有规定外，取各品种项下规定量的供试品，加水溶解，置于 25mL 的纳氏比色管中,加水稀释至10mL。另取规定色调和色号的标准比色液10mL,置于另一25mL纳氏比色管中,两管同置白色背景上,自上向下透视,或同置白色背景前,平视观察,供试品管呈现的颜色与对照管比较,不得更深。

3. 注意事项

如供试品管呈现的颜色与对照管的颜色深浅非常接近或色调不完全一致,使目视观察无法辨别二者的深浅时,应改用第三法(色差计法)测定,并将其测定结果作为判定依据。

(二)第二法(紫外-可见分光光度法)

本法是通过测定溶液的吸光度来检查药物中有色杂质限量的方法,更能反映溶液中有色杂质的变化。本法测定时,取各供试品项下规定量的供试品,加水溶解并使成10mL,必要时滤过,滤液照紫外-可见分光光度法于规定波长处测定,吸光度不得超过规定值。

(三)第三法(色差计法)

本法是使用具备透射测量功能的测色色差计直接测定溶液的透射三刺激值,对其颜色进行定量表述和分析的方法。当目视比色法较难判定供试品与标准比色液之间的差异时,应采用本法进行测定与判断。

七、澄清度检查法

澄清度检查法系将药品溶液与规定的浊度标准液相比较,用以检查溶液的澄清程度,是利用药品与杂质在特定溶剂中溶解性能的差异而设计的检查项目,主要用于原料药与注射剂的质量控制。《中国药典》(2020年版)采用目视法、浊度仪法检查澄清度。

品种项下规定的"澄清",系指供试品溶液的澄清度与所用溶剂相同,或不超过0.5号浊度标准液的浊度。"几乎澄清",系指供试品溶液的浊度介于0.5号至1号浊度标准液的浊度。

(一)第一法(目视法)

1. 原理

将一定浓度的供试品溶液与规定级号的浊度标准溶液比较,判断是否超过浊度要求。浊度标准溶液由乌洛托品在偏酸性条件下与肼缩合生成甲醛腙,不溶于水,形成白色浑浊。

2. 试液的制备

(1)浊度标准贮备液的制备　称取于105℃干燥至恒重的硫酸肼1.00g置100mL量瓶中,加水适量使溶解,必要时可在40℃的水浴中温热溶解,并用水稀释至刻度,摇匀,放置4~6h;取此溶液与等容量的10%乌洛托品溶液混合,摇匀,于25℃避光静置24h,即得。该溶液置冷处避光保存,可在2个月内使用,用前摇匀。

(2)浊度标准原液的制备　取浊度标准储备液15.0mL,置1000mL量瓶中,加水稀释至刻度，摇匀，取适量，置 1cm 的吸收池中，照紫外-可见分光光度法（通则 0401），在 550nm 的波长处测定，其吸光度应在 0.12～0.15。该溶液应在制备后 48h 内使用，用前摇匀。

（3）浊度标准液的制备　取浊度标准原液与水，按表 5-3 配制，即得。浊度标准液应临用时制备，使用前充分摇匀。

表 5-3　不同级号浊度标准液

级号	0.5	1	2	3	4
浊度标准原液/mL	2.5	5.0	10.0	30.0	50.0
水/mL	97.5	95.0	90.0	70.0	50.0

3. *方法*

除另有规定外，按各品种项下规定的浓度要求，在室温条件下将用水稀释至一定浓度的供试品溶液与等量的浊度标准液分别置于配对的比浊用玻璃管（内径 15～16mm，平底、具塞，以无色、透明、中性硬质玻璃制成）中，在浊度标准液制备 5min 后，在暗室内垂直同置于伞棚灯下，照度为 1000lx，从水平方向观察、比较。除另有规定外，供试品溶解后应立即检视。

4. *注意事项*

（1）温度对浊度标准贮备液的制备影响显著，故规定两液混合时反应温度应保持（25±1）℃。

（2）用于配制供试品溶液的水，均应为注射用水或新沸放冷的澄清水。

（二）第二法（浊度仪法）

溶液中不同大小、不同特性的微粒物质包括有色物质均可使入射光产生散射，通过测定透射光或散射光的强度，可以检查供试品溶液的浊度。《中国药典》采用散射光式浊度计。本法是将供试品溶液测得的浊度值与标准规定级号的浊度标准液测得的浊度值或规定值相比较，判定药品溶液的澄清度。

实训 12　葡萄糖的溶液颜色与澄清度检查

【实训目的】

1. 掌握溶液澄清度及溶液颜色检查的意义、溶液颜色检查法第一法、溶液澄清度检查法第一法的操作。

2. 能用溶液颜色检查法第一法、溶液澄清度检查法第一法检查药品澄清度及颜色。

3. 能进行结果的判断与分析，能规范填写检验记录。

【实训导入】

葡萄糖的生产工艺较复杂，经液化、糖化、过滤脱色等若干步骤，在制备的过程中,由于过滤脱色不完全或葡萄糖分解,可能存在含氮化合物、水不溶性杂质及有色杂质,故《中国药典》要求检查葡萄糖的溶液澄清度与颜色。

【实训描述】

通过查阅《中国药典》(2020年版)第二部葡萄糖的质量标准和第四部通则0901溶液颜色检查法,通则0902澄清度检查法,制订检验流程并实施,评价该药品的溶液颜色和澄清度是否符合要求。

【质量要求】

《中国药典》(2020年版)规定葡萄糖溶液为澄清无色;如显浑浊,与1号浊度标准液比较,不得更浓;如显色,与对照液比较,不得更深。

【实训准备】

药品和仪器:原料葡萄糖、比色用氯化钴液、比色用重铬酸钾液、比色用硫酸铜液、1号浊度标准液、纳氏比色管(具有10mL刻度线的25mL纳氏比色管)、比浊用玻璃管、胶头滴管、伞棚灯。

【实训实施】

1. 供试液的配制

取本品5.0g,加热水溶解后,放冷,置于纳氏比色管中,用水稀释至10mL。

2. 溶液颜色检查

另取溶剂水10mL,置另一纳氏比色管中,将两比色管置于白色背景上,自上而下透视;或同置白色背景前,平视观察。如显色,与对照液(取比色用氯化钴液3.0mL、比色用重铬酸钾液3.0mL与比色用硫酸铜液6.0mL,加水稀释成50mL)1.0mL加水稀释至10mL比较,不得更深。

3. 溶液澄清度检查

将供试液置于比浊用玻璃管中,另取溶剂水,置另一比浊用玻璃管中,在暗室内垂直同置于伞棚灯下,照度为1000lx,从水平方向观察。如显浑浊,与1号浊度标准液比较,不得更浓。

【检验原始记录】

原始记录见表1。

表1　药品的溶液颜色与澄清度检查原始记录

温度(℃):　　相对湿度(%):　　编号:

检品名称		检品规格	
生产厂家		生产批号	
包装		有效期	
检验数量		检验日期	
检验目的		检验项目	

续表

检验依据			
检验方法			
检验过程			
供试品溶液的制备			
浊度标准液的级号			
标准比色液的色调		标准比色液的色号	
分光光度计的型号		测定波长	
检验结果			
标准规定			
检验结论			

检验人：　　　　　　　　　　　　　　　　　复核人：

年　　月　　日　　　　　　　　　　　　　　　年　　月　　日

【实训注意】

1. 所用比色管应洁净、干燥、无磨损，洗涤时不能用硬物磨刷，应用铬酸洗液浸泡后用纯化水冲净，避免表面粗糙或沾有杂物。

2. 浊度标准液制备 5min 后，在暗室内垂直同置于伞棚灯下，照度为 1000lx，从水平方向观察，比较。

【实训思考】

1 号浊度标准液应如何配制？配制时有何要求？

【实训评价】

葡萄糖的溶液颜色与澄清度检查见表 2。

表 2　　葡萄糖的溶液颜色与澄清度检查

序号	实训步骤	实训内容	技术要求	分值	得分
1	制订工作方案	检验依据的确定	会查阅并确定溶液颜色及澄清度检验依据	5	
2	准备工作	纳氏比色管的准备	无划痕、无瑕疵，两比色管内径、刻度高度一致	5	
		比浊用玻璃管的准备	无划痕、无瑕疵，两管内径、刻线高度（距管底为 40mm）一致	5	
3	供试品的配制	供试品的称量	称量操作规范、未超出称量范围	3	
		供试液的配制	用水稀释至 10mL	2	

续表

序号	实训步骤	实训内容	技术要求	分值	得分
4	溶液颜色检查	空白溶剂选择	将水置于另一纳氏比色管中	3	
		对照液的配制（如显色）	按要求配制	5	
		比色	供试液与对照液比较	5	
		观察方法	白色背景	2	
			将两比色管置于白色背景上，自上而下透视；或同置白色背景前，平视观察	5	
5	澄清度检查	供试液置于比浊玻璃管	液面高度为40mm	5	
		空白溶剂选择	将水置于另一比浊用玻璃管中	5	
		比浊	液面高度为40mm，与1号浊度标准液比较	5	
		观察方法	暗室内同垂直置于伞棚灯下，照度为1000lx，从水平方向观察	5	
6	检验结果	测定结果	结果是否符合要求（溶液颜色）	10	
			结果是否符合要求（溶液澄清度）	10	
7	文明操作	仪器复原	已复原	3	
		清理台面	整理	2	
		检验原始记录	填写规范完整	15	
总分				100	

八、炽灼残渣检查法

炽灼残渣系指将有机药品经加热灼烧至完全炭化或无机药品加热分解后，再加适量硫酸湿润，于高温炽灼至灰化完全后遗留的无机杂质（多为金属的氧化物或硫酸盐）。

（一）方法

取供试品1.0~2.0g或各品种项下规定的重量，置已炽灼至恒重的坩埚（如供试品分子结构中含有碱金属或氟元素，则应使用铂坩埚）中，精密称定，缓缓炽灼至完全炭化，放冷；除另有规定外，加硫酸0.5~1mL使湿润，低温加热至硫酸蒸气除尽后，在700~800℃炽灼使完全灰化，移置干燥器内，放冷，精密称定后，再在700~800℃炽灼至恒重，即得。

$$炽灼残渣/\% = \frac{残渣及坩埚重-空坩埚重}{供试品重} \times 100\%$$

(二)注意事项

(1)供试品的取样量,一般为0.1～0.2g,药品的炽灼残渣限量一般为0.1%～0.2%,如有炽灼残渣限量较高的品种,可调整供试品的取用量,使残渣的量为1～2mg。

(2)重金属在高温下易挥发,如供试品需将残渣留作重金属检查,则炽灼温度必须控制在500～600℃。

(3)恒重系指供试品连续两次炽灼或干燥后重量差异在0.3mg以下。炽灼至恒重的第二次称重应在继续炽灼30min后进行。

实训13　葡萄糖中炽灼残渣检查

【实训目的】

1. 掌握炽灼残渣的概念、测定意义及操作。
2. 会解读炽灼残渣检查的国家标准,完成药品炽灼残渣的检查。
3. 能进行结果的判断与分析,能规范填写检验记录。

【实训导入】

炽灼残渣检查通常用于有机药品中非挥发性无机杂质的检查与控制。

【实训描述】

通过查阅《中国药典》(2020年版)第二部葡萄糖的质量标准和第四部通则0841炽灼残渣检查法,制订检验流程并实施,评价该药品的炽灼残渣是否符合要求。

【质量要求】

《中国药典》(2020年版)规定葡萄糖的炽灼残渣不得过0.1%。

【实训准备】

药品和仪器:原料葡萄糖、硫酸、高温炉、坩埚、坩埚钳、通风柜、分析天平(分度值0.1mg)、加热设备、干燥器(内置干燥剂)、量筒、胶头滴管。

【实训实施】

1. 空坩埚恒重

取洁净坩埚置高温炉内,将坩埚盖斜盖于坩埚上,在(750±50)℃炽灼约30min,停止加热,待高温炉温度冷却至约300℃,盖好坩埚盖,取出坩埚,置适宜的干燥器内,放冷至室温(一般约需60min),精密称定坩埚重量(准确至0.1mg),再以同样条件重复操作,直至恒重,备用。

2. 称样

取供试品1.0～2.0g置已炽灼至恒重的坩埚内,精密称定。

3. 炭化

将盛有供试品的坩埚置加热设备(电炉、电热板或其他类似设备)上缓缓灼烧(应避免供试品燃烧并防止受热骤然膨胀而逸出),炽灼至供试品全部炭化呈黑色,并不再冒烟,放冷至室温(以上操作应在通风柜内进行)。

4. 灰化

除另有规定外,滴加硫酸 0.5~1mL,使炭化物全部湿润,继续在加热设备上缓缓加热(勿使酸液溅出)至硫酸蒸气除尽,白烟完全消失(以上操作应在通风柜内进行)。将坩埚置高温炉内,坩埚盖斜盖于坩埚上,在(750±50)℃炽灼约 60min,使供试品完全灰化。

5. 恒重

按操作方法“空坩埚的恒重”自“在(750±50)℃炽灼约 30min,停止加热”起,依法操作,直至恒重。

6. 计算

计算炽灼残渣并进行结果判断。

【检验原始记录】

原始记录见表 1。

表 1　　药品炽灼残渣检查原始记录

温度(℃):　　相对湿度(%):　　编号:

<table>
<tr><td>检品名称</td><td></td><td colspan="2">检品规格</td><td></td></tr>
<tr><td>生产厂家</td><td></td><td colspan="2">生产批号</td><td></td></tr>
<tr><td>包装</td><td></td><td colspan="2">有效期</td><td></td></tr>
<tr><td>检验数量</td><td></td><td colspan="2">检验日期</td><td></td></tr>
<tr><td>检验目的</td><td></td><td colspan="2">检验项目</td><td></td></tr>
<tr><td>检验依据</td><td colspan="4"></td></tr>
<tr><td>检验方法</td><td colspan="4"></td></tr>
<tr><td colspan="5">检验过程</td></tr>
<tr><td>仪器型号</td><td></td><td colspan="2">炽灼温度</td><td></td></tr>
<tr><td>测定次数</td><td colspan="2">1</td><td colspan="2">2</td></tr>
<tr><td>空坩埚恒重质量/g</td><td colspan="2"></td><td colspan="2"></td></tr>
<tr><td>炽灼前空坩埚+供试品质量/g</td><td colspan="2"></td><td colspan="2"></td></tr>
<tr><td>炽灼后空坩埚+残渣重/g</td><td colspan="2"></td><td colspan="2"></td></tr>
<tr><td>炽灼残渣/%</td><td colspan="2"></td><td colspan="2"></td></tr>
<tr><td>平均值/%</td><td colspan="4"></td></tr>
<tr><td>计算过程</td><td colspan="2"></td><td colspan="2"></td></tr>
</table>

续表

检验结果	
标准规定	
检验结论	

检验人：　　　　　　　　　　　　　　　　　　　　复核人：

年　月　日　　　　　　　　　　　　　　　　　　年　月　日

【实训注意】

1. 供试品在放入高温炉前的炽灼操作应在通风柜内进行，并注意遮挡气流防止坩埚内物质被吹出。供试品放入高温炉前，务必完全炭化并除尽硫酸蒸气。必要时，高温炉应加装排气管道。

2. 坩埚放冷后干燥器内易形成负压，应当小心开启干燥器，以免吹散坩埚内的轻质残渣。

【实训思考】

1. 进行灰化操作时应注意些什么？

2.《中国药典》对本实验中的"恒重"有何要求？

【实训评价】

考核评价见表 2。

表 2　　葡萄糖炽灼残渣检查技能考核评价

序号	实训步骤	实训内容	技术要求	分值	得分
1	制订工作方案	检验依据的确定	会查阅并确定药品炽灼残渣检验依据	5	
2	准备工作	坩埚编号	盖子与坩埚编码一致	5	
3	炽灼残渣检查	空坩埚恒重	炽灼时坩埚盖斜盖于坩埚上	5	
			调节温度在(750±50)℃	3	
			放冷至室温后称量	2	
			炽灼至恒重应继续炽灼 30min 后进行称重	5	
			恒重判断正确	5	
		称样	称量范围 1.0~2.0g	3	
		炭化	灼烧时供试品未燃烧、未膨胀而逸出	5	
			供试品全部炭化呈黑色，并不再冒烟	5	
		灰化	加入硫酸 0.5~1mL	2	
			加热至硫酸蒸气除尽，白烟完全消失	5	
			灰化完全	5	
		恒重	恒重判定正确	5	

续表

序号	实训步骤	实训内容	技术要求	分值	得分
4	检验结果	测定结果	炽灼残渣结果计算正确	10	
			结果是否符合要求	10	
5	文明操作	仪器复原	已复原	3	
		清理台面	整理	2	
		检验原始记录	填写规范完整	15	
总分				100	

九、干燥失重测定法

干燥失重系指药品在规定的条件下，经干燥至恒重后所减失的重量，通常以所占取样量的百分率表示。干燥失重检查法主要控制药品中的水分以及其他挥发性物质，如乙醇等。

$$干燥失重/\% = \frac{减失的重量}{取样量} \times 100\%$$

（一）方法

常见的干燥失重测定方法有三种，即恒温常压干燥法、恒温减压干燥法和干燥器干燥法，其中干燥器干燥法又分为常压、减压两种。恒温常压干燥法适用于对热较稳定的药品，一般干燥温度采用 105℃；恒温减压干燥法适用于对热较不稳定或其水分较难除尽的药品；干燥器干燥法适用于不能加热干燥的药品，减压有助于除去水分和挥发性物质。当用减压干燥器（通常为室温）或恒温减压干燥器（温度应按各品种项下的规定设置。生物制品除另有规定外，温度为 60℃）时，除另有规定外，压力应在 2.67kPa（20mmHg）以下。干燥器中常用的干燥剂为五氧化二磷、无水氯化钙或硅胶；恒温减压干燥器中常用的干燥剂为五氧化二磷。应及时更换干燥剂，使其保持在有效状态。

取供试品，混合均匀（如为较大的结晶，应先迅速捣碎使成 2mm 以下的小粒），取约 1g 或各品种项下规定的重量，置于与供试品相同条件下干燥至恒重的扁形称量瓶中，精密称定，除另有规定外，在 105℃ 干燥至恒重。由减失的重量和取样量计算供试品的干燥失重。

（二）注意事项

（1）供试品干燥时，应平铺在扁形称量瓶中，厚度不可超过 5mm，如为疏松物质，厚度不可超过 10mm。

（2）供试品如未达到规定的干燥温度即熔化时，除另有规定外，应先将供试品在低于熔化温度 5~10℃ 的温度下干燥至大部分水分除去后，再按规定条件干燥。

生物制品应先将供试品于较低的温度下干燥至大部分水分除去后，再按规定条件干燥。

(3)恒重，除另有规定外，系指供试品连续两次干燥或炽灼后称重的差异在 0.3mg 以下的重量；干燥至恒重的第二次及以后各次称重均应在规定条件下继续干燥 1h，见表 5-4。

表 5-4　药品的干燥失重测定法举例

药品名称	药典中的干燥失重测定方法
葡萄糖	取本品，在 105℃ 干燥至恒重，减失重量为 7.5%～9.5%（通则 0831）
奋乃静	取本品，置五氧化二磷干燥器中，减压干燥至恒重，减失重量不得过 0.5%（通则 0831）
硝酸异山梨酯	取本品，置硅胶干燥器中，干燥至恒重，减失重量不得过 0.5%（通则 0831）

实训 14　葡萄糖干燥失重测定

【实训目的】

1. 掌握干燥失重的概念、检查意义、干燥失重检查的操作。
2. 会解读干燥失重的国家标准，能用干燥失重测定法检查药品的干燥失重。
3. 能进行结果的判断与分析，能规范填写检验记录。

【实训导入】

干燥失重可测定药品在干燥过程中失去的结晶水、吸附水及挥发性物质的总量。葡萄糖的分子式为 $C_6H_{12}O_6 \cdot H_2O$，现行版《中国药典》采用恒温常压干燥法检查葡萄糖的干燥失重。

【实训描述】

通过查阅《中国药典》（2020 年版）第二部葡萄糖的质量标准和第四部通则 0831 干燥失重测定法，制订检验流程并实施，评价该药品的干燥失重是否符合要求。

【质量要求】

《中国药典》（2020 年版）规定葡萄糖的减失重量为 7.5%～9.5%。

【实训准备】

药品和仪器：原料葡萄糖、分析天平、恒温干燥箱、扁形称量瓶。

【实训实施】

1. 称样

取供试品，混合均匀，称取约 1g，置于与供试品同样条件下干燥至恒重的扁形称量瓶中（供试品平铺厚度不可超过 5mm），精密称定。

2. 干燥

将扁形称量瓶置于恒温干燥箱中，在 105℃ 下干燥。干燥时，应将瓶盖取下，置称量瓶旁,或将瓶盖半开。取出前须将称量瓶盖好。

3. 称重

取出扁形称量瓶,置于干燥器中放冷至室温(一般需 30~60min),再称定重量。

4. 恒重

称定后的供试品按 2 和 3 操作,直至恒重。

5. 计算

计算减失的重量和干燥失重。

$$干燥失重/\% = \frac{减失的重量}{取样量} \times 100\%$$

【检验原始记录】

原始记录见表 1。

表 1　　药品干燥失重检查原始记录

温度(℃):　　相对湿度(%):　　编号:

检品名称		检品规格	
生产厂家		生产批号	
包装		有效期	
检验数量		检验日期	
检验目的		检验项目	
检验依据			
检验方法			
检验过程			
仪器型号			
干燥温度		干燥真空度	
干燥剂名称		干燥时间	
测定次数	1		2
干燥至恒重称量瓶重/g			
供试品+恒重后称量瓶重/g			
恒重后供试品+称量瓶重/g			
干燥失重/%			
平均值/%			
计算过程			
检验结果			

续表

标准规定	
检验结论	

检验人：　　　　　　　　　　　　　　　　　　复核人：

年　月　日　　　　　　　　　　　　　　　　年　月　日

【实训注意】

1. 称量瓶应编码标记，瓶盖与称量瓶应编码一致，以免混淆。称量瓶放入干燥箱内的位置、先后次序，在干燥器内放冷时间、称量顺序以及称量用的电子天平，均应前后一致。

2. 称定扁形称量瓶和供试品以及干燥后的恒重，均应准确至0.1mg。

【实训思考】

《中国药典》对本实验中的“恒重”有何要求？

【实训评价】

考核评价见表2。

表2　　葡萄糖干燥失重测定技能考核评价

序号	实训步骤	实训内容	技术要求	分值	得分
1	制订工作方案	检验依据的确定	会查阅并确定药品干燥失重检验依据	5	
2	准备工作	称量瓶编号	盖子与称量瓶编码一致	5	
3	干燥失重测定	空称量瓶恒重	调节温度在105℃	5	
			放冷至室温后称量	5	
			干燥至恒重的第二次称重及以后各次称重应在继续干燥1h后进行	5	
			恒重判断正确	5	
		称样	称量范围正确	5	
		干燥	供试品平铺厚度不可超过5mm	5	
			干燥时，应将瓶盖取下，置于称量瓶旁，或将瓶盖半开	5	
			取出前须将称量瓶盖好	5	
		恒重	恒重判定正确	5	
4	检验结果	测定结果	干燥失重结果计算正确	15	
			结果是否符合要求	10	

续表

序号	实训步骤	实训内容	技术要求	分值	得分
5	文明操作	仪器复原	已复原	3	
		清理台面	整理	2	
		检验原始记录	填写规范完整	15	
总分				100	

十、水分测定法

药品中的水分包括结晶水和吸附水,水分可使药品吸潮、霉变、水解或氧化,因此,要对药品中的水分进行检查并控制其限度。《中国药典》(2020年版)收载了五种水分测定的方法:第一法(费休法),又分为容量滴定法和库仑滴定法;第二法(烘干法);第三法(减压干燥法);第四法(甲苯法);第五法(气相色谱法)。本节主要介绍费休法中容量滴定法。

(一)原理

该法为非水氧化还原滴定反应,采用由碘、二氧化硫、吡啶和甲醇按一定比例组成的费休试液作标准滴定液。利用碘氧化二氧化硫时,需一定量水分参加反应。

$$I_2+SO_2+H_2O \rightleftharpoons 2HI+SO_3$$

由于上述反应是可逆的,为了使反应向右进行完全,加入无水吡啶定量吸收HI和SO_3,形成氢碘酸吡啶和硫酸酐吡啶。

$$I_2+SO_2+3C_5H_5N+H_2O \longrightarrow 2C_5H_5N \cdot HI+C_5H_5N \cdot SO_3$$

但生成的硫酸酐吡啶不够稳定,加入无水甲醇可使其转变成稳定的甲基硫酸氢吡啶。滴定的总反应为:

$$I_2+SO_2+3C_5H_5N+CH_3OH+H_2O \longrightarrow 2C_5H_5N \cdot HI+C_5H_5N \cdot HSO_4CH_3$$

由滴定总反应可知,每1mol水需要1mol碘、1mol二氧化硫、3mol吡啶和1mol甲醇。吡啶和甲醇不仅参与滴定反应,是反应产物的组成部分,而且还起溶剂作用。

判断滴定终点的方法有两种:①自身作指示剂,即利用碘的颜色指示终点,终点前溶液呈浅黄色,终点时为红棕色(微过量的费休试剂中碘的颜色);②永停滴定法,按永停滴定法操作,终点时电流计指针突然偏转并不再回零,该法灵敏、准确,特别适用于有颜色溶液的测定。

(二)方法

1. 费休液的标定

精密称取纯化水10~30mg,用水分测定仪直接标定;或精密称取纯化水10~30mg,置干燥的具塞锥形瓶中,除另有规定外,加无水甲醇适量,在避免空气中水分侵入的条件下,用费休试液滴定至溶液由浅黄色变为红棕色,或用电化学方法如永停滴定法指示终点；另做空白试验，按下式计算。

$$F = \frac{W}{A - B}$$

式中　F——每 1mL 费休试液相当于水的重量，mg

W——称取纯化水的重量，mg

A——滴定所消耗费休试液的容积，mL

B——空白所消耗费休试液的容积，mL

2. 测定法

精密称取供试品适量（约消耗费休试液 1～5mL），除另有规定外，溶剂为无水甲醇，用水分测定仪直接测定。或精密称取供试品适量，置干燥的具塞锥形瓶中，加溶剂适量，在不断振摇（或搅拌）下用费休试液滴定至溶液由浅黄色变为红棕色，或用永停滴定法指示终点；另做空白试验，按下式计算。

$$供试品中水分含量/\% = \frac{(A - B)F}{W} \times 100\%$$

式中　A——供试品所消耗费休试液的体积，mL

B——空白所消耗费休试液的体积，mL

F——每 1 毫升费休试液相当于水的重量，mg

W——供试品的重量，mg

（三）注意事项

（1）所用仪器应干燥，并能避免空气中的水分侵入；测定操作应在干燥处进行。

（2）费休法不适于测定氧化剂、还原剂以及能与试液产生水的化合物的测定，如铬酸盐、过氧化物、硫代硫酸盐、硫化物、碱性氧化物以及含氧弱酸盐等。一些羰基化合物如活泼的醛、酮可以和试剂中的甲醇作用，生成缩醛和水，也会干扰测定。

（3）费休液应遮光、密封，置阴凉干燥处保存。费休液对人体的危害很大，操作时应在良好的通风条件下进行。

十一、易炭化物检查法

易炭化物是指药品中夹杂有遇硫酸易炭化或易氧化而呈色的有机杂质。

方法：取内径一致的比色管两支，甲管中加各品种项下规定的对照溶液 5mL；乙管中加硫酸［含 H_2SO_4 94.5%～95.5%（质量分数）］5mL 后，分次缓缓加入规定量的供试品，振摇使溶解。除另有规定外，静置 15min 后，将甲、乙两管同置白色背景前，平视观察，乙管中所显颜色不得较甲管更深。

供试品如为固体，应先研成细粉。如需加热才能溶解时，可取供试品与硫酸混合均匀，加热溶解后，放冷，再移置比色管中。

十二、残留溶剂测定法

药品中的残留溶剂系指在原料药或辅料的生产过程中，以及在制剂制备过程中使用的，但在工艺过程中未能完全除去的有机溶剂。《中国药典》(2020年版)通则0861收载了“残留溶剂测定法”，在残留溶剂的限量要求中，按有机溶剂的毒性程度分为四类：第一类有机溶剂毒性较大，具有致癌性，并对环境有害，应避免使用，如苯、四氯化碳、1,2-二氯乙烷、1,1-二氯乙烯、1,1,1-三氯乙烷等；第二类有机溶剂具有一定毒性，应限制使用，如乙腈、氯苯、三氯甲烷、环己烷等；第三类有机溶剂毒性较低，对人体健康危险性较小，应按GMP或质控要求使用，如丙酮、乙醇、正丁醇、乙酸乙酯、乙醚等；第四类有机溶剂尚无足够毒理学资料，应按GMP或质控要求使用。本法采用气相色谱法测定。

(一)系统适用性试验

(1)用待测物的色谱峰计算，毛细管色谱柱的理论板数一般不低于5000；填充柱的理论板数一般不低于1000。

(2)色谱图中，待测物色谱峰与其相邻色谱峰的分离度应大于1.5。

(3)以内标法测定时，对照品溶液连续进样5次，所得待测物与内标物峰面积之比的相对标准偏差(RSD)应不大于5%；若以外标法测定，所得待测物峰面积的RSD应不大于10%。

(二)测定方法

1. 第一法(毛细管柱顶空进样等温法)

本法适用于被检查的有机溶剂数量不多，且极性差异较小的情况。

2. 第二法(毛细管柱顶空进样系统程序升温法)

本法适用于被检查的有机溶剂数量较多，且极性差异较大的情况。

3. 第三法(溶液直接进样法)

可采用填充柱，也可采用适宜极性的毛细管柱。

(三)计算法

1. 限度检查

除另有规定外，按各品种项下规定的供试品溶液浓度测定。以内标法测定时，供试品溶液所得被测溶剂峰面积与内标峰面积之比不得大于对照品溶液的相应比值。以外标法测定时，供试品溶液所得被测溶剂峰面积不得大于对照品溶液的相应峰面积。

2. 定量测定

按内标法或外标法计算各残留溶剂的量。

项目五任务二　测试题

任务三　特殊杂质检查

药品中的特殊杂质是指在特定药品的生产和贮藏过程中引入的杂质，如中间体、分解产物以及副产物等杂质，这类杂质随药品的不同而异。特殊杂质的检查方法在《中国药典》(2020年版)中列入该药品的检查项下。药品的种类繁多，特殊杂质也多种多样，检查方法各异，主要是利用药品和杂质在理化性质上的差异来选择适当的方法进行检查。特殊杂质常用的检查法有物理检查法、化学检查法、光谱检查法及色谱检查法等。

一、物理检查法

(一)臭味及挥发性的差异

利用药品中存在的杂质具特殊臭味，判断该杂质的存在。

(二)颜色的差异

某些药品无色，而其分解产物有色，或从生产中引入了有色的有关物质，可通过检查供试品溶液的颜色来控制其有色杂质的量。

(三)溶解行为的差异

有些药品可溶于水、有机溶剂或酸、碱中，而其杂质不溶或杂质可溶而药品不溶。利用药品和杂质溶解行为的差异可以检查药品中的杂质。

(四)旋光性差异

具有旋光活性的药品在制备过程中易引入光学异构体，利用它们旋光性质的差异，通过测定旋光度或比旋度可以控制杂质的限量，见表5-5。

表5-5　特殊杂质检查物理检查法举例

药品名称	药典中杂质物理检查的方法
麻醉乙醚	异臭：取本品10mL，置瓷蒸发皿中，使自然挥发，挥散完毕后，不得有异臭
维生素C	溶液的澄清度与颜色：取本品3.0g，加水15mL，振摇使溶解，溶液应澄清无色；如显色，将溶液经4号垂熔玻璃漏斗滤过，取滤液，照紫外-可见分光光度法(通则0401)，在420nm的波长处测定吸光度，不得过0.03
苯巴比妥	乙醇溶液的澄清度：取本品1.0g，加乙醇5mL，加热回流3min，溶液应澄清
硫酸阿托品	莨菪碱：取本品，按干燥品计算，加水溶解并制成每1mL中含50mg的溶液，依法测定(通则0621)，旋光度不得过-0.40°

二、化学检查法

利用药品和杂质在化学性质上的差异,通常是选择杂质所特有的化学反应,借以检查杂质的存在。

(一)酸碱性的差异

药品中存在的杂质具有酸性或碱性,可据此进行检查。

(二)氧化还原性的差异

利用药品与杂质的氧化性或还原性的不同对药品中的杂质进行检查。

(三)杂质与一定试剂反应产生颜色

利用杂质与一定试剂反应产生颜色来检查杂质,根据限量要求,可规定一定反应条件下不得产生某种颜色,或与杂质对照品在相同条件下呈现的颜色进行目视比色,也可用分光光度法测定反应液的吸光度,应符合规定。

(四)杂质与一定试剂反应产生沉淀

利用杂质与一定试剂反应产生沉淀来检查杂质,见表 5-6。

表 5-6　特殊杂质检查化学检查法举例

药品名称	药典中杂质化学检查的方法
苯巴比妥	酸度:取本品 0.20g,加水 10mL,煮沸搅拌 1min,放冷,滤过,取滤液 5mL,加甲基橙指示液 1 滴,不得显红色
葡萄糖酸亚铁	高铁盐:取本品约 5.0g,精密称定,置 250mL 碘瓶中,加水 100mL 与盐酸 10mL 溶解后,加碘化钾 3g,密塞,摇匀,在暗处放置 5min,用硫代硫酸钠滴定液(0.1mol/L)滴定,至近终点时,加淀粉指示液 0.5mL,继续滴定至蓝色消失,并将滴定的结果用空白试验校正。每 1mL 硫代硫酸钠滴定液(0.1mol/L)相当于 5.585mg 的 Fe,本品含高铁盐不得过 1.0%
盐酸吗啡	罂粟酸:取本品 0.15g,加水 5mL 溶解后,加稀盐酸 5mL 与三氯化铁试液 2 滴,不得显红色
氯化钠	钡盐:取本品 4.0g,加水 20mL 溶解后,滤过,滤液分为两等份,一份中加稀硫酸 2mL,另一份中加水 2mL,静置 15min,两液应同样澄清

三、光谱检查法

(一)紫外分光光度法

利用药品与杂质紫外吸收特征的差异进行检查,选择在药品无吸收而杂质有吸收的波长处测定,规定测得的吸光度不得超过某一限值。如肾上腺素中酮体的检查,酮体在 310nm 处有吸收,而肾上腺素在此波长处无吸收,见图 5-3。《中国药典》(2020 年版)规定,取本品加盐酸溶液(9 → 2000)制成每 1mL 中含 2.0mg 的溶液,在 310nm 波长处测定,吸光度不得过 0.05。

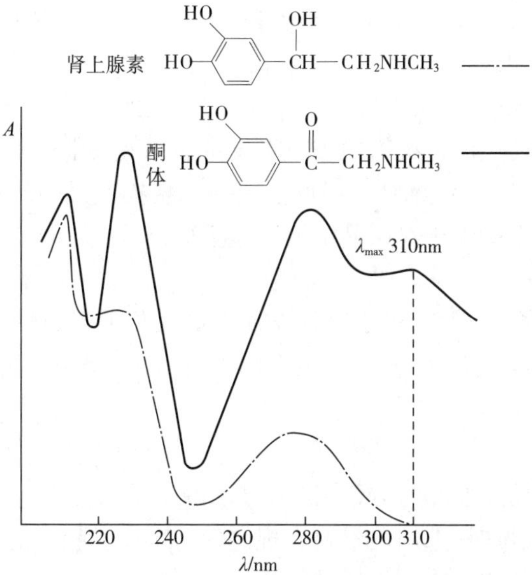

图 5-3　肾上腺素与酮体的紫外吸收光谱图

(二)原子吸收分光光度法

原子吸收分光光度法是利用待测元素灯发出的特征谱线通过供试品蒸气时,被蒸气中待测元素的基态原子所吸收,通过测定辐射光强度减弱的程度可求出供试品中待测元素的含量。通常是借比较标准品和供试品的吸光度,求得样品中待测元素的含量。原子吸收分光光度法所用仪器为原子吸收分光光度计。

(三)红外分光光度法

红外分光光度法在杂质检查中,主要用于药品中无效或低效晶型的检查。如采用红外分光光度法检查棕榈氯霉素混悬液中 A 晶型等。

四、色谱检查法

利用药品与杂质在吸附或分配性质上的差异可用色谱法将其分离和检测,近年来色谱检查法在特殊杂质的检查方面应用较广。下面主要介绍薄层色谱法和高效液相色谱法。

(一)薄层色谱法

1. 灵敏度法

该法是在规定的试验条件下,利用显色剂对规定量的杂质的最小检出量来控制杂质限量的方法。如异烟肼中游离肼的检查,规定在实验条件下,在供试品主斑点前方与硫酸肼斑点相应的位置上,不得显黄色斑点。

2. 限量法(杂质对照品法)

该法适用于待检杂质已经确定,并且具备该杂质的对照品。检查时,取一定浓度已知杂质的对照品溶液和供试品溶液，分别点在同一薄层板上，展开、显色定位后检查，供试品所含该杂质斑点的大小和颜色，不得超过杂质对照斑点。

3. 供试品溶液自身稀释对照法

当杂质的结构难以确定，或无杂质的对照品时，此法仅限于杂质斑点的颜色与主成分斑点相同或相近的情况。检查时将供试品溶液按限量要求稀释至一定浓度作为对照品溶液，与供试品溶液分别点于同一薄层板上，展开后显色，供试品溶液所显杂质斑点颜色不得深于对照品溶液所显主斑点颜色（或荧光强度）。

4. 两法并用法

当药品中存在多个杂质，对于已知杂质有杂质对照品，则采用杂质对照品法；对于共存的未知杂质或没有杂质对照品的杂质，则采用供试品溶液自身稀释对照法。

5. 对照药品法

当无合适的杂质对照品时，或供试品显示的杂质斑点颜色与主成分斑点颜色有差异，难以判断限量时，选用质量符合规定的与供试品相同的药品作为杂质对照品。如马来酸麦角新碱中有关物质的检查。

（二）高效液相色谱法

高效液相色谱法不仅可以分离，而且可以准确地测定各组分的含量。因此，该法在药品杂质检查中的应用日益广泛。

1. 外标法

适用于有对照品的杂质，而且进样量能够精确控制（以定量环或自动进样器进样）的情况。配制杂质对照品溶液和供试品溶液，分别取一定量注入色谱仪，测定对照品的峰面积和供试品中杂质的峰面积，按外标法计算杂质的浓度。

2. 加校正因子的主成分自身对照法

进行杂质检查时，可以不用杂质对照品，但是在建立方法时，需利用杂质对照品。

这个方法的优点是省去了杂质对照品，而又考虑到了杂质与主成分的响应因子可能不同所引起的测定误差，所以本法的准确度较好。缺点是在日常检验时没有杂质对照品，杂质的定位必须采用相对保留时间，所以杂质相对于药品的相对保留时间也载入各品种项下。

3. 不加校正因子的主成分自身对照法

适用于测定杂质含量时，无杂质对照品或校正因子可以忽略的情况。以供试品溶液的稀释溶液为对照溶液，调节检测灵敏度后，分别进样供试品溶液和对照品溶液，除另有规定外，供试品溶液的分析时间应为主成分色谱峰保留时间的 2 倍，供试品溶液中各杂质的峰面积与对照品溶液主成分的峰面积比较，计算杂质含量。

4. 面积归一化法

适用于粗略测量供试品中杂质的含量。取供试品溶液适量，进样，经高效液相色谱分离、测定后，计算各杂质峰面积占总峰面积（含药品的峰面积，而不含溶剂的峰面积）的百分率，不得超过限量。用于杂质检查时，由于仪器响应的线性限制，峰面积归一化法一般不宜用于微量杂质的检查，见表 5-7。

表 5-7　　特殊杂质检查高效液相色谱法举例

药品名称	药典中杂质检查的方法
氯霉素	有关物质：精密称取本品适量，加甲醇适量（每 10mg 氯霉素加甲醇 1mL）使溶解后，用流动相定量稀释制成每 1mL 中含 0.5mg 的溶液，摇匀，作为供试品溶液；另精密称取氯霉素二醇物对照品与对硝基苯甲醛对照品适量，加甲醇适量（每 10mg 氯霉素二醇物加甲醇 1mL）使溶解，用流动相定量稀释制成每 1mL 中含氯霉素二醇物 5μg 与对硝基苯甲醛 3μg 的混合溶液，作为杂质对照品溶液。照含量测定项下的色谱条件，精密量取供试品溶液与杂质对照品溶液各 10μL，分别注入液相色谱仪，记录色谱图。按外标法以峰面积计算，含氯霉素二醇物不得过 1.0%，含对硝基苯甲醛不得过 0.5%
硝酸甘油溶液	有关物质：精密量取本品适量，用流动相稀释制成每 1mL 中约含硝酸甘油 1mg 的溶液，作为供试品溶液；精密量取 1mL，置 100mL 量瓶中，用流动相稀释至刻度，摇匀，作为对照溶液。照含量测定项下的色谱条件，精密量取供试品溶液与对照品溶液各 20μL，分别注入液相色谱仪，记录色谱图至主成分峰保留时间的 3 倍。供试品溶液的色谱图中如有杂质峰，单个杂质峰面积不得大于对照品溶液主峰面积 1.0%，各杂质峰面积的和不得大于对照品溶液主峰面积的 3 倍（3.0%）

实训 15　布洛芬中有关物质的检查

【实训目的】

1. 掌握薄层色谱法检查药物中特殊杂质的操作。
2. 能进行结果的判断与分析，能规范填写检验记录。

【实训导入】

布洛芬为临床上常用的非甾体抗炎药，用于缓解轻至中度疼痛如头痛、关节痛、偏头痛、牙痛、肌肉痛、神经痛、痛经；也用于普通感冒或流行性感冒引起的发热。布洛芬在制备的过程中可能引入异丁苯乙酮、异丁苯乙醇及 2-（4-异丁苯基）-2-羟基丙酸等有关物质，《中国药典》采用薄层色谱法检查布洛芬的有关物质。

【实训描述】

通过查阅《中国药典》（2020 年版）第二部布洛芬的质量标准和第四部通则 0502 薄层色谱法，制订检验流程并实施，评价该药品的有关物质是否符合要求。

【质量要求】

《中国药典》（2020 年版）规定布洛芬供试品溶液如显杂质斑点，与对照溶液的主斑点比较，不得更深。

【实训准备】

药品和仪器：原料布洛芬、三氯甲烷、展开剂［正己烷-乙酸乙酯-冰醋酸（15∶5∶1，体积比）］、1%高锰酸钾的稀硫酸溶液、容量瓶、移液管、三角薄层喷瓶、硅胶G薄层板、展开缸、微量注射器、干燥箱、装有365nm紫外光源及相应滤光片的暗箱、分析天平。

【实训实施】

1. 薄层板活化

将硅胶G薄层板在110℃下活化30min。

2. 供试品溶液的配制

取本品适量，用三氯甲烷制成每1mL中含100mg的溶液，作为供试品溶液。

3. 对照品溶液的配制

精密量取供试品溶液适量，用三氯甲烷定量稀释制成每1mL中含1mg的溶液，作为对照品溶液。

4. 有关物质检查

分别吸取供试品溶液、对照品溶液各5μL，分别点于同一硅胶G薄层板上。以正己烷-乙酸乙酯-冰醋酸（15∶5∶1，体积比）为展开剂，向展开缸加入适量展开剂，密闭，保持15~30min。溶剂蒸气预平衡后，迅速放入薄层板，立即密闭，展开，晾干，喷以1%高锰酸钾的稀硫酸溶液，在120℃加热20min，置紫外光灯（365nm）下检视。

【检验原始记录】

原始记录见表1。

表1　　薄层色谱法检测有关物质检查原始记录

温度（℃）：　　相对湿度（%）：　　编号：

检品名称		检品规格	
生产厂家		生产批号	
包装		有效期	
检验数量		检验日期	
检验目的		检验项目	
检验依据			
检验方法			
检验过程			
薄层板型号			
供试液的制备			

续表

对照液的制备					
点样量		展开剂		显色剂	
基线至展开剂前沿距离					
供试品从基线至展开斑点中点的距离		对照品从基线至展开斑点中点的距离			
供试品比移值(R_f)		对照品比移值(R_f)			
薄层色谱图					
检验结果					
标准规定					
检验结论					

检验人：　　　　　　　　　　　　　　　　　　复核人：

年　　月　　日　　　　　　　　　　　　　　　年　　月　　日

【实训注意】

1. 点样基线距底边 10~15mm，圆点状直径一般不大于 4mm。接触点样时注意勿损伤薄层表面。

2. 将点好供试品的薄层板放入展开缸中，浸入展开剂的深度为距原点 5mm 为宜，密闭。除另有规定外，一般上行展开 8~15cm。溶剂前沿达到规定的展距，取出薄层板，晾干，待检测。

【实训思考】

1. 点样时应如何操作以确保点样符合要求？

2. 薄层色谱法供试品溶液自身稀释对照法检查杂质适用于哪些情况？

【实训评价】

考核评价见表 2。

表 2　　布洛芬的有关物质检查技能考核评价

序号	实训步骤	实训内容	技术要求	分值	得分
1	制订工作方案	检验依据的确定	会查阅并确定有关物质检查依据	5	
2	准备工作	薄层板活化	110℃、30min	5	
3	供试品溶液的配制	配制供试品溶液	用三氯甲烷稀释成 1mg/mL 的溶液	5	
4	对照品溶液的配制	配制对照品溶液	用三氯甲烷稀释成 1mg/mL 的溶液	5	

续表

序号	实训步骤	实训内容	技术要求	分值	得分
5	有关物质检查	点样	距底边 10~15mm	5	
			圆点状直径一般不大于 4mm	5	
		预饱和	加入展开剂立即密闭	5	
			15~30min	2	
		展开	浸入展开剂的深度不超过原点	5	
			上行展开 8~15cm	5	
		显色与视检	均匀喷 1%高锰酸钾的稀硫酸溶液	5	
			120℃加热 20min	3	
			置紫外光灯 365nm 下检视	5	
6	检验结果	测定结果	结果判定正确	10	
			结果是否符合要求	10	
7	文明操作	仪器复原	已复原	3	
		清理台面	整理	2	
		检验原始记录	填写规范完整	15	
总分				100	

项目五任务三　测试题

学习小结

1. 杂质

(1)概念　任何影响药品纯度的物质均称为杂质。

(2)来源　生产过程,贮藏过程。

2. 杂质限量

(1)概念　指药品中所含杂质的最大允许量。通常用百分之几或百万分之几来表示。

(2)计算方法

$$杂质限量=\frac{允许杂质存在的最大量}{供试品量}\times 100\%=\frac{标准溶液的浓度\times 标准溶液的体积}{供试品量}\times 100\%$$

$$L=\frac{c\times V}{m}\times 100\%$$

(3)杂质限量的检查方法　对照法、灵敏度法、比较法。

3. 一般杂质检查

一般杂质检查见表1。

表1　一般杂质检查

项目	方法
氯化物	对照法(比浊)
硫酸盐	对照法(比浊)
铁盐	对照法(比色)
重金属	第一法　硫代乙酰胺法;第二法　炽灼后的硫代乙酰胺法;第三法　硫化钠法
砷盐	第一法　古蔡法;第二法　二乙基二硫代氨基甲酸银法
溶液颜色	第一法　目视比色法;第二法　紫外-可见分光光度法;第三法　色差计法
澄清度	第一法　目视法;第二法　浊度仪法
干燥失重	恒温常压干燥法、恒温减压干燥法、干燥器干燥法
水分	第一法　费休法;第二法　烘干法;第三法　减压干燥法;第四法　甲苯法;第五法　气相色谱法
残留溶剂	气相色谱法

4. 特殊杂质检查

特殊杂质检查见表2。

表2　特殊杂质检查

分类	方法
物理检查法	臭味及挥发性的差异、颜色的差异、溶解行为的差异、旋光性的差异
化学检查法	酸碱性的差异、氧化还原性的差异、杂质与一定试剂产生颜色和沉淀
光谱检查法	紫外分光光度法、原子吸收分光光度法、红外分光光度法
色谱检查法	薄层色谱法、高效液相色谱法

项目六　药品的制剂检查技术

学习目标

●知识目标

1. 掌握制剂常规检查项目的概念、检查目的、适用范围、操作方法和结果判定标准。

2. 熟悉制剂常规检查项目的标准操作规范。

3. 了解其他剂型常规检查项目及检查意义。

●能力目标

1. 能识别记住制剂常规项目检查的技术要求。

2. 能完成制剂常规项目检查并填写检验记录，正确进行结果判断。

案例导入

不溶性微粒的考查

某医院2006年12月至2007年1月，儿科连续发生9例因静脉输液而引起的药品不良反应，对其不良反应涉及的11种儿科常用注射剂进行不溶性微粒的测定。9例患儿所使用的8组配伍输液中共有五组微粒超标，两组接近不合格限，仅一组配伍液符合药典对大输液的质量限度。对于循环系统尚未成熟的婴幼儿，特别是对有过敏体质的患儿而言，输液中不溶性微粒可能对其造成严重的危害。

问题：1. 不溶性微粒检查的重要性？

2. 防止微粒危害的措施有哪些？

任务一　制剂的常规检查

一、重量差异检查法

1. 基本概念

重量差异检查是指按规定称量方法测定每片的重量与平均片重之间的差异程度。本项适用于片剂的重量差异检查。凡规定检查含量均匀度的片剂，一般不再进行重量差异的检查。

在片剂生产中，由于颗粒的均匀度和流动性，以及工艺、设备和管理等原因，都会引起片剂的重量差异。本项检查的目的在于控制各片重量的一致性，保证用药剂量的准确。

2. 仪器与用具

分析天平、称量瓶、弯头或平头手术镊。

3. 操作方法

(1)取空称量瓶，精密称定重量，再取供试品 20 片，置此称量瓶中，精密称定。两次称量值之差即为 20 片供试品的总重量，除以 20，得平均片重($\bar{m}$)。

(2)从已称定总重量的 20 片供试品中，依次用镊子取出 1 片，分别精密称定重量，得各片重量。

4. 记录与计算

(1)记录每次称量数据。

(2)求出平均片重($\bar{m}$)，保留三位有效数字。修约至两位有效数字，选择重量差异限度。

(3)按表 6-1 规定的重量差异限度，求出允许片重范围($\bar{m} \pm \bar{m}$ ×重量差异限度)。

(4)遇有超出允许片重范围并处于边缘者，应再与平均片重相比较，计算出该片重量差异的百分率，再根据表 6-1 规定的重量差异限度作为判定的依据(避免在计算允许重量范围时受数值修约的影响)。

表 6-1　　片剂重量差异限度

平均重量	重量差异限度
0. 30g 以下	±7. 5%
0. 30g 或 0. 30g 以上	±5%

5. 结果与判定

(1)每片重量均未超出允许片重范围($\bar{m} \pm \bar{m}$ ×重量差异限度)，或与平均片重相比较(凡无含量测定的片剂或有标示片重的中药片剂，每片重量应与标示片重相比较)，均未超出表 6-1 中的重量差异限度，或超出重量差异限度的药片不多于 2 片，且均未超出限度 1 倍，均判为符合规定。

(2)每片重量与平均片重相比较，超出重量差异限度的药片多于 2 片，或超出重量差异限度的药片虽不多于 2 片，但其中 1 片超出限度的 1 倍，均判为不符合规定。

6. 注意事项

(1)在称量前后，均应仔细查药片数。称量过程中，应避免用手直接接触药片。已取出的药片，不得再放回供试品原包装容器内。

（2）偶有检出超出重量差异限度的药片，宜在另一容器内保存，供必要时复核用。

（3）糖衣片应在包衣前检查片芯的重量差异，符合规定后方可包衣。包衣后不再检查重量差异。

（4）薄膜衣片在包衣后也应检查重量差异。

实训16　甲硝唑片的重量差异检查

【实训目的】

1. 掌握重量差异的概念、测定意义、测定方法。
2. 能按照标准操作规程测定片剂的重量差异。
3. 能进行结果的判断与分析，能规范填写检验记录。

【实训导入】

甲硝唑片用于治疗肠道和肠外阿米巴病（如阿米巴肝脓肿、胸膜阿米巴病等），还可用于治疗阴道滴虫病、小袋虫病和皮肤利什曼病等，目前还广泛用于抗厌氧菌感染的治疗。

【实训描述】

通过查阅《中国药典》（2020年版）四部通则0101片剂重量差异项，制订检验流程并实施，评价该药品的重量差异是否符合要求。

【质量要求】

甲硝唑片的重量差异照规定方法检查，应符合规定。

【实训准备】

药品和仪器：甲硝唑片、分析天平、镊子、称量瓶。

【实训实施】

同“重量差异检查法”。

【检验原始记录】

原始记录见表1。

表1　　药品重量差异检查原始记录

温度（℃）：　　　　相对湿度（%）：　　　　编号：

检品名称		检品规格	
生产厂家		生产批号	
包装		有效期	
检验数量		检验日期	
检验目的		检验项目	

续表

检验依据										
检验方法										
检验过程										
20片总重量				平均片重						
序号	1	2	3	4	5	6	7	8	9	10
质量/g										
重量差异/%										
序号	11	12	13	14	15	16	17	18	19	20
质量/g										
重量差异/%										
限度范围										
超过限度的片数/片										
计算过程										
检验结果										
标准规定										
检验结论										

检验人：　　　　　　　　　　　　　　　　复核人：

年　　月　　日　　　　　　　　　　　　　年　　月　　日

【实训注意】

1. 在称量前后，均应仔细查药片数。称量过程中，不能用手直接接触药片。已取出的药片，不得再放回供试品原包装容器内。

2. 偶有检出超出重量差异限度的药片，宜在另一容器中保存，供必要时的复核用。

【实训思考】

遇有超出允许片重范围并处于边缘者，应如何处理？

【实训评价】

考核评价见表2。

表 2　　甲硝唑片的重量差异检查技能考核评价

序号	实训步骤	实训内容	技术要求	分值	得分
1	制订工作方案	检验依据的确定	会查阅并确定检验依据	5	
2	准备工作	仪器、药品	准备充分	10	
3	重量差异检查	20片供试品总重	先称取空称量瓶重量；再称取20片供试品和称量瓶质量	10	
		平均片重的计算	计算正确，有效数字保留正确	5	
		各片重量	依次用镊子取出1片，分别精密称定重量，得各片重量	20	
		重量差异限度	选择正确	5	
		允许片重范围	计算正确	10	
4	结果判断	判定标准	超出重量差异限度的不得多于2片，并不得有1片超出限度的1倍	5	
		结果判定	判定结果正确	10	
5	文明操作	仪器复原	已复原	3	
		清理台面	整理	2	
		检验原始记录	填写规范完整	15	
总分				100	

二、崩解时限检查法

1. 基本概念

本法系用于检查口服固体制剂在规定条件下的崩解情况。崩解系指口服固体制剂在规定条件下全部崩解溶散或成碎粒，除不溶性包衣材料或破碎的胶囊壳外，应全部通过筛网。如有少量不能通过筛网，但已软化或轻质上漂且无硬心者，可作符合规定论。

除另有规定外，凡规定检查溶出度、释放度或分散均匀性的制剂，不再进行崩解时限检查。

2. 仪器装置

《中国药典》采用升降式崩解仪，主要结构为一能升降的金属支架与下端镶有筛网的吊篮，并附有挡板。吊篮由6根管长(77.5±2.5)mm玻璃管和下端不锈钢丝筛网等组成，筛孔内径2.0mm，见图6-1；挡板为一平整光滑的透明塑料块，见图 6-2。升降的金属支架上下移动距离为(55±2)mm，往返频率为每分钟 30～32 次。

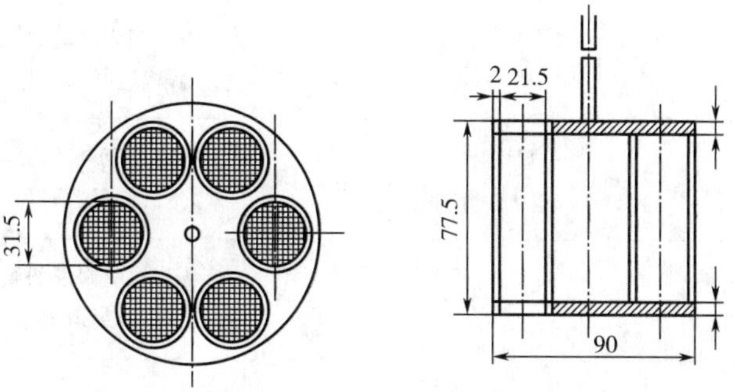

图 6-1　升降式崩解仪吊篮结构(单位：mm)

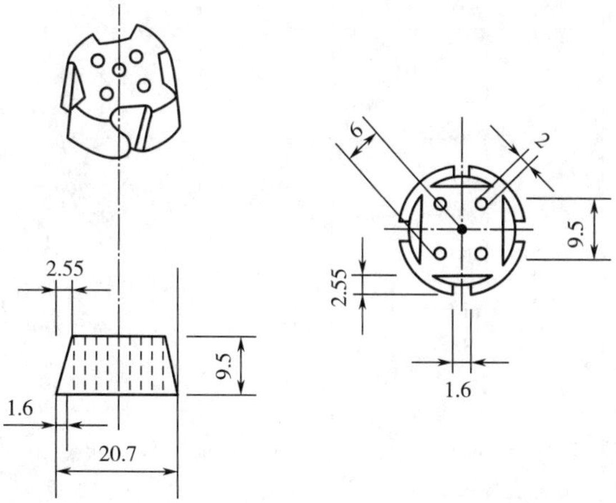

图 6-2　升降式崩解仪挡板结构(单位：mm)

3. 检查方法

将吊篮通过上端的不锈钢轴悬挂于支架上，浸入 1000mL 烧杯中，并调节吊篮位置使其下降至低点时筛网距烧杯底 25mm，烧杯内盛有温度为(37±1)℃的水，调节水位高度使吊篮上升至高点时筛网在水面下 15mm 处，吊篮顶部不可浸没于溶液中。除另有规定外，取供试品 6 片，分别置上述吊篮的玻璃管中，启动崩解仪进行检查，各片均应在 15min 内全部崩解。如有 1 片不能完全崩解，应另取 6 片复试，均应符合规定，见表 6-2。

表 6-2　各剂型的崩解时限检查

制剂类型		检查数量	检查时限	溶剂	溶剂温度	结果判断
片剂	普通片	6 片	15min	水	(37±1)℃	各片均应全部崩解。如有 1 片不能完全崩解,应另取 6 片复试,均应符合规定
	薄膜衣片	6 片	30min	水或盐酸溶液(9→1000)	(37±1)℃	各片均应全部崩解。如有 1 片不能完全崩解,应另取 6 片复试,均应符合规定
	糖衣片	6 片	1h	水	(37±1)℃	各片均应全部崩解。如有 1 片不能完全崩解,应另取 6 片复试,均应符合规定
	肠溶衣片	6 片	2h	盐酸溶液(9→1000)	(37±1)℃	各片均不得有裂缝、崩解或软化现象
			1h	磷酸盐缓冲液(pH6.8)	(37±1)℃	各片均应全部崩解。如有 1 片不能完全崩解,应另取 6 片复试,均应符合规定
	结肠定位肠溶片	6 片	—	盐酸溶液(9→1000)	(37±1)℃	各片均不得有裂缝、崩解或软化
			—	pH6.8 以下的磷酸盐缓冲液	(37±1)℃	各片均不得有裂缝、崩解或软化
			1h	pH7.5~8.0 的磷酸盐缓冲液	(37±1)℃	各片均应在 1h 内全部崩解。如有 1 片不能完全崩解,应另取 6 片复试,均应符合规定
	含片	6 片	10min	水	(37±1)℃	各片均不应在 10min 内全部崩解并溶化。如有 1 片不符合规定,应另取 6 片复试,均应符合规定
	舌下片	6 片	5min	水	(37±1)℃	各片均应全部崩解并溶化。如有 1 片不能完全崩解或溶化,应另取 6 片复试,均应符合规定
	可溶片	6 片	3min	水	(20±5)℃	各片均应全部崩解。如有 1 片不能完全崩解,应另取 6 片复试,均应符合规定
	泡腾片	6 片	5min	水	(20±5)℃	各片均应全部崩解。如有 1 片不能完全崩解,应另取 6 片复试,均应符合规定

续表

<table>
<tr><th colspan="2">制剂类型</th><th>检查数量</th><th>检查时限</th><th>溶剂</th><th>溶剂温度</th><th>结果判断</th></tr>
<tr><td rowspan="7">胶囊剂</td><td>硬胶囊剂</td><td>6 粒</td><td>30min</td><td>水</td><td>(37±1)℃</td><td>各粒均应全部崩解。如有 1 粒不能完全崩解,应另取 6 粒复试,均应符合规定</td></tr>
<tr><td>软胶囊剂</td><td>6 粒</td><td>1h</td><td>水或人工胃液</td><td>(37±1)℃</td><td>各粒均应全部崩解。如有 1 粒不能完全崩解,应另取 6 粒复试,均应符合规定</td></tr>
<tr><td rowspan="2">肠溶胶囊剂</td><td rowspan="2">6 粒</td><td>2h</td><td>盐酸溶液(9 → 1000)</td><td>(37±1)℃</td><td rowspan="2">先在盐酸溶液(9 → 1000)中,每粒的囊壳均不得有裂缝或崩解现象,后在人工肠液中,应全部崩解,如有 1 粒不能完全崩解,应另取 6 粒复试,均应符合规定</td></tr>
<tr><td>1h</td><td>人工肠液</td><td>(37±1)℃</td></tr>
<tr><td rowspan="3">结肠肠溶胶囊</td><td rowspan="3">6 粒</td><td>2h</td><td>盐酸溶液(9 → 1000)</td><td>(37±1)℃</td><td rowspan="3">先在盐酸溶液(9 → 1000)中不加挡板检查,每粒的囊壳均不得有裂缝或崩解现象;其次在磷酸盐缓冲液(pH6.8)中不加挡板检查,每粒的囊壳均不得有裂缝或崩解现象;最后加入挡板,改在磷酸盐缓冲液(pH7.8)中检查,应全部崩解,如有 1 粒不能完全崩解,应另取 6 粒复试,均应符合规定</td></tr>
<tr><td>3h</td><td>磷酸盐缓冲液(pH6.8)</td><td>(37±1)℃</td></tr>
<tr><td>1h</td><td>磷酸盐缓冲液(pH7.8)</td><td>(37±1)℃</td></tr>
<tr><td rowspan="2">滴丸剂</td><td>滴丸剂</td><td>6 粒</td><td>30min</td><td>水</td><td>(37±1)℃</td><td rowspan="2">均应全部溶散。如有 1 粒不能全部溶散,应另取 6 粒复试,均应符合规定</td></tr>
<tr><td>包衣滴丸</td><td>6 粒</td><td>1h</td><td>水</td><td>(37±1)℃</td></tr>
</table>

4. 结果与判定

测试时记录应包括仪器型号、制剂类型及测试条件(如包衣、肠溶或薄膜衣、硬或软胶囊、介质等),崩解或溶散时间及现象,肠溶衣片(胶囊)则应记录在盐酸溶液中有无裂缝、崩解或软化现象等。初试不符合规定者,应记录不符合规定的片(粒)数及现象、复试结果等。

(1)供试品 6 片(粒),每片(粒)均能在规定的时限内全部崩解(溶散),判为符合规定。如有少量不能通过筛网,但已软化或轻质上浮且无硬心者,可判为符合规定。

(2)初试结果,到规定时限后如有 1 片(粒)不能完全崩解(溶散),应另取 6 片(粒)复试,各片在规定时限内均能全部崩解(溶散),仍判为符合规定。

(3)初试结果中如有 2 片(粒)或 2 片(粒)以上不能完全崩解(溶散),或在复试结果中有 1 片(粒)或 1 片(粒)以上不能完全崩解(溶散),即判为不符合规定。

(4)肠溶衣片(胶囊)在盐酸溶液(9 → 1000)中检查时,如发现裂缝、崩解或软化,即判为不符合规定。

肠溶衣片(胶囊)初试结果中,在磷酸盐缓冲液(pH 6.8)或人工肠液介质中如有2片(粒)或2片(粒)以上不能完全崩解,即判为不符合规定,如仅有1片(粒)不能完全崩解,应另取6片(粒)复试,均应符合规定。

5. 注意事项

(1)检验用水均为纯化水。

(2)在测试过程中,烧杯内的水温(或介质温度)应始终保持在(37±1)℃。

(3)测试时如需加入挡板,应使挡板V形槽呈正方向。

(4)每测试一次后,应清洗吊篮的玻璃内壁及筛网、挡板等,并重新更换水或规定的介质。

(5)测试结束后,应将水浴槽中的水放出。

实训17 维生素C片的崩解时限检查

【实训目的】

1. 掌握崩解时限的概念、测定意义、测定方法。
2. 能按照标准操作规程完成崩解时限的检查。
3. 能进行结果的判断与分析,能规范填写检验记录。

【实训导入】

维生素C片,能增加机体的抵抗力,用于预防和治疗各种急慢性传染性疾病或其他疾病。同时也用于治疗疾病后恢复期、创伤愈合期以及过敏性疾病的辅助治疗,预防和治疗坏血病。

【实训描述】

通过查阅《中国药典》(2020年版)二部维生素C片质量标准,制订崩解时限检查流程并实施,评价该药品的崩解时限是否符合要求。

【质量要求】

取本品6片,照崩解时限规定方法检查,应符合规定。

【实训准备】

药品和仪器:维生素C片、崩解仪、烧杯(1000mL)、温度计。

【实训实施】

1. 将吊篮通过上端的不锈钢轴悬挂于支架上,浸入1000mL烧杯中,并调节吊篮位置使其下降至低点时筛网距烧杯底25mm,烧杯内盛有温度为(37±1)℃的水,调节水位高度使吊篮上升至高点时筛网在水面下15mm处,吊篮顶部不可浸没于溶液中。

2. 取维生素C片6片,分别置上述吊篮的玻璃管中,每管各加1片,立即启动崩解时限仪进行检查。

3. 结果判定:6片均应在15min内全部崩解。如有1片不能完全崩解,应另取

6片复试,均应符合规定。

【检验原始记录】

检验原始记录见表1。

表1　药品崩解时限检查原始记录

温度(℃):　　　　相对湿度(%):　　　　编号:

检品名称			检品规格			
生产厂家			生产批号			
包装			有效期			
检验数量			检验日期			
检验目的			检验项目			
检验依据						
检验方法						
检验过程						
仪器型号			介质名称			
介质温度			是否加挡板			
序号	1	2	3	4	5	6
实验现象						
崩解时限						
检验结果						
标准规定						
检验结论						

检验人:　　　　　　　　　　　　复核人:

年　月　日　　　　　　　　　　　　年　月　日

【实训注意】

1. 每测试一次后,应清洗吊篮的玻璃内壁及筛网、挡板等,并重新更换水或规定的介质。

2. 除另有规定外,烧杯内的水温(或介质温度)应保持在(37±1)℃。

【实训思考】

维生素C泡腾片的崩解时限应如何进行检查?

【实训评价】

考核评价见表2。

表2 维生素C片的崩解时限检查技能考核评价

序号	实训步骤	实训内容	技术要求	分值	得分
1	制订工作方案	检验依据的确定	会查阅并确定检验依据	5	
2	准备工作	仪器、药品	准备充分	10	
3	崩解时限检查	安装吊篮,调节吊篮位置	调节吊篮位置使其下降至低点时筛网距烧杯底25mm	10	
		调节水位高度	调节水位高度使吊篮上升至高点时筛网在水面下15mm处,吊篮顶部不可浸没溶液中	5	
		温度设置	温度设置为(37±1)℃	20	
		时间设置	15min	5	
		启动仪器、观察现象	片剂应溶解或分散在水中,无聚集颗粒剩留	10	
4	结果判断	判定标准	6片均应在15min内崩解。如1片不能完全崩解,应另取6片复试,均应符合规定	5	
		结果判定	判定结果正确	10	
5	文明操作	仪器复原	已复原	3	
		清理台面	整理	2	
		检验原始记录	填写规范完整	15	
总分				100	

三、溶出度与释放度测定法

1. 简述

溶出度系指活性药物从片剂、胶囊剂或颗粒剂等普通制剂在规定条件下溶出的速率和程度,在缓释制剂、控释制剂、肠溶制剂及透皮贴剂等制剂中也称释放度。它是评价药物制剂质量的一个重要指标,用规定的仪器装置,在规定的温度、介质、搅拌速率等条件下,对制剂进行药物溶出速率试验,用以监测产品的生产工艺,达到控制产品质量的目的。

溶出度测定法是将一定量的某种固体制剂置于溶出度仪的篮(或溶出杯)中,

在(37±0.5)℃恒温下,在规定的转速、溶出介质中依法操作,在规定的时间内取样并测定其溶出量。

《中国药典》(2020 年版)四部通则收载了七种测定方法:第一法为篮法,第二法为桨法,第三法为小杯法,第四法为桨碟法,第五法为转筒法,第六法为流池法,第七法为往复筒法。其中,篮法、桨法、流池法和往复筒法用于普通制剂、缓释制剂或控释制剂及肠溶制剂的测定;小杯法用于普通制剂、缓释制剂或控释制剂的测定;桨碟法和转筒法用于透皮贴剂的测定,

除另有规定外,凡检查溶出度或释放度的制剂,不再进行崩解时限的检查。

2. 仪器装置

(1)第一法:篮法

①转篮:分为篮体与篮轴两部分,均为不锈钢或其他惰性材料制成,其形状尺寸如图 6-3 所示。篮体 A 由方孔筛网[丝径为(0.28±0.03)mm,网孔为(0.40±0.04)mm]制成,呈圆柱形,转篮内径为(20.2±1.0)mm,上下两端都有封边。篮轴 B 的直径为(9.75±0.35)mm,轴的末端连一圆盘,作为转篮的盖;盖上有一通气孔[孔径为(2.0±0.5)mm];盖边系两层,上层直径与转篮外径相同,下层直径与转篮内径相同;盖上的 3 个弹簧片与中心呈 120°角。

②溶出杯:一般由硬质玻璃或其他惰性材料制成的底部为半球形的 1000mL 杯状容器,内径为(102±4)mm(圆柱部分内径最大值和内径最小值之差不得大于 0.5mm),高为(185±25)mm;溶出杯配有适宜的盖子,盖上有适当的孔,中心孔为篮轴的位置,其他孔供取样或测量温度用。溶出杯置恒温水浴或其他适当的加热装置中。

③篮轴与电动机相连,由速度调节装置控制电动机的转速,使篮轴的转速在各品种项下规定转速的±4%之内。转时整套装置应保持平稳,均不能产生明显的晃动或振动(包括装置所处的环境)。转篮旋转时,篮轴与溶出杯的垂直轴在任一点的偏离均不得大于 2mm,转篮下缘的摆动幅度不得偏离轴心 1.0mm。

④仪器一般配有 6 套以上测定装置,见图 6-3。

(2)第二法:桨法　除将转篮换成搅拌桨外,其他装置和要求与第一法相同。

(3)第三法:小杯法　溶出杯一般由硬质玻璃或其他惰性材料制成的底部为半球形的 250mL 杯状容器。

(4)第四法:桨碟法　搅拌桨、溶出杯按第二法,溶出杯中放入用于放置贴片的不锈钢网碟。

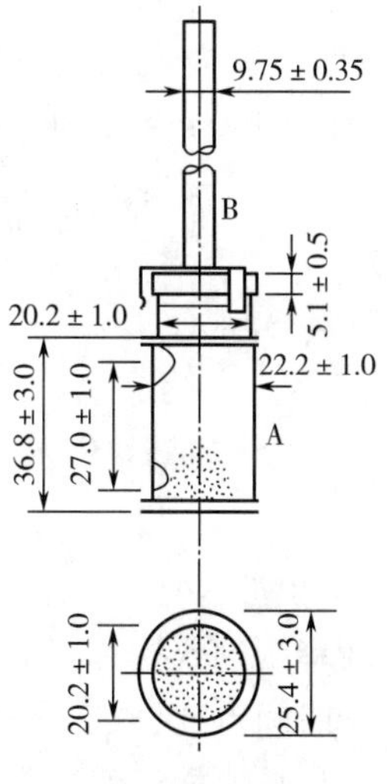

图 6-3　转篮装置(单位:mm)

(5)第五法:转筒法　溶出杯按第二法,但搅拌

桨另用不锈钢转筒装置替代。组成搅拌装置的杆和转筒均由不锈钢制成。

(6)第六法:流池法　装置由溶出介质的贮液池、用于输送溶出介质的泵、流通池和保持溶出介质温度的恒温水浴组成,接触介质与样品的部分均由不锈钢或其他惰性材料制成。

(7)第七法:往复筒法　装置由溶出杯、往复筒、电动机、恒温水浴或其他适当的加热装置等组成。

3. 测定法

(1)第一法和第二法　普通制剂:测定前,应对仪器装置进行必要调试,使转篮或桨叶底部距溶出杯的内底部(25±2)mm。分别量取溶出介质置各溶出杯内,实际量取的体积与规定体积的偏差应在±1%之内,待溶出介质温度恒定在(37±0.5)℃后,取供试品6片(粒、袋),如为第一法,分别投入6个干燥的转篮内,将转篮降入溶出杯中;如为第二法,分别投入6个溶出杯内(当品种项下规定需要使用沉降篮时,可将胶囊剂先装入规定的沉降篮内;品种项下未规定使用沉降篮时,如胶囊剂浮于液面,可用一小段耐腐蚀的细金属丝轻绕于胶囊外壳。沉降篮的形状尺寸如图6-4所示)。注意避免供试品表面产生气泡,立即按各品种项下规定的转速启动仪器,计时;至规定的取样时间(实际取样时间与规定时间的差异不得过±2%),吸取溶出液适量(取样位置应在转篮或桨叶顶端至液面的中点,距溶出杯内壁10mm处;需多次取样时,所量取溶出介质的体积之和应在溶出介质的1%之内,如超过总体积的1%时,应及时补充相同体积的温度为(37±0.5)℃的溶出介质,或在计算时加以校正),立即用适当的微孔滤膜滤过,自取样至滤过应在30s内完成。取澄清滤液,照各品种项下规定的方法测定,计算每片(粒、袋)的溶出量。

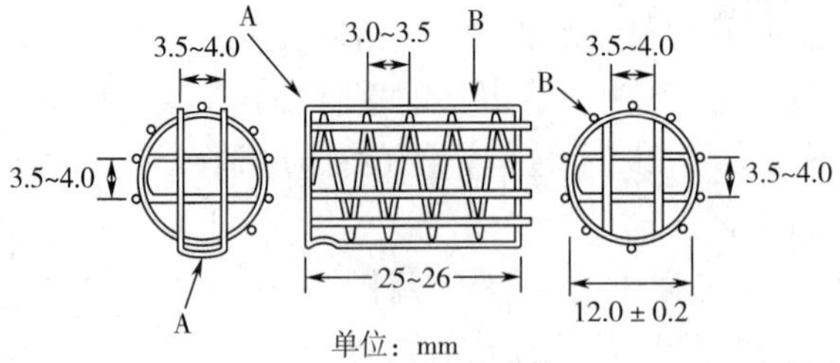

图6-4　沉降篮装置

A—耐酸金属卡　B—耐酸金属支架

缓释制剂或控释制剂照普通制剂方法操作,但至少采用三个取样时间点,在规定取样时间点,吸取溶液适量,及时补充相同体积的温度为(37±0.5)℃的溶出介质,滤过,自取样至滤过应在30s内完成。照各品种项下规定的方法测定,计算每片(粒)的溶出量。

(2)第三法、第四法、第五法、第六法和第七法的具体测定方法,见二维码 6-1。

二维码 6-1　溶出度与释放度测定的其他方法

4. 记录与计算

(1)记录　记录的内容包括所用方法、溶出介质及加入量、转速、温度、取样时间、取样体积、滤材、测定方法等。

(2)计算　溶出量以相当于标示量的百分数(%)表示。

$$溶出量/\% = \frac{溶出质量}{标示量} \times 100\%$$

①采用吸收系数($E_{1cm}^{1\%}$)时的计算:

$$溶出量/\% = \frac{A \times 10 \times S}{E_{1cm}^{1\%} \times W} \times 100\%$$

式中　A——供试品吸光度

S——供试品溶出介质的体积(mL)及稀释倍数

W——供试品的标示规格,mg

②用对照品时的计算:

$$溶出量/\% = \frac{A \times W_r \times S}{A_r \times W \times S_r} \times 100\%$$

式中　A——供试品溶液的吸光度或峰面积

W_r——对照品的取用量,mg

S_r——对照品的溶解体积及稀释倍数

A_r——对照品溶液的吸光度或峰面积

S——供试品溶出介质的体积及稀释倍数

W——供试品的标示规格,mg

③自身对照法的计算:

$$溶出量/\% = \frac{A \times W_r \times S}{A_r \times W \times S_r} \times 100\%$$

式中　A——供试品溶液的吸光度或峰面积

W_r——自身对照品的取用量(即约相当于平均片重或平均装量的供试品的量),g

S_r——自身对照品溶液的稀释倍数

A_r——自身对照品溶液的吸光度或峰面积

S——供试品溶液的稀释倍数

W——供试品的平均片重或平均装量,g

5. 结果判定

普通制剂:符合下述条件之一者,可判为符合规定。

(1)6 片(粒、袋)中,每片(粒、袋)的溶出量按标示量计算,均不低于规定限度

(Q)。

(2)6片(粒、袋)中,如有1~2片(粒、袋)低于Q,但不低于Q-10%,且其平均溶出量不低于Q。

(3)6片(粒、袋)中,有1~2片(粒、袋)低于Q,其中仅有1片(粒、袋)低于Q-10%,但不低于Q-20%,且其平均溶出量不低于Q时,应另取6片(粒、袋)复试;初、复试的12片(粒、袋)中有1~3片(粒、袋)低于Q,其中仅有1片(粒、袋)低于Q-10%,但不低于Q-20%,且其平均溶出量不低于Q。

以上结果判断中所示的10%、20%是指相对于标示量的百分率(%)。

缓释制剂或控释制剂除另有规定外,符合下述条件之一者,可判为符合规定。

①6片(粒)中,每片(粒)在每个时间点测得的溶出量按标示量计算,均未超出规定范围。

②6片(粒)中,在每个时间点测得的溶出量,如有1~2片(粒)超出规定范围,但未超出规定范围的10%,且在每个时间点测得的平均溶出量未超出规定范围。

③6片(粒)中,在每个时间点测得的溶出量,如有1~2片(粒)超出规定范围,其中仅有1片(粒)超出规定范围的10%,但未超出规定范围的20%,且其平均溶出量未超出规定范围,应另取6片(粒)复试;初、复试的12片(粒)中,在每个时间点测得的溶出量,如有1~3片(粒)超出规定范围,其中仅有1片(粒)超出规定范围的10%,但未超出规定范围的20%,且其平均溶出量未超出规定范围。

以上结果判断中所示超出规定范围的10%、20%是指相对于标示量的百分率(%),其中超出规定范围10%是指:每个时间点测得的溶出量不低于低限的-10%,或不超过高限的+10%;每个时间点测得的溶出量应包括最终时间测得的溶出量。

6. 注意事项

(1)溶出度仪的适用性及性能确认试验　除仪器的各项机械性能应符合上述规定外,还应用溶出度标准片试验对仪器性能进行确认,按照标准片的说明书操作,试验结果应符合标准片的规定。

(2)溶出介质　应使用各品种项下规定的溶出介质,除另有规定外,室温下体积为900mL,并应新鲜配制和经脱气处理;如果溶出介质为缓冲液,当需要调节pH时,一般调节pH至规定pH±0.05之内。

(3)取样时间应按照品种各论中规定的取样时间取样,自6杯中完成取样的时间应在1min内。

(4)除另有规定外,颗粒剂或干混悬剂的投样应在溶出介质表面分散投样,避免集中投样。

(5)如胶囊壳对分析有干扰,应取不少于6粒胶囊,除尽内容物后,置一个溶出杯内,按该品种项下规定的分析方法测定空胶囊的平均值,做必要校正。如校正值大于标示量的25%,试验无效。如校正值不大于标示量的2%,可忽略不计。

实训18　甲硝唑片的溶出度检查

【实训目的】

1. 掌握溶出度的概念、测定意义、测定方法。

2. 能按照标准操作规程完成片剂溶出度的测定。

3. 能进行结果的判断与分析,能规范填写检验记录。

【实训导入】

甲硝唑片,用于治疗肠道和肠外阿米巴病,还可用于治疗阴道滴虫病、小袋虫病和皮肤利什曼病、麦地那龙线虫感染等。目前还广泛用于抗厌氧菌感染的治疗。

【实训描述】

通过查阅《中国药典》(2020年版)二部甲硝唑片质量标准,制订溶出度测定流程并实施,评价该药品的溶出度是否符合要求。

【质量要求】

甲硝唑片的溶出度检查,限度为标示量的80%,应符合规定。

【实训准备】

药品和仪器:甲硝唑片、溶出仪、紫外-可见分光光度计、取样器、过滤器(孔径不大于0.8μm)。

【实训实施】

1. 工作内容

取本品,照溶出度与释放度测定法(通则0931第一法),以盐酸溶液(9→1000)900mL为溶出介质,转速为每分钟100转,依法操作,经30min时,取溶液,滤过,精密量取续滤液3mL,置50mL量瓶中,用溶出介质稀释至刻度,摇匀,照紫外-可见分光光度法(通则0401),在277nm的波长处测定吸光度,按$C_6H_9N_3O_3$的吸收系数($E_{1cm}^{1\%}$)为377计算每片的溶出量。限度为标示量的80%,应符合规定。

2. 实验准备

(1)测定前,应对仪器装置进行必要调试,使转篮底部距溶出杯的内底部(25±2)mm。

(2)溶出介质的制备　溶出介质要求脱气处理,可采用的脱气方法:取溶出介质,在缓慢搅拌下加热至约41℃,并在真空条件下不断搅拌5min以上;或采用煮沸、超声、抽滤等其他有效的脱气方法。

(3)将该品种项下所规定的溶出介质脱气,并按规定量置于溶出杯中,开启仪器的预制温度,一般应根据室温情况,可稍高于37℃,以使溶出杯中溶出介质的温度保持在(37±0.5)℃。并应使用0.1分度的温度计,逐一在溶出杯中测量,6个溶出杯之间的差异应在0.5℃之内。

(4)取样位置　应在转篮的顶端至液面的中点,并距溶出杯内壁10mm处。

3. 样品测定

分别量取经脱气处理的溶出介质盐酸溶液(9 → 1000)900mL 共 6 份，置各溶出杯内，待溶出介质温度恒定在(37±0.5)℃后，取供试品 6 片，分别投入 6 个干燥的转篮内，将转篮降入溶出杯中，按转速为 100r/min 启动仪器，计时；经 30min 时，吸取溶出液适量，立即用 0.45μm 微孔滤膜滤过，自取样至滤过应在 30s 内完成。精密量取续滤液 3mL，置 50mL 量瓶中，用盐酸溶液(9 → 1000)稀释至刻度，摇匀，在 277nm 的波长处测定吸光度，计算每片的溶出量。

4. 计算

$$溶出量/\% = \frac{A \times 10 \times S}{E_{1cm}^{1\%} \times W} \times 100\%$$

5. 结果判定

同“溶出度与释放度测定法”中“普通制剂”的结果判定。

【检验原始记录】

原始记录见表 1。

表 1　　药品的溶出度检查原始记录

温度(℃)：　　　　相对湿度(%)：　　　　编号：

检品名称			检品规格			
生产厂家			生产批号			
包装			有效期			
检验数量			检验日期			
检验目的			检验项目			
检验依据						
检验方法						
检验过程						
仪器型号			转速/(r/min)			
装置						
溶出介质名称			溶出介质用量			
取样时间			供试溶液的稀释倍数			
对照溶液的配制						
序号	1	2	3	4	5	6
吸光度						
溶出量						
平均溶出量						

续表

计算过程	
限度	
检验结果	
标准规定	
检验结论	

检验人：　　　　　　　　　　　　　　　　复核人：

年　月　日　　　　　　　　　　　　　　年　月　日

【实训注意】

同溶出度测定法注意事项。

【实训思考】

头孢氨苄胶囊的溶出度应如何进行测定？

【实训评价】

考核评价见表2。

表2　甲硝唑片的溶出度测定技能考核评价

序号	实训步骤	实训内容	技术要求	分值	得分
1	制订工作方案	检验依据的确定	会查阅并确定检验依据	5	
2	准备工作	仪器、药品	准备充分	5	
3	溶出度测定	调试仪器装置	转篮底部距溶出杯的内底部(25±2)mm	10	
		溶出介质的制备	溶出介质要求脱气处理	5	
		加溶出介质和加热	溶出杯中加入规定量溶出介质，启动仪器加热至规定温度	5	
		参数设置	转速、取样时间	5	
		投放样品	取供试品6片，分别投入6个干燥的转篮内，将转篮降入溶出杯中，启动仪器，计时	5	
		取样	30min后取样，6杯内的取样1min内完成	5	
		过滤	立即用微孔滤膜滤过，30s内完成	5	
		配制样品溶液	稀释合适，操作规范	5	
		测定吸光度	波长设置正确，及时记录数据	10	

续表

序号	实训步骤	实训内容	技术要求	分值	得分
4	结果计算	计算溶出度	公式正确	5	
			结果计算正确	5	
5	结果判断	判定标准	限度为标示量的80%,应符合规定	5	
		结果判定	判定结果正确	5	
6	文明操作	仪器复原	已复原	3	
		清理台面	整理	2	
		检验原始记录	填写规范完整	10	
总分				100	

四、片剂脆碎度检查法

1. 概述

片剂外观应完整光洁、色泽均匀,有适宜的硬度和耐磨性,以免包装、运输过程中发生磨损或破碎,除另有规定外,非包衣片应符合片剂脆碎度检查法(通则0923)的要求。

本法用于检查非包衣片的脆碎情况及其他物理强度,如压碎强度等。

2. 仪器装置

一边可打开的透明耐磨塑料圆筒,内径约为286mm,深度为39mm,内壁抛光。筒内有一自中心轴套向外壁延伸的弧形隔片[内径为(80±1)mm,内弧表面与轴套外壁相切],使圆筒转动时,片剂产生滚动(图6-5)。圆筒固定于同轴的水平转轴上,转轴与电动机相连,转速为每分钟(25±1)转。每转动一圈,片剂滚动或滑动至筒壁或其他片剂上。

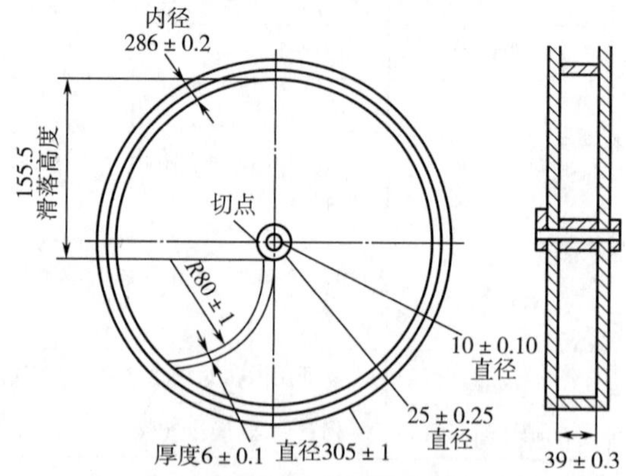

图6-5 片剂脆碎度检查仪(单位:mm)

3. 检查法

片重为0.65g或以下者取若干片，使其总重约为6.5g；片重大于0.65g者取10片。用吹风机吹去片剂脱落的粉末，精密称重（W_1），置圆筒中，转动100次。取出，用吹风机吹去粉末后，精密称定（W_2）。

4. 记录与计算

（1）记录所用仪器型号（或仪器编号），两次称量数据和试验后检出断裂、龟裂或粉碎的片数。

（2）计算

$$\text{减失重量}(\%)=\frac{W_1-W_2}{W_1}\times 100\%$$

5. 结果与判定

（1）未检出断裂、龟裂或粉碎片，且减失重量未超过1%时，判为符合规定。

（2）减失重量超过1%，但未检出断裂、龟裂或粉碎片的供试品，另取供试品复测2次。3次的平均减失重量未超过1%时，且未检出断裂、龟裂或粉碎片，判为符合规定；3次的平均减失重量超过1%时，判为不符合规定。

（3）如检出断裂、龟裂或粉碎片的供试品，即判为不符合规定。

6. 注意事项

（1）如供试品的形状或大小使片剂在圆筒中形成不规则滚动时，可调节圆筒的底座，使与桌面成约10°的角，试验时片剂不再聚集，能顺利下落。

（2）对于形状或大小在圆筒中形成严重不规则滚动或特殊工艺生产的片剂，不适于本法检查，可不进行脆碎度检查。

（3）对易吸湿的制剂，操作时应注意防止吸湿，通常控制实验室的相对湿度在40%以下。

实训19　甲硝唑片的脆碎度检查

【实训目的】

1. 掌握片剂脆碎度检查的测定意义、测定方法。
2. 能按照标准操作规程完成片剂脆碎度检查。
3. 能进行结果的判断与分析，能规范填写检验记录。

【实训导入】

甲硝唑片为白色或类白色片，属于抗厌氧菌药、抗滴虫药。应遮光、密封，在阴凉干燥处保存。

【实训描述】

通过查阅《中国药典》（2020年版）四部片剂脆碎度检查法（通则0923）的要

求,制订甲硝唑片的脆碎度检查工作流程并实施,评价该药品的脆碎度是否符合要求。

【质量要求】

甲硝唑片的脆碎度检查,应符合规定。

【实训准备】

药品和仪器:甲硝唑片、片剂脆碎度检查仪、分析天平(分度值 1mg)、吹风机。

【实训实施】

1. 仪器参数

仪器的转速为每分钟(25±1)转,设定圆筒转动总次数为 100 次(即试验时间为 4min)。

2. 检查法

同"片剂脆碎度检查法"。

3. 计算

同"片剂脆碎度检查法"。

4. 结果与判定

同"片剂脆碎度检查法"。

【检验原始记录】

原始记录见表 1。

表 1　药品的脆碎度检查原始记录

温度(℃):　　相对湿度(%):　　编号:

检品名称		检品规格	
生产厂家		生产批号	
包装		有效期	
检验数量		检验日期	
检验目的		检验项目	
检验依据			
检验方法			
检验过程			
仪器型号			
试验前质量/g			
断裂、龟裂或粉碎片数/片			
试验后质量/g			

续表

减失重量(计算过程)	
检验结果	
标准规定	
检验结论	

检验人：　　　　　　　　　　　　　　复核人：
年　月　日　　　　　　　　　　　　年　月　日

【实训注意】

同片剂脆碎度检查法。

【实训思考】

易吸湿的片剂脆碎度应如何进行检查？

【实训评价】

考核评价见表2。

表2　　甲硝唑片的脆碎度检查技能考核评价

序号	实训步骤	实训内容	技术要求	分值	得分
1	制订工作方案	检验依据的确定	会查阅并确定检验依据	5	
2	准备工作	仪器、药品	准备充分	10	
3	脆碎度检查	仪器参数	转速为每分钟(25±1)转，圆筒转动总次数为100次	5	
		供试品的取用量	片重≤0.65g，取若干片，总重量约为6.5g，片重大于0.65g者取10片	10	
		精密称定(W_1)	用吹风机吹去片剂表面脱落的粉末，精密称定(W_1)	10	
		启动仪器	供试品置圆筒中，转动100次	5	
		观察现象	供试品不得出现断裂、龟裂或粉碎	10	
		精密称定(W_2)	用吹风机吹去粉末后，精密称定(W_2)	10	
4	结果判断	判定标准	未检出断裂、龟裂或粉碎片，且减失重量未超过1%时，判为符合规定	5	
		结果判定	判定结果正确	10	

续表

序号	实训步骤	实训内容	技术要求	分值	得分
5	文明操作	仪器复原	已复原	3	
		清理台面	整理	2	
		检验原始记录	填写规范完整	15	
总分				100	

五、含量均匀度检查法

1. 基本概念

含量均匀度系指单剂量的固体制剂、半固体或非均相液体制剂中的每片(个)含量符合标示量的程度。

除另有规定外,片剂、硬胶囊剂、颗粒剂或散剂等,每一个单剂标示量小于25mg或主药含量小于每一个单剂质量25%者;药物间或药物与辅料间采用混粉工艺制成的注射用无菌粉末;内充非均相溶液的软胶囊;单剂量包装的口服混悬液、透皮贴剂和栓剂等品种项下规定含量均匀度应符合要求的制剂,均应检查含量均匀度。复方制剂仅检查符合上述条件的组分,多种维生素或微量元素一般不检查含量均匀度。

凡检查含量均匀度的制剂,一般不再检查重(装)量差异;当全部主成分均进行含量均匀度检查时,复方制剂一般也不再检查重(装)量差异。

2. 检查方法

除另有规定外,取供试品10个,照各药品项下规定的方法,见下式。

$$A = |100 - \overline{X}|$$

$$S = \sqrt{\frac{\sum_{i=1}^{n}(x_i - \overline{X})^2}{n-1}}$$

式中 X——一个单剂以标示量为100的相对含量

$\overline{X}$——平均值

S——标准差

A——标示量与平均值之差的绝对值

3. 结果判定

(1)若$A+2.2S \leq L$,则供试品的含量均匀度符合规定。

(2)若$A+S>L$,则不符合规定。

(3)若$A+2.2S>L$,且$A+S \leq L$,则应另取供试品20个复试。

根据初、复试结果,计算30个单剂的均值$\overline{X}$、标准差S和标示量与均值之差的

绝对值 A，再按下述公式计算并判定。

①当 $A \leqslant 0.25L$ 时，若 $A^2+S^2 \leqslant 0.25L^2$，则供试品的含量均匀度符合规定；若 $A^2+S^2>0.25L^2$，则不符合规定。

②当 $A>0.25L$ 时，若 $A+1.7S \leqslant L$，则供试品的含量均匀度符合规定；若 $A+1.7S>L$，则不符合规定。

上述公式中，L 为规定值，除另有规定外，$L=15.0$；单剂量包装的混悬液、内充非均相溶液的软胶囊、胶囊型或泡囊型粉雾剂、单剂量包装的眼用、耳用、鼻用混悬液、固体或半固体制剂的 $L=20.0$；透皮制剂、栓剂 $L=25.0$。

如该药品项下规定含量均匀度的限度为±20%或其他值时，$L=20.0$ 或其他相应的数值。

当各品种正文项下含量限度规定的上下限平均值(T)大于 100.0(%)时，若 $\overline{X}<100.0$，则 $A=100-\overline{X}$；若 $100.0 \leqslant \overline{X} \leqslant T$ 时，则 $A=0$；若 $\overline{X}>T$，则 $A=\overline{X}-T$。同上法计算，判定结果，即得。当 $T<100.0$(%)时，应按各品种正文中规定的方法计算 A 值。

4. 记录与计算

(1)应记录实验日期、检测方法、所用仪器型号(或编号)，供试品溶液的制备方法以及每一个单剂测得的响应值等数据。如果使用对照品溶液，还应该记录对照品的来源、纯度、干燥条件、制备方法、称量重量(质量)和响应值等。

(2)除另有规定外，作为检查项，可制备一份对照品溶液。如在正文中规定，含量均匀度的平均值作为含量测定结果，则对照品溶液的制备应符合含量测定的要求，通常应制备两份。

(3)每一个单剂的相对含量 x_i 和标准差 S 以及标示量与平均值之差 A 均应保留至小数点后 2 位，判别式的计算结果修约至小数点后 1 位。

5. 注意事项

(1)应随机抽取样品，不应采用任何方法进行筛选。

(2)当测定的时间较长时，应注意溶液的稳定性，必要时应随制备随测定。

(3)采用紫外-可见分光光度法时，所用溶剂需一次配够，当用量较大时，即使是同批号的溶剂，也应混合均匀后使用。

实训 20　乙胺嘧啶片的含量均匀度检查

【实训目的】

1. 掌握片剂含量均匀度检查的测定意义、测定方法。
2. 能按照标准操作规程完成片剂的含量均匀度检查。
3. 能进行结果的判断与分析，能规范填写检验记录。

【实训导入】

乙胺嘧啶片为白色片，主要用于疟疾的预防，也可用于治疗弓形虫病。贮藏遮光，密封保存。

【实训描述】

通过查阅《中国药典》(2020 年版)二部乙胺嘧啶片质量标准检查项下，制订含量均匀度检查(通则 0941)的工作流程并实施，评价该药品的含量均匀度是否符合要求。

【质量要求】

乙胺嘧啶片的含量均匀度，依法测定，应符合规定。

【实训准备】

1. 仪器

容量瓶(100mL、25mL)、移液管、胶头滴管、紫外-可见分光光度计、滤纸、漏斗。

2. 药品、试剂

乙胺嘧啶片、0. 1mol/L 盐酸溶液。

【实训实施】

1. 工作内容

取本品 1 片，置 100mL 量瓶中，加 0. 1mol/L 盐酸溶液适量，超声使乙胺嘧啶溶解，放冷，用 0. 1mol/L 盐酸溶液稀释至刻度，摇匀，滤过，精密量取续滤液 5mL，置 25mL 量瓶中，用 0. 1mol/L 盐酸溶液稀释至刻度，摇匀，照紫外-可见分光光度法(通则 0401)，在 272nm 的波长处测定吸光度，按 $C_{12}H_{13}ClN_4$ 的百分吸收系数($E_{1cm}^{1\%}$)为 319 计算，即得。

2. 操作步骤

(1)溶液制备　取本品 1 片，置 100mL 量瓶中，加 0. 1mol/L 盐酸溶液适量，超声使乙胺嘧啶溶解，放冷，用 0. 1mol/L 盐酸溶液稀释至刻度，摇匀。同法制备 10 份供试品溶液。

(2)溶液稀释　用干滤纸过滤，弃去初滤液，精密量取续滤液 5mL，置 25mL 量瓶中，用 0. 1mol/L 盐酸溶液稀释至刻度，摇匀。

(3)吸光度测定　照紫外-可见分光光度法，在 272nm 波长处测定溶液的吸光度 A($E_{1cm}^{1\%}=319$)。

(4)计算　样品相对含量 X、A 值($A=|100-\bar{X}|$)和标准差 S。

$$X=\frac{A\times 1\%\times D\times V}{E_{1cm}^{1\%}\times L\times \text{标示量}}\times 100$$

$$S=\sqrt{\frac{\sum_{i=1}^{n}(x_1-\bar{X})^2}{n-1}}$$

式中　A——供试品溶液的吸光度

$E_{1cm}^{1\%}$——供试品溶液的百分吸收系数，mL/(g·cm)

L——吸收池的厚度，cm

D——供试品溶液的稀释倍数

V——供试品溶液的第一次定容体积，mL

n——药片个数

3. 结果判断

同含量均匀度检查法。

【检验原始记录】

原始记录见表1。

表1　　药品的含量均匀度检查原始记录

温度(℃)：　　　　相对湿度(%)：　　　　编号：

<table>
<tr><td>检品名称</td><td colspan="4"></td><td colspan="3">检品规格</td><td colspan="3"></td></tr>
<tr><td>生产厂家</td><td colspan="4"></td><td colspan="3">生产批号</td><td colspan="3"></td></tr>
<tr><td>包装</td><td colspan="4"></td><td colspan="3">有效期</td><td colspan="3"></td></tr>
<tr><td>检验数量</td><td colspan="4"></td><td colspan="3">检验日期</td><td colspan="3"></td></tr>
<tr><td>检验目的</td><td colspan="4"></td><td colspan="3">检验项目</td><td colspan="3"></td></tr>
<tr><td>检验依据</td><td colspan="10"></td></tr>
<tr><td>检验方法</td><td colspan="10"></td></tr>
<tr><td colspan="11">检验过程</td></tr>
<tr><td>仪器型号</td><td colspan="3"></td><td colspan="4">测定条件</td><td colspan="3"></td></tr>
<tr><td>供试品溶液的制备</td><td colspan="10"></td></tr>
<tr><td>序号</td><td>1</td><td>2</td><td>3</td><td>4</td><td>5</td><td>6</td><td>7</td><td>8</td><td>9</td><td>10</td></tr>
<tr><td>吸光度</td><td></td><td></td><td></td><td></td><td></td><td></td><td></td><td></td><td></td><td></td></tr>
<tr><td>相对含量(X)</td><td></td><td></td><td></td><td></td><td></td><td></td><td></td><td></td><td></td><td></td></tr>
<tr><td>均值 ($\overline{X}$)</td><td colspan="10"></td></tr>
<tr><td>标准差(S)</td><td colspan="10"></td></tr>
<tr><td>标示量与均值之差的绝对值(A)</td><td colspan="10"></td></tr>
<tr><td>A+2.2S</td><td colspan="10"></td></tr>
<tr><td>A+S</td><td colspan="10"></td></tr>
</table>

续表

检验结果	
标准规定	
检验结论	

检验人：　　　　　　　　　　　　　　　　　　　复核人：

年　月　日　　　　　　　　　　　　　　　　　年　月　日

【实训注意】

1. 每一个单剂的相对含量 x_i 和标准差 S 以及标示量与平均值之差 A 均应保留至小数点后 2 位。判别式的计算结果修约至小数点后 1 位。

2. 采用紫外-可见分光光度法时，所用溶剂需一次配够，当用量较大时，即使是同批号的溶剂，也应混合均匀后使用。

【实训思考】

马来酸氯苯那敏片的含量均匀度应如何进行检查？

【实训评价】

考核评价见表 2。

表 2　　乙胺嘧啶片的含量均匀度检查技能考核评价

序号	实训步骤	实训内容	技术要求	分值	得分
1	制订工作方案	检验依据的确定	会查阅并确定检验依据	5	
2	准备工作	仪器、药品	准备充分	10	
3	含量均匀度检查	溶液制备	按要求制备	10	
		溶液稀释	按要求稀释	10	
		吸光度测定	272nm 波长处测定溶液的吸光度 A	20	
4	结果判断	结果计算	计算正确，有效数字保留正确	10	
		判定标准	$A+2.2S \leqslant L$，符合规定 $A+S>L$，不符合规定	5	
		结果判定	正确判定结果	10	
5	文明操作	仪器复原	已复原	3	
		清理台面	整理	2	
		检验原始记录	填写规范完整	15	
总分				100	

六、装量与装量差异检查法

(一)装量检查法

1. 简述

本项适用于50mL及50mL以下的单剂量注射液的装量检查，其目的在于保证单剂量注射液的注射用量不少于标示量，以达到临床用药剂量要求。

标示装量为50mL以上的注射液和注射用浓溶液，按最低装量标准操作规范检查，应符合规定。

凡规定检查含量均匀度的注射液(如塞替派注射液)，可不进行装量检查。

2. 仪器与用具

注射器及注射针头，量筒(量入型)规格1、2、5、10、20及50mL的量筒，均应预先标准化。

3. 操作方法

(1)按表6-3规定取用量抽取供试品。

表6-3　　注射剂供试品取用量

标示装量	供试品取用量/支
2mL或2mL以下	5
2mL以上至50mL	3

(2)取供试品，擦净瓶外壁，轻弹瓶颈部使液体全部下落，小心开启，将每支内容物分别用相应体积的干燥注射器(包括注射器针头)抽尽，注入预经标化的量筒内，在室温下检视，读出每支装量。

(3)如供试品为油溶液或混悬液时，检查前应先微温摇匀，立即按(2)项下方法操作，并冷至室温后检视。

4. 记录与计算

主要记录室温、抽取供试品支数、供试品的标示装量、每支供试品的实测装量。

5. 结果与判定

每支注射液的装量均不得少于其标示装量；如有少于其标示装量者，即判为不符合规定。

6. 注意事项

(1)所用注射器及量筒必须洁净、干燥并经定期校准；其最大容量应与供试品的标示装量相一致，量筒的体积应使待测体积至少占其额定体积的40%。

(2)注射器应配上适宜号数的注射针头，其大小与临床使用情况相近为宜。

(二)装量差异检查法

1. 简述

本项适用于注射用无菌粉末的装量差异检查。本项检查的目的在于控制各瓶间装量的一致性,以保证使用剂量的准确。凡规定检查含量均匀度的注射用无菌粉末,可不进行“装量差异”检查。

2. 仪器与用具

分析天平分度值 0.1mg(适用于平均装量为 0.15g 及其以下的粉针剂)或分度值 1mg(适用于平均装量在 0.15g 以上的粉针剂)

3. 操作方法

(1)取供试品 5 瓶(支),除去瓶签(若为纸标签,用水润湿后除去纸屑;若为直接在玻璃上印字标签,用适当有机溶剂擦除字迹),容器外壁用乙醇擦净,置干燥器内放置 12h 待干燥后,除去铝盖,分别编号,依次放于固定位置。

(2)轻叩橡皮塞或安瓿颈,使其上附着的粉末全部落下,开启容器(注意避免玻璃屑等异物落入容器中),分别迅速精密称定每瓶(支)的重量,倾出内容物,容器用水、乙醇洗净,依次放回原固定位置,在适当的条件下干燥后,再分别精密称定每一容器的重量,即可求出每 1 瓶(支)的装量和平均装量。

(3)复试　初试中,如有 1 瓶(支)的装量超过装量差异限度规定时,应另取 10 瓶(支)按(1)~(2)项下方法复试。

4. 记录与计算

(1)记录每次称量数据。

(2)根据每瓶(支)的重量与其空瓶重之差,求算每瓶(支)内容物重量。

(3)每瓶(支)内容物重量之和除以 5(复试时除以 10),即得平均装量($\bar{m}$),保留三位有效数字。

(4)按表 6-4 规定装量差异限度,求出允许装量范围($\bar{m} \pm \bar{m}$ ×装量差异限度)。

表 6-4　注射剂装量差异限度

平均装量	装量差异限度
0.05g 及 0.05g 以下	±15%
0.05g 以上至 0.15g	±10%
0.15g 以上至 0.50g	±7%
0.50g 以上	±5%

5. 结果与判定

(1)每 1 瓶(支)中的装量均未超出允许装量范围($\bar{m} \pm \bar{m}$ ×装量差异限度),或其装量差异均未超过表 6-4 规定者,均判为符合规定。

(2)每1瓶(支)中的装量与平均装量相比较,超过装量差异限度的粉针多于1瓶者,判为不符合规定。

(3)初试结果如仅有1瓶(支)的装量差异超过装量差异限度时,应另取10瓶(支)复试。复试结果每1瓶(支)的装量差异与装量差异限度相比较,均未超过者,可判为符合规定;若仍有1瓶(支)或1瓶(支)以上超出时,则判为不符合规定。

6. 注意事项

(1)开启安瓿装粉针时,应避免玻璃屑落入或溅失;开启橡皮塞铝盖玻璃瓶装粉针时,应先稍稍打开橡皮内塞使瓶内外的气压平衡,再盖紧后称重。

(2)用水、乙醇洗涤倾去内容物后的容器时,应避免将瓶外编号的字迹擦掉,以免影响称量结果,并将空容器与原橡皮塞或安瓿颈部配对放于原固定位置。

(3)空容器的干燥,一般可于60~70℃加热1~2h,也可在干燥器内干燥较长时间。

(4)称量空容器时,应注意瓶身与瓶塞(或折断的瓶颈部分)的配对。

拓展知识

最低装量检查法

最低装量检查法适用于固体、半固体和液体制剂。检查法有重量法和容量法,其中重量法适用于标示装量以重量计的制剂,容量法适用于标示装量以容量计的制剂。除制剂通则中规定检查重(装)量差异的制剂及放射性药品外,按规定方法检查,应符合规定。

1. 重量法

方法:除另有规定外,取供试品5个(50g以上者3个),除去外盖和标签,容器外壁用适宜的方法清洁并干燥,分别精密称定重量,除去内容物,容器用适宜的溶剂洗净并干燥,再分别精密称定空容器的重量,求出每个容器内容物的装量与平均装量,均应符合表6-5的有关规定。如有1个容器装量不符合规定,则另取5个(50g以上者3个)复试,应全部符合规定。

2. 容量法

方法:除另有规定外,取供试品5个(50mL以上者3个),开启时注意避免损失,将内容物转移至预经标化的干燥量入式量筒中(量具大小应使待测体积至少占其额定体积的40%),黏稠液体倾出后,除另有规定外,将容器倒置15min,尽量倾净。2mL及以下者用预经标化的干燥量入式注射器抽尽。读出每个容器内容物的装量,并求其平均装量,均应符合表6-5的有关规定。如有1个容器装量不符合规定,则另取5个(50mL以上者3个)复试,应全部符合规定。

表 6-5　　最低装量检查法有关规定

标示装量	注射液及注射用浓溶液		口服及外用固体、半固体、液体、黏稠液体	
	平均装量	每个容器装量	平均装量	每个容器装量
20g(mL)以下	—	—	不少于标示装量	不少于标示装量的93%
20g(mL)至50g(mL)	—	—	不少于标示装量	不少于标示装量的95%
50g(mL)以上	不少于标示装量	不少于标示装量的97%	不少于标示装量	不少于标示装量的97%

实训21　维生素C注射液的装量检查

【实训目的】

1. 掌握注射剂装量检查的测定意义、测定方法。
2. 能按照标准操作规程完成注射剂装量检查。
3. 能进行结果的判断与分析,能规范填写检验记录。

【实训导入】

维生素C注射液为维生素C的灭菌水溶液,为无色至微黄色的澄明液体。用于防治败血症;各种急慢性传染性疾病及紫癜等辅助治疗;慢性铁中毒的治疗;特发性高铁血红蛋白症的治疗;克山病患者发生心源性休克时,可用大剂量本品治疗。本品应遮光,密闭保存。

【实训描述】

通过查阅《中国药典》(2020年版)四部通则0102装量检查项下,制订装量检查的工作流程并实施,评价该药品的装量是否符合要求。

【质量要求】

维生素C注射液的装量,依法检查,应符合规定。

【实训准备】

1. 仪器

注射器及注射针头、量筒(量入型)规格1,2,5,10,20及50mL的量筒(均应预经标化)。

2. 药品、试剂

维生素C注射液。

【实训实施】

同"装量检查法"。

【检验原始记录】

原始记录见表1。

表 1　　药品的装量检查原始记录

温度(℃)：　　相对湿度(%)：　　编号：

检品名称		检品规格			
生产厂家		生产批号			
包装		有效期			
检验数量		检验日期			
检验目的		检验项目			
检验依据					
检验方法					
检验过程					
序号	1	2	3	4	5
装量/mL					
低于标示量的瓶数					
检验结果					
标准规定					
检验结论					

检验人：　　复核人：

年　月　日　　年　月　日

【实训注意】

1. 所用注射器及量筒必须洁净、干燥并经定期校准；其最大容量应与供试品的标示装量相一致，量筒的体积应使待测体积至少占其额定体积的 40%。

2. 注射器应配上适宜号数的注射针头，其大小与临床使用情况相近为宜。

【实训思考】

青霉素钠注射液的装量差异如何进行检查？

【实训评价】

实训评价见表 2。

表 2　　维生素 C 注射液的装量检查技能考核评价

序号	实训步骤	实训内容	技术要求	分值	得分
1	制订工作方案	检验依据的确定	会查阅并确定检验依据	5	
2	准备工作	仪器、药品	准备充分	10	

续表

序号	实训步骤	实训内容	技术要求	分值	得分
3	装量检查	按规定取用量抽取供试品	标示装量小于等于 2mL 者,取供试品 5 支(瓶);2mL 以上至 50mL 者,取供试品 3 支(瓶)	10	
		开启供试品	取供试品,擦净瓶外壁,轻弹瓶颈部使液体全部下落,小心开启	10	
		装量测定	注射器和量筒选择正确	10	
			将每支内容物分别用相应体积的干燥注射器抽尽,注入预经标化的量筒内,在室温下检视,读出每支装量	10	
4	结果判断	装量结果	体积读数正确	10	
		判定标准	每支注射液的装量均不得少于其标示装量;如有少于其标示装量者,即判为不符合规定	5	
		结果判定	判定结果正确	10	
5	文明操作	仪器复原	已复原	3	
		清理台面	整理	2	
		检验原始记录	填写规范完整	15	
总分				100	

七、可见异物检查法

可见异物是指存在于注射剂、眼用液体制剂和无菌原料药中,在规定条件下目视可以观测到的不溶性物质,其粒径或长度通常大于 50μm。

注射剂、眼用液体制剂应在符合药品生产质量管理规范(GMP)的条件下生产,产品在出厂前应采用适宜的方法逐一检查并同时剔除不合格产品。临用前,需在自然光下目视检查(避免阳光直射),如有可见异物,不得使用。

可见异物检查法(通则 0904)有灯检法和光散射法。一般常用灯检法,也可采用光散射法。灯检法不适用的品种,如用深色透明容器包装或液体色泽较深(一般深于各标准比色液 7 号)的品种,应选用光散射法;混悬型、乳状液型注射液或滴眼液不能使用光散射法。本节仅介绍灯检法。

1. 灯检法简述

本法为注射剂、眼用液体制剂和无菌原料药中可见异物检查的常用方法。还用于光散射法检出可见异物的供试品的复核确认。本实验所用供试品必须按规定随机抽样。

2. 检查装置和人员

(1)检查装置见图6-6。

①光源:采用带遮光板的日光灯,光照度在1000~4000lx内可以调节。用无色透明容器包装的无色供试品溶液,观察所在处的光照度为1000~1500lx;用透明塑料容器包装、棕色透明容器包装的供试品或有色供试品溶液,光照度为2000~3000lx;混悬型供试品或乳状液,光照度应增加至4000lx。

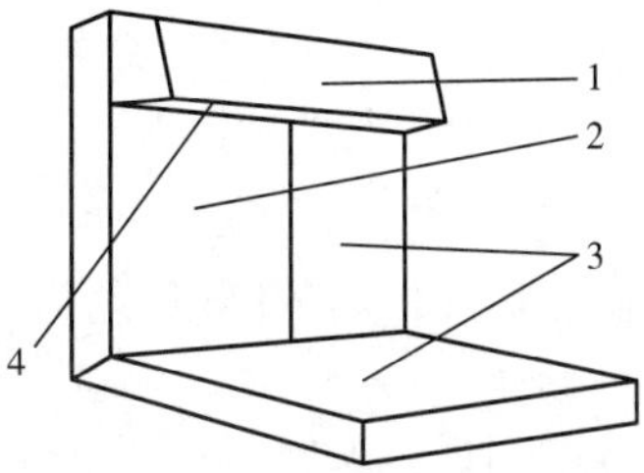

图6-6　灯检法示意图

1—带有遮光板的日光灯光源(光照度可在1000~4000lx内调节)
2—不反光的黑色背景
3—不反光的白色背景和底部(供检查有色异物)
4—反光的白色背景(指遮光板内侧)

②背景:不反光的黑色背景用于检查无色或白色异物;不反光的白色背景用于检查有色异物。

(2)检查人员条件　远距离和近距离视力测验,均应为4.9及以上(矫正后应为5.0及以上);应无色盲。

3. 检视距离

检查人员调节位置,使供试品位于眼部的明视距离处(指供试品至人眼的清晰观测距离通常为25cm)。

4. 操作方法

取规定量供试品,除去容器标签,擦净容器外壁,必要时将药液转移至洁净透明的适宜容器内。将供试品置遮光板边缘处,手持容器颈部,轻轻旋转和翻转容器(避免产生气泡),使药液中可能存在的可见异物悬浮,分别在黑色和白色背景下目视检查,重复观察,总检查时限为20s。供试品装量每支(瓶)在10mL及10mL以下的,每次检查可手持2支(瓶)。50mL或50mL以上大容量注射液按直、横、倒三步法检视。

(1)注射液除另有规定外,取供试品20支(瓶),按上述方法检查。

(2)注射用无菌粉末除另有规定外,取供试品5支(瓶),用适宜的溶剂和适当的方法先将样品完全溶解后,按上述方法检查。

(3)无菌原料药除另有规定外,按抽样要求称取各品种制剂项下的最大规格量5份,分别置洁净透明的适宜容器内,用适宜的溶剂和适当的方法使药物完全溶解后,按上述方法检查。

(4)眼用液体制剂除另有规定外,取供试品20支(瓶),按上述方法检查。

5. 记录

(1)记录光照度,检查供试品的数量、异物存在情况。

(2)对于不合格的可见异物结果,可以拍照留存图像;无法拍照的,可将样品留存。

6. 结果判定

(1)供试品中不得检出金属屑、玻璃屑、长度超过2mm的纤维、最大粒径超过2mm的块状物以及静置一段时间后轻轻旋转时肉眼可见的烟雾状微粒沉积物、无法计数的微粒群或摇不散的沉淀,以及在规定时间内较难计数的蛋白质絮状物等明显可见异物。

供试品中如检出点状物、2mm以下的短纤维和块状物等微细可见异物,生化药品或生物制品若检出半透明的小于约1mm的细小蛋白质絮状物或蛋白质颗粒等微细可见异物,除另有规定外,应符合表6-6、表6-7中的规定。

表6-6　生物制品注射液、滴眼剂结果判定

<table>
<tr><td rowspan="2">类别</td><td colspan="2">微细可见异物限度</td></tr>
<tr><td>初试20支(瓶)</td><td>初、复试40支(瓶)</td></tr>
<tr><td rowspan="2">注射液</td><td>装量50mL及以下,每支(瓶)中微细可见异物不得超过3个</td><td rowspan="2">≥3支(瓶)超出,不符合规定</td></tr>
<tr><td>装量50mL以上,每支(瓶)中微细可见异物不得超过5个</td></tr>
<tr><td rowspan="3">滴眼剂</td><td>如仅有1支(瓶)超出,符合规定</td><td rowspan="3">≥4支(瓶)超出,不符合规定</td></tr>
<tr><td>如检出2支(瓶)超出,复试</td></tr>
<tr><td>如检出3支(瓶)及以上超出,不符合规定</td></tr>
</table>

表6-7　非生物制品注射液、滴眼剂结果判定

<table>
<tr><td colspan="2" rowspan="2">类别</td><td colspan="2">微细可见异物限度</td></tr>
<tr><td>初试20支(瓶)</td><td>初、复试40支(瓶)</td></tr>
<tr><td rowspan="4">注射液</td><td rowspan="2">静脉用</td><td>如1支(瓶)检出,复试</td><td rowspan="2">≥3支(瓶)检出,不符合规定</td></tr>
<tr><td>如2支(瓶)或以上检出,不符合规定</td></tr>
<tr><td rowspan="2">非静脉用</td><td>如1~2支(瓶)检出,复试</td><td rowspan="2">≥3支(瓶)检出,不符合规定</td></tr>
<tr><td>如2支(瓶)以上检出,不符合规定</td></tr>
<tr><td colspan="2" rowspan="3">滴眼剂</td><td>如1支(瓶)检出,符合规定</td><td rowspan="3">≥4支(瓶)检出,不符合规定</td></tr>
<tr><td>如2~3支(瓶)检出,复试</td></tr>
<tr><td>如3支(瓶)以上检出,不符合规定</td></tr>
</table>

(2)既可静脉用也可非静脉用的注射液,以及脑池内、硬膜外、椎管内用的注射液应执行静脉用注射液的标准,混悬液与乳状液仅对明显可见异物进行检查。

(3)注射用无菌制剂　5支(瓶)供试品中,均不得检出明显可见异物。如检出微细可见异物,每支(瓶)检出微细可见异物的数量应符合表6-8的规定;如有1

支(瓶)超出表 6-8 中限度规定,另取 10 支(瓶)同法复试,均应不超出表 6-8 中限度规定。

表 6-8　　注射用无菌制剂结果判定

类别		每支(瓶)中微细可见异物限度
生物制品	复溶体积 50mL 及以下	≤3 个
	复溶体积 50mL 以上	≤5 个
非生物制品	冻干	≤3 个
	非冻干	≤5 个

(4)无菌原料药　5 份供试品中,均不得检出明显可见异物。如检出微细可见异物,每份供试品中检出微细可见异物的数量应符合相应注射用无菌制剂的规定;如有 1 份超出限度规定,另取 10 份同法复试,均应不超出限度规定。

7. 注意事项

(1)对于振摇或晃动后极易产生气泡且不易消失的供试品,应放置一定时间直至气泡消失再进行检查。

(2)液体制剂中如有结晶析出,可参照药品使用说明书中溶解结晶方式先处理,再进行可见异物检查。

(3)对于真空处理的供试品,可先用适当的方法破坏真空,以便于药物溶解。低温冷藏的品种,应先将其放至室温,再进行溶解和检查。

(4)配有专用溶剂的注射用无菌制剂,应先将专用溶剂按照注射液要求检查并符合注射液的规定后,再用其溶解注射用无菌制剂。

(5)检查时注意气泡通常是向上走的且速度较快,但对于略黏稠的液体来说,气泡会停止不动或向上走得很慢,在这种情况下,应注意区别气泡和可见异物。

(6)对于颜色较深的样品,可适当增加光照度。

(7)对于一名检测人员判断不明确的样品,可由 2~3 名检测人员共同进行判断。

实训 22　维生素 C 注射液的可见异物检查

【实训目的】

1. 掌握注射剂可见异物检查的测定意义、测定方法。
2. 能按照标准操作规程完成注射剂可见异物检查。
3. 能进行结果判断与分析,能规范填写检验记录。

【实训导入】

维生素 C 注射液为维生素 C 的灭菌水溶液,为无色至微黄色的澄明液体。用于防治败血症,也可用于各种急慢性传染性疾病及紫癜等辅助治疗。本品为溶液型注射液,应澄清。

【实训描述】

通过查阅《中国药典》(2020 年版)四部通则 0904 可见异物检查项下,制订可见异物检查的工作流程并实施,评价该药品的可见异物检查是否符合要求。

【质量要求】

维生素 C 注射液,照可见异物检查法(通则 0904)检查,应符合规定。

【实训准备】

灯检仪、维生素 C 注射液。

【实训实施】

1. 光照度

维生素 C 注射液为无色透明容器包装的无色供试品溶液,观察所在处的光照度为 1000~1500lx。

2. 检视距离

检查人员调节位置,使供试品至人眼的清晰观测距离通常为 25cm。

3. 取样量

注射液除另有规定外,取供试品 20 支(瓶),按上述方法检查。

4. 操作方法

(1)取规定量供试品,除去容器标签,擦净容器外壁。

(2)将供试品置遮光板边缘处,手持容器颈部,轻轻旋转和翻转容器(避免产生气泡),使药液中可能存在的可见异物悬浮,分别在黑色和白色背景下目视检查,重复观察,总检查时限为 20s。

(3)供试品装量每支(瓶)在 10mL 及 10mL 以下的,每次检查可手持 2 支(瓶)。

5. 结果判定

供试品中不得检出金属屑、玻璃屑、长度超过 2mm 的纤维、最大粒径超过 2mm 的块状物以及静置一段时间后轻轻旋转时肉眼可见的烟雾状微粒沉积物、无法计数的微粒群或摇不散的沉淀,以及在规定时间内较难计数的蛋白质絮状物等明显可见异物。

【检验原始记录】

原始记录见表 1。

表 1　药品的可见异物检查原始记录

温度(℃):　　　　相对湿度(%):　　　　编号:

检品名称		检品规格	
生产厂家		生产批号	
包装		有效期	

续表

检验数量					检验日期					
检验目的					检验项目					
检验依据										
检验方法										
检验过程										
仪器名称					检查的总支(瓶)数					
序号	1	2	3	4	5	6	7	8	9	10
异物名称										
序号	11	12	13	14	15	16	17	18	19	20
异物名称										
异物种类	玻璃片	纤维	白点	白块	黑点	色点	色块	结晶	浑浊	其他
异物数量										
异物百分比										
初检结果										
复检结果										
标准规定										
检验结论										

检验人：　　　　　　　　　　　　　　　　　复核人：

年　月　日　　　　　　　　　　　　　　　　年　月　日

【实训注意】

同灯检法进行可见异物检查操作注意事项。

【实训思考】

氯化钠注射液(规格为100mL：0.9g)的可见异物应如何进行检查？

【实训评价】

考核评价见表2。

表2　　维生素C注射液的可见异物检查技能考核评价

序号	实训步骤	实训内容	技术要求	分值	得分
1	制订工作方案	检验依据的确定	会查阅并确定检验依据	5	
2	准备工作	仪器、药品	准备充分	10	

续表

序号	实训步骤	实训内容	技术要求	分值	得分
3	可见异物检查	光照度	光照度为1000~1500lx	5	
		检视距离	使供试品至人眼的清晰观测距离为25cm	10	
		供试品取用量	取供试品20支	5	
		测定过程	除去容器标签,擦净容器外壁	5	
			将供试品置遮光板边缘,手持容器颈部,轻轻旋转和翻转容器,使药液中可能存在的可见异物悬浮,分别在黑色和白色背景下目视检查,重复观察,总检查时限为20s	20	
			供试品每支(瓶)装量≤10mL,每次检查可手持2支(瓶)	5	
4	结果判断	判定标准	供试品中不得检出金属屑、玻璃屑、长度超过2mm的纤维、最大粒径超过2mm的块状物以及静置一段时间后轻轻旋转时肉眼可见的烟雾状微粒沉积物、无法计数的微粒群或摇不散的沉淀,以及在规定时间内较难计数的蛋白质絮状物等明显可见异物	5	
		结果判定	判定结果正确	10	
5	文明操作	仪器复原	已复原	3	
		清理台面	整理	2	
		检验原始记录	填写规范完整	15	
总分				100	

八、不溶性微粒检查法

不溶性微粒检查法[《中国药典》(2020年版)四部通则0903]系用以检查静脉用注射剂(溶液型注射液、注射用无菌粉末、注射用浓溶液)及供静脉注射用无菌原料药中不溶性微粒的大小及数量。

《中国药典》规定了两种检查方法即光阻法(第一法)和显微计数法(第二法)。当光阻法测定结果不符合规定或供试品不适于用光阻法测定时,应采用显微计数法进行测定,并以显微计数法的测定结果作为判定依据。

本节重点介绍光阻法。

1. 简述

光阻法是当液体中的微粒通过一窄细检测通道时，与液体流向垂直的入射光，由于被微粒阻挡而减弱，因此由传感器输出的信号降低，这种信号变化与微粒的截面积大小相关，再根据检测的溶液体积和供试品标示装量，计算出每 1mL 溶液或每个容器中含 10μm 及 10μm 以上和 25μm 及 25μm 以上的不溶性微粒数。

2. 仪器与用具

不溶性微粒测定仪通常包括定量取样器、传感器和数据处理器三部分。测量粒径为 2~100μm，检测微粒浓度为 0~10000 个/mL。不溶性微粒测定仪应至少每 6 个月校准一次，校准项目包括：取样体积、微粒计数及传感器分辨率。如所使用仪器附有自检功能，可进行自检。

玻璃仪器和其他所需的用品均应洁净、无微粒。

3. 试药与试剂

本法所用微粒检查用水（或其他适宜溶剂），使用前须经不大于 1.0μm 的微孔滤膜滤过，并按《中国药典》规定检查不溶性微粒数，应符合以下要求。

取微粒检查用水（或其他适宜溶剂）50mL，按光阻法依法检查，每 10mL 中含 10μm 及 10μm 以上的不溶性微粒应在 10 粒以下，含 25μm 及 25μm 以上的不溶性微粒应在 2 粒以下。

如检测结果超出要求，表明微粒检查用水（或其他溶剂）、玻璃仪器和实验环境不适于进行微粒检查，应重新进行处理，至检测结果符合规定后方可进行供试品检查。

4. 操作方法

（1）标示装量为 25mL 或 25mL 以上的静脉用注射液或注射用浓溶液　除另有规定外，取供试品至少 4 个，分别按下法测定：取供试品 1 个，用水将容器外壁洗净，小心翻转 20 次，使溶液混合均匀，立即小心开启容器，先倒出部分供试品溶液冲洗开启口及取样杯，再将供试品溶液倒入取样杯中，静置 2min 或适当时间脱气泡，置于取样器上（或将供试品容器直接置于取样器上）。开启搅拌，使溶液混匀（避免气泡产生），依法测定至少 3 次，每次取样体积应不少于 5mL，记录数据，弃去第一次测定数据，取后续 2 次测定数据的平均值作为本个供试品测定结果。另取至少 3 个供试品，同法测定。取上述至少 4 个供试品的测定结果的平均值，作为该批次供试品的测定结果。

（2）标示装量为 25mL 以下的静脉用注射液或注射用浓溶液　除另有规定外，取供试品至少 4 个，分别按下法测定：用水将容器外壁洗净，小心翻转 20 次，使溶液混合均匀，静置 2min 或适当时间脱气泡，小心开启容器，直接将供试品容器置于取样器上，开启搅拌或以手缓缓转动，使溶液混匀（避免产生气泡），由仪器直接抽取适量溶液（以不吸入气泡为限），测定并记录数据，弃去第一个供试品的数据，取后续 3 个供试品的测定数据的平均值，并根据取样体积与每个容器的标示装量体积,计算出每个容器所含的微粒数。

也可采用适宜的方法,在洁净工作台上小心合并至少 4 个供试品的内容物(使总体积不少于 25mL),置于取样杯中,静置 2min 或适当时间脱气泡,置于取样器上。开启搅拌,使溶液混匀(避免气泡产生),依法测定至少 4 次,每次取样体积应不少于 5mL。弃去第一次测定数据,取后续 3 次测定数据的平均值,并根据取样体积与每个容器的标示装量体积,计算出每个容器所含的微粒数。

(1)和(2)项下的注射用浓溶液如黏度太大,不便直接测定时,可用水(或其他适宜溶剂)稀释后依法测定,并将测定结果用空白试验校正。

(3)静脉注射用无菌粉末　除另有规定外,取供试品至少 4 个,分别按下法测定:用水将容器外壁洗净,小心开启瓶盖,精密加入适量微粒检查用水(或适宜的溶剂),小心盖上瓶盖,缓缓振摇使内容物溶解,静置 2min 或适当时间脱气泡,小心开启容器,直接将供试品容器置于取样器上,开启搅拌或以手缓缓转动,使溶液混匀(避免气泡产生)由仪器直接抽取适量溶液(以不吸入气泡为限),测定并记录数据。弃去第一个供试品的数据,取后续 3 个供试品的测定数据的平均值,计算出每个容器所含的微粒数。

也可采用适宜的方法,取供试品至少 4 个,在洁净工作台上用水将容器外壁洗净,小心开启瓶盖,分别精密加入适量微粒检查用水(或适宜的溶剂),缓缓振摇使内容物溶解,小心合并容器中的溶液(使总体积不少于 25mL),置于取样杯中,静置 2min 或适当时间脱气泡,置于取样器上。开启搅拌,使溶液混匀(避免气泡产生),依法测定至少 4 次,每次取样应不少于 5mL。弃去第一次测定数据,取后续 3 次测定数据的平均值,并根据取样体积,计算出每个容器所含的微粒数。

(4)供注射用无菌原料药　按各品种项下规定,取供试品适量(相当于单个制剂的最大规格量)4 份,分别置取样杯或适宜的容器中,照(3)项下方法,自"精密加入适量微粒检查用水(或适宜的溶剂),缓缓振摇使内容物溶解"起,依法操作,测定并记录数据。弃去第一份供试品的数据,取后续至少 3 份供试品测定数据的平均值,计算出每份供试品所含的微粒数。

5. 记录与计算

记录应包括所用仪器型号、试验环境的检测结果、供试品标示规格、检查数量以及供试品制备等,根据微粒测定仪数据处理器打印出相应的数据,计算出供试品每 1mL(或每个容器或每份样品)中所含 10μm 及 10μm 以上和含 25μm 及 25μm 以上的不溶性微粒数。

6. 结果与判定

(1)标示装量为 100mL 或 100mL 以上的静脉用注射液,除另有规定外,每 1mL 中含 10μm 及 10μm 以上的微粒数不得过 25 粒,且含 25μm 及 25μm 以上的微粒数不得过 3 粒,判为符合规定。

(2)标示装量为 100mL 以下的静脉用注射液、静脉用注射无菌粉末、注射用浓溶液及供注射用无菌原料药除另有规定外，每个供试品容器（份）中含10μm及10μm以上的微粒数不得过6000粒，且含25μm及25μm以上的微粒数不得过600粒，判为符合规定。

如果微粒数超过规定数值，应采用显微计数法进行复验，并以显微计数法的测定结果作为判定依据。

7. 注意事项

（1）光阻法不适于黏度过高和易析出结晶的制剂，出现上述情况时应考虑采用显微计数法。

（2）供试品的检查数量　除另有规定外，一般应取供试品至少4个（份）以上进行不溶性微粒检查。

（3）对于小容量注射液，可以采用直接取样法测定，也可以采用多支内容物合并法测定。

（4）注射用无菌粉末一般先用微粒检查用水或适宜溶剂溶解后，再采用直接取样法或合并取样法测定。

（5）当光阻法测定结果不符合规定时，应采用显微计数法进行复验，并以显微计数法的测定结果作为判断依据。

九、渗透压摩尔浓度测定法

1. 简述

生物膜，例如人体的细胞膜或毛细血管壁，一般具有半透膜的性质，溶剂通过半透膜由低浓度溶液向高浓度溶液扩散的现象称为渗透，阻止渗透所需要施加的压力，称为渗透压。在涉及溶质的扩散或通过生物膜的液体转运各种生物过程中，渗透压都起着极其重要的作用。因此，在制备注射剂、眼用液体制剂等药物制剂时，必须关注其渗透压。处方中添加了渗透压调节剂的制剂，均应控制其渗透压摩尔浓度。

2. 渗透压与渗透压摩尔浓度

溶液的渗透压是溶液的依数性之一，通常以渗透压摩尔浓度（Osmolality）来表示，它反映的是溶液中各种溶质对溶液渗透压贡献的总和。

渗透压摩尔浓度的单位，通常以每千克溶剂中溶质的毫渗透压摩尔来表示，可按下式计算：

$$\text{渗透压摩尔浓度(mOsmol/kg)} = \frac{\text{每千克溶剂中溶解的溶质克数}}{\text{分子质量}} \times n \times 1000$$

式中　n——一个溶质分子溶解或解离时形成的粒子数。在理想溶液中，例如葡萄糖 $n=1$，氯化钠或硫酸镁 $n=2$，氯化钙 $n=3$，枸橼酸钠 $n=4$

目前采用冰点下降法测定溶液的渗透压摩尔浓度，正常人体血液的渗透压摩尔浓度为（285～310）mOsmol/kg，0.9%氯化钠注射液或5%葡萄糖注射液的渗透压摩尔浓度与人体血液相当。除另有规定外，等渗一般为（260～320）mOsmol/kg；冰点下降(0.48~0.59)℃或渗透压比为0.9~1.1。

3. 仪器与用具

渗透压摩尔浓度测定仪[通常由制冷系统、用来测定电流或电位差的热敏探头和振荡器(或金属探针)组成],测定时将测定探头浸入供试品溶液的中心,并降至仪器的冷却槽中。启动制冷系统,当供试品溶液的温度降至凝固点以下时,仪器采用振荡器(或金属探针)诱导溶液结冰,自动记录冰点下降的温度。仪器显示的测定值可以是冰点下降的温度,也可以是渗透压摩尔浓度。

4. 试药与试剂

(1)渗透压摩尔浓度测定仪校正用标准溶液　取基准氯化钠试剂,于500~650℃干燥40~50min,置干燥器(硅胶)中放冷至室温。根据需要,按表6-9所列数据精密称取适量,溶于1kg水中,摇匀,即得。

表6-9　渗透压摩尔浓度测定仪校正用标准溶液的配制

每1 kg水中NaCl的重量/g	毫渗透压摩尔浓度/(mOsmol/kg)	冰点下降温度 ΔT/℃
3.087	100	0.186
6.260	200	0.372
9.463	300	0.558
12.684	400	0.744
15.916	500	0.930
19.147	600	1.116
22.380	700	1.302

(2)渗透压摩尔浓度比测定用标准溶液　取基准氯化钠试剂,于500~650℃干燥40~50min,置干燥器(硅胶)中放冷至室温,取0.900g,精密称定,加水使溶解并稀释至100mL摇匀,即得。

5. 操作方法

供试品溶液的制备　供试品如为液体,通常可直接测定,但如为渗透压摩尔浓度大于700mOsmol/kg的高渗溶液(如甘露醇注射液、氨基酸注射液等)或为浓溶液,可用适宜的溶剂(如注射用水、0.9%氯化钠注射液或5%葡萄糖注射液等)稀释制备供试品溶液,并使其摩尔浓度处于表6-9测定范围内;如为固体(如注射用无菌粉末),可采用药品标签或说明书中的规定溶剂溶解并稀释至表6-9测定范围内。供试品如需溶解稀释后测定,应在品种各论项下规定具体的溶解或稀释方法。需特别注意的是,溶液经稀释后,粒子间的相互作用与原溶液有所不同,一般不能简单地将稀释后的测定值乘以稀释倍数来计算原溶液的渗透压摩尔浓度。

(1)渗透压摩尔浓度测定　按仪器说明书操作,首先取适量新沸放冷的水调节仪器零点,然后由表6-9中选择两种标准溶液[供试品溶液的渗透压摩尔浓度应介于两者之间,在(0~100)mOsmol/kg测定范围内,水(0mOsmol/kg)可以作为一个标准溶液使用]校正仪器,再测定供试品溶液的渗透压摩尔浓度或冰点下降值。供试品溶液重复测定两次(每次均重新取样测定),两次测定值的相对标准偏差不超过2%。计算两次测定结果的平均值。

(2)渗透压摩尔浓度比测定　供试品溶液与0.9%(g/mL)氯化钠标准溶液的渗透压摩尔浓度比率称为渗透压摩尔浓度比。用渗透压摩尔浓度测定仪分别测定供试品溶液与0.9%(g/mL)氯化钠标准溶液的渗透压摩尔浓度 O_T 与 O_S,方法同(1),并用下列公式计算渗透压摩尔浓度比:

$$\text{渗透压摩尔浓度比} = \frac{O_T}{O_S}$$

6. 记录与计算

记录一般应包括所用仪器型号、标准溶液的制备、供试品溶液的制备(直接测定或稀释后测定)、两种标准溶液的校准结果、供试品溶液测定结果,数据处理器打印出相应的数据等。

7. 注意事项

(1)为了使测定结果准确并有良好的重现性,应按各仪器说明书规定的取样体积,准确取样至测定管中,同时应避免测定溶液中存在气泡。在每次测定后应用水清洗热敏探头并用滤纸吸干,一般不宜使用有机溶剂清洗。

(2)供试品溶液再次测定时,需重新取样至另一干净的测定管中,测定后的溶液不得重复使用,因为降至冰点再熔化的溶液,溶质可能已不是均匀分布于溶剂中,易导致过早结晶,影响测定结果的重现性。

项目六任务一　测试题

任务二　制剂通则

一、常用剂型的检查项目

(一)片剂

片剂系指原料药物或与适宜的辅料制成的圆形或异形的片状固体制剂。片剂以口服普通片为主，另有含片、舌下片、口腔贴片、咀嚼片、分散片、可溶片、泡腾片、阴道片、阴道泡腾片、缓释片、控释片、肠溶片与口崩片等。片剂需要检查的项目见表 6-10。

表 6-10　　片剂的检查项目

类别		检查项目					
		重量差异	脆碎度	崩解时限	溶出度（释放度、融变时限）	微生物限度	其他
普通片	薄膜衣片	包衣后检查 √		30min	凡检查溶出度（释放度、融变时限）的，不再检查崩解时限	√	
	糖衣片	√ 包衣前检查		1h			
含片		√	√	10min		√	
舌下片		√	√	5min		√	
口腔贴片		√	√	—	溶出度或释放度	√	
咀嚼片		√	√	—		√	硬度
分散片		√	√	—	溶出度	√	分散均匀性
可溶片		√	√	3min		√	
泡腾片		√	√	5min		√	
阴道片		√	√	—	融变时限	√	
阴道泡腾片		√	√	—		√	发泡量
缓释片		√	√	—	释放度	√	
控释片		√	√	—	释放度	√	
肠溶片（结肠定位肠溶片）		√		√	释放度	√	
口崩片		√	√	√		√	

（二）注射剂

注射剂系指原料药物或与适宜的辅料制成的供注入体内的无菌制剂。注射剂可分为注射液、注射用无菌粉末与注射用浓溶液等。注射剂需要检查的项目和要求见表 6-11。

表 6-11　注射剂的检查项目

检查项目	类别		
	注射液	注射用无菌粉末	注射液用浓溶液
装量	√		√
装量差异		√	
渗透压摩尔浓度	静脉输液及椎管注射用注射液		
可见异物	√	√	√
不溶性微粒	静脉注射、静脉滴注、鞘内注射、椎管内注射的溶液型注射液	√	√
无菌	√	√	√
细菌内毒素或热原	静脉用注射剂		

二、各种剂型的检查项目

各种剂型需要检查的项目见表 6-12。

表 6-12　各种剂型需要检查的项目

剂型	检查项目
片剂	重量差异、崩解时限、发泡量、微生物限度
注射剂	装量、装量差异、渗透压摩尔浓度、可见异物、不溶性微粒、无菌、细菌内毒素或热原
胶囊剂	水分、装量差异、崩解时限、微生物限度
颗粒剂	粒度、水分、干燥失重、溶化性、装量差异、装量、微生物限度
眼用制剂	可见异物、粒度、沉降体积比、金属性异物、装量差异、装量、渗透压摩尔浓度、无菌
鼻用制剂	沉降体积比、递送剂量均一性、装量差异、装量、无菌、微生物限度
栓剂	重量差异、融变时限、膨胀值、微生物限度
丸剂	水分、重量差异、装量差异、装量、溶散时限、微生物限度
软膏剂、乳膏剂	抑菌效力、粒度、装量、无菌、微生物限度
糊剂	装量、微生物限度

续表

剂型		检查项目
吸入制剂	吸入气雾剂	递送剂量均一性、每罐总揿次、每揿主药含量、微细粒子剂量、微生物限度
	吸入粉雾剂	递送剂量均一性、微细粒子剂量、多剂量吸入粉雾剂总吸次、微生物限度
	吸入喷雾剂	递送剂量均一性、每瓶总喷次、微细粒子剂量、无菌
	吸入液体制剂	递送速率和递送总量、微细粒子剂量、无菌
	可转变成蒸气的制剂	微生物限度
喷雾剂		每瓶总喷次、每喷喷量、每喷主药含量、递送剂量均一性、装量差异、装量、无菌、微生物限度
气雾剂		每罐总揿次、递送剂量均一性、每揿主药含量、喷射速率、喷出总量、每揿喷量、粒度、装量、无菌、微生物限度
凝胶剂		pH、粒度、装量、无菌、微生物限度
散剂		粒度、外观均匀度、水分、干燥失重、装量差异、装量、无菌、微生物限度
糖浆剂		相对密度、pH、装量、微生物限度
搽剂		抑菌效力、装量、微生物限度
涂剂		抑菌效力、装量、无菌、微生物限度
涂膜剂		抑菌效力、装量、无菌、微生物限度
酊剂		乙醇量、甲醇量、装量、微生物限度
贴剂		黏附力、含量均匀度、重量差异、释放度、微生物限度
贴膏剂		含膏量、耐热性、赋形性、黏附力、含量均匀度、微生物限度
口服溶液剂、口服混悬剂、口服乳剂		装量、装量差异、干燥失重、沉降体积比、微生物限度
植入剂		装量差异、无菌
膜剂		重量差异、微生物限度
耳用制剂		沉降体积比、重(装)量差异、装量、无菌、微生物限度
洗剂		装量、微生物限度
冲洗剂		装量、无菌、细菌内毒素或热原
灌肠剂		装量、微生物限度
合剂		相对密度、pH、装量、微生物限度
锭剂		重量差异、微生物限度
煎膏剂(膏滋)		相对密度、不溶物、装量、微生物限度

续表

剂型	检查项目
胶剂	总灰分、重金属、砷盐或重金属、有害元素、水分、微生物限度
酒剂	总固体、乙醇量、甲醇量、装量、微生物限度
膏药	软化点、重量差异
露剂	pH、装量、微生物限度
茶剂	水分、溶化性、重量差异、装量差异、微生物限度
流浸膏剂与浸膏剂	乙醇量、甲醇量、装量、微生物限度

项目六任务二　测试题

学习小结

1. 制剂的常规检查项目

检查项目	测定意义	测定方法	结果判断
重量差异检查法	控制各片重量的一致性，保证用药剂量的准确	测定每片的重量与平均片重之间的差异程度	<0.30g，重量差异限度为±7.5%；≥0.3g，重量差异限度为±5%
崩解时限检查法	检查口服固体制剂在规定条件下的崩解情况	在规定的温度、介质等条件下，取供试品6片(粒)，分别置吊篮的玻璃管中，启动崩解仪进行检查	口服固体制剂在规定条件下全部崩解溶散或成碎粒，除不溶性包衣材料或破碎的胶囊壳外，应全部通过筛网。如有少量不能通过筛网，但已软化或轻质上漂且无硬心者，可作符合规定论
溶出度与释放度测定法	在规定条件下溶出的速率和程度，评价药物制剂质量、监测产品的生产工艺	篮法、桨法、小杯法、桨碟法、转筒法、流池法、往复筒法	6片(粒、袋)中，每片(粒、袋)的溶出量按标示量计算，均不低于规定限度(Q)；如有1~2片(粒、袋)低于Q但不低于Q-10%，且其平均溶出量不低于Q，判为符合规定

续表

检查项目	测定意义	测定方法	结果判断
片剂脆碎度检查法	检查非包衣片的脆碎情况，如压碎强度等，以免包装、运输过程中发生磨损或破碎	取规定数量的片剂，置圆筒中，转动100次，计算减失重量	减失重量不得过1%，不得检出断裂、龟裂及粉碎的片，判为符合规定
含量均匀度检查法	单剂量的固体制剂、半固体或非均相液体制剂中的每片（个）含量符合标示量的程度	取供试品10个，分别测定一个单剂以标示量为100的相对含量 x_i，求其平均值 $\overline{X}$ 和标准差 S 以及标示量与平均值之差的绝对值 A	若 $A+2.2S \leqslant L$，符合规定 若 $A+S>L$，不符合规定 若 $A+2.2S>L$，且 $A+S \leqslant L$，另取供试品20个复试
装量、装量差异、最低装量检查法	检查装量，保证使用剂量的准确	取供试品，除去标签，擦净瓶外壁，准确测定每1瓶（支）的装量	单剂量注射液：每支注射液的装量均不得少于其标示装量；如有少于其标示装量者，即判为不符合规定 注射用无菌粉末：每1瓶（支）中的装量均未超出允许装量范围（$\overline{m} \pm \overline{m} \times$ 装量差异限度），或其装量差异均未超过规定，均判为符合规定
可见异物检查法	在规定条件下目视可以观测到的不溶性物质，其粒径或长度通常大于50μm	有灯检法和光散射法	供试品中不得检出金属屑、玻璃屑、长度超过2mm的纤维、最大粒径超过2mm的块状物以及静置一段时间后轻轻旋转时肉眼可见的烟雾状微粒沉积物、无法计数的微粒群或摇不散的沉淀，以及在规定时间内较难计数的蛋白质絮状物等明显可见异物
不溶性微粒检查法	检查静脉用注射剂及供静脉注射用无菌原料药中不溶性微粒的大小及数量	光阻法和显微计数法	光阻法： 标示装量≥100mL的静脉用注射液，每1mL中含≥10μm的微粒数≤25粒，且含≥25μm的微粒数≤3粒，判为符合规定 标示装量为<100mL的静脉用注射液、静脉注射用无菌粉末、注射用浓溶液及供注射用无菌原料药，每个供试品容器（份）中含≥10μm的微粒数不得过6000粒，且含≥25μm的微粒数不得过600粒，判为符合规定

续表

检查项目	测定意义	测定方法	结果判断
渗透压摩尔浓度测定法	控制其渗透压摩尔浓度，静脉输液、眼用溶液应尽可能与血液等渗	渗透压摩尔浓度的测定 渗透压摩尔浓度比的测定	静脉输液及椎管注射用注射液渗透压摩尔浓度应符合规定

2. 制剂通则

各种剂型需要检查的项目见表6-12。

项目七　药品的安全性检查技术

学习目标

●知识目标

1. 掌握微生物限度检查法、无菌检查法、细菌内毒素检查法的基本概念、检查项目、检查方法、限度及结果判断。

2. 熟悉微生物总数检查、控制菌检查、无菌检查、细菌内毒素检查、热原检查的检验流程。

3. 了解微生物总数检查、控制菌检查、无菌检查、细菌内毒素检查、热原检查的原理及操作要求。

●能力目标

1. 能结合具体药品质量标准，制订药品的微生物总数检查、控制菌检查、无菌检查、细菌内毒素检查、热原检查的检验流程。

2. 能选择合适的方法进行微生物总数检查、控制菌检查、无菌检查、细菌内毒素检查、热原检查并填写检验记录和会结果判断。

案例导入

“欣弗”事件

2006 年 8 月，国家食品药品监督管理局通报了“欣弗”注射液引发的药品不良反应事件，部分患者使用标示安徽华源生物药业有限公司生产的克林霉素磷酸酯葡萄糖注射液，出现了胸闷、心悸、心慌、寒战、肾区疼痛、腹痛、腹泻、恶心、呕吐、过敏性休克、肝肾功能损害等临床症状。经查，该公司生产部私自更改灭菌工艺参数，降低灭菌温度，缩短灭菌时间，增加灭菌柜装载量，且质检部未严格按标准检测。中国生物药品检定所检测无菌检查和热原检查不符合规定。

问题：药品中的微生物有何限制要求？注射剂为何要做无菌检查和热原检查？如何才能保证无菌检查和热原检查结果的可靠性？

任务一　微生物限度检查法

一、基本概念及检查要求

1. 微生物限度检查法的概念、内容和意义

微生物限度检查法系检查非无菌制剂及其原、辅料受微生物污染程度的一种检查方法。检查项目包括需氧菌总数、霉菌和酵母菌总数及控制菌的检查。《中国药典》(2020年版)四部收载的微生物限度检查中,包含非无菌产品微生物限度检查:微生物计数法(通则1105)、非无菌产品微生物限度检查、控制菌检查法(通则1106)、非无菌药品微生物限度标准(通则1107)、中药饮片微生物限度检查法(通则1108)、非无菌产品微生物限度检查指导原则(通则9202)。其中将需氧菌总数、霉菌和酵母菌总数称为微生物总数检查;耐胆盐革兰阴性菌、大肠埃希菌、沙门菌、铜绿假单胞菌、金黄色葡萄球菌、梭菌、白色念珠菌检查为7种控制菌检查。

通过进行微生物限度检查,可评价药品生产过程的卫生状况,保证药品质量,保障人民的用药安全。《中国药典》(2020年版)规定微生物限度检查的结果要求为需氧菌总数,霉菌和酵母菌总数不得超过规定限度,相关控制菌不得检出。

2. 微生物限度检查法的环境要求

微生物限度检查应在环境洁净度为不低于D级背景下的B级单向流洁净空气区域内进行。检查全过程必须严格遵守无菌操作,防止再污染,防止污染的措施不得影响供试品中微生物的检出。单向流空气区域以及背景环境等均应按照《中国药典》(2020年版)四部通则9205药品洁净实验室微生物监测和控制指导原则进行监测。

二、微生物总数检查

(一)试验前准备

1. 仪器

培养箱、高压蒸汽灭菌器、电子天平、恒温水浴锅、电热干燥箱、匀浆仪、冰箱、菌落计数器、pH计等。

2. 器材

锥形瓶、培养皿(9cm)、量筒、试管及试管塞、吸管,无菌衣、帽、口罩,乳胶手套、酒精灯、酒精棉球、灭菌称量纸、不锈钢药匙、研钵、试管架、打火机、记号笔、玻璃或搪瓷消毒缸(带盖)等。

3. 试验菌株

金黄色葡萄球菌、铜绿假单胞菌、枯草芽孢杆菌、白色念珠菌、黑曲霉。

4. 培养基

胰酪大豆胨琼脂培养基(TSA)或胰酪大豆胨液体培养基(TSB)、沙氏葡萄糖

琼脂培养基(SDA)。

5. 稀释液

pH7.0无菌NaCl-蛋白胨缓冲液、pH6.8无菌磷酸盐缓冲液、pH7.2无菌磷酸盐缓冲液、pH7.6无菌磷酸盐缓冲液、0.9%无菌NaCl溶液。

(二)操作过程

1. 培养基的适用性检查

供试品微生物计数中使用的培养基可按处方配制,也可使用按处方生产的脱水培养基或成品培养基,所使用的培养基均应进行适用性检查。检查目的是验证实验室所使用培养基的制备程序(包括配制方法、灭菌程序)和储存条件(温度、相对湿度、有效期、容器条件)等能否满足微生物限度检查用要求。一般每一批脱水培养基的适用性试验可只进行一次。

(1)菌种及菌液制备　试验用菌株的传代次数不得超过5代(从菌种保存中心获得的干燥菌种为第0代),并采用适宜的菌种保藏技术进行保存,以保证试验菌株的生物学特性。

菌种:计数培养基适用性检查和计数方法适用性试验用菌株包括以下5种。

金黄色葡萄球菌(*Staphylococcus aureus*)[CMCC(B)26 003]

铜绿假单胞菌(*Pseudomonas aeruginosa*)[CCMCC(B)10 104]

枯草芽孢杆菌(*Bacillus subtilis*)[CMCC(B)63 501]

白色念珠菌(*Candida albicans*)[CMCC(F)98 001]

黑曲霉(*Aspergillus niger*)[CMCC(F)98 003]

菌液制备:接种金黄色葡萄球菌、铜绿假单胞菌、枯草芽孢杆菌的新鲜培养物至胰酪大豆胨琼脂培养基或胰酪大豆胨液体培养基中,在30~35℃条件下培养18~24h;接种白色念珠菌的新鲜培养物至沙氏葡萄糖琼脂培养基或沙氏葡萄糖液体培养基中,在20~25℃条件下培养2~3d;取黑曲霉的新鲜培养物至沙氏葡萄糖琼脂培养基或马铃薯葡萄糖琼脂培养基中,在20~25℃条件下培养5~7d或直到获得丰富的孢子。

取金黄色葡萄球菌、铜绿假单胞菌、枯草芽孢杆菌、白色念珠菌的新鲜培养物,用pH7.0无菌氯化钠-蛋白胨缓冲液或0.9%无菌氯化钠溶液制成适宜浓度的菌悬液;取黑曲霉的新鲜培养物加入适量含0.05%(体积分数)聚山梨酯80的pH7.0无菌氯化钠-蛋白胨缓冲液或含0.05%(体积分数)聚山梨酯80的0.9%无菌氯化钠溶液,将孢子洗脱。然后采用适宜的方法吸出孢子悬液至无菌试管内,用含0.05%(体积分数)聚山梨酯80的pH7.0无菌氯化钠-蛋白胨缓冲液或含0.05%(体积分数)聚山梨酯80的0.9%无菌氯化钠溶液制成适宜浓度的黑曲霉孢子悬液。

菌液制备后若在室温下放置,应在2h内使用;若保存在2~8℃,可在24h内使用。黑曲霉孢子悬液可保存在2~8℃,在验证过的贮存期内使用。

(2)阴性对照试验　为确认试验条件是否符合要求,应进行阴性对照试验,阴性对照试验应无菌生长。如阴性对照有菌生长,应进行偏差调查。

(3)培养基适用性检查　分别接种不大于100CFU的金黄色葡萄球菌、铜绿假单胞菌、枯草芽孢杆菌的菌悬液至胰酪大豆胨液体培养基管和无菌平皿中,平皿中立即倾注胰酪大豆胨琼脂培养基,混匀,凝固,置30~35℃培养不超过3d,每株试验菌平行制备2管或2个平皿;分别接种不大于100CFU的白色念珠菌、黑曲霉注入无菌平皿中,立即倾注胰酪大豆胨琼脂培养基和沙氏葡萄糖琼脂培养基,混匀,凝固,分别置30~35℃与20~25℃培养不超过5d,每株试验菌、每种培养基均平行制备2个平皿。同时,用相应的对照培养基替代被检培养基进行上述试验。

被检固体培养基上的菌落平均数与对照培养基上的菌落平均数的比值应在0.5~2,且菌落形态大小应与对照培养基上的菌落一致;被检液体培养基管与对照培养基管比较,试验菌应生长良好。

2. 计数方法适用性试验

(1)供试液的制备　根据供试品的理化特性与生物学特性,采取适宜的方法制备供试液,若供试品具有抑菌活性时,可使用含有中和剂或灭活剂的稀释液制备供试液。供试液制备若需加温时,应均匀加热,且温度不应超过45℃。供试液从制备至加入检验用培养基,不得超过1h。如果下列供试液制备方法经确认均不适用,应建立其他适宜的方法。常用的供试液制备方法如下。

①水溶性供试品:取供试品,用pH7.0无菌氯化钠-蛋白胨缓冲液,或pH7.2无菌磷酸盐缓冲液,或胰酪大豆胨液体培养基溶解或稀释制成1∶10供试液。若需要,调节供试液pH至6~8。必要时,用同一稀释液将供试液进一步10倍系列稀释。水溶性液体制剂也可用混合的供试品原液作为供试液。

②水不溶性非油脂类供试品:取供试品,用pH7.0无菌氯化钠-蛋白胨缓冲液,或pH7.2磷酸盐缓冲液,或胰酪大豆胨液体培养基制备成1∶10供试液。分散力较差的供试品,可在稀释液中加入表面活性剂如0.1%(体积分数)的聚山梨酯80,使供试品分散均匀。若需要,调节供试液pH至6~8。必要时,用同一稀释液将供试液进一步10倍系列稀释。

③油脂类供试品:取供试品,加入无菌十四烷酸异丙酯使溶解,或与最少量并能使供试品乳化的无菌聚山梨酯80或其他无抑菌性的无菌表面活性剂充分混匀。表面活性剂的温度一般不超过40℃(特殊情况下,最多不超过45℃),小心混合,若需要可在水浴中进行,然后加入预热的稀释液使成1∶10供试液,保温,混合,并在最短时间内形成乳状液。必要时,用稀释液或含上述表面活性剂的稀释液进一步10倍系列稀释。

④膜剂供试品:取供试品,剪碎,加pH7.0无菌氯化钠-蛋白胨缓冲液,或pH7.2磷酸盐缓冲液,或胰酪大豆胨液体培养基,浸泡,振摇,制备成1∶10的供试液。若需要,调节供试液pH至6~8。必要时,用同一稀释液将供试液进一步10倍

系列稀释。

⑤肠溶及结肠溶制剂供试品：取供试品，加入 pH6.8 无菌磷酸盐缓冲液（用于肠溶制剂）或 pH7.6 无菌磷酸盐缓冲液（用于结肠溶制剂），置 45℃水浴中，振摇，使溶解，作为 1∶10 的供试液。必要时，用同一稀释液将供试液进一步 10 倍系列稀释。

⑥气雾剂供试品：取供试品，置-20℃或其他适宜温度冷冻约 1h，取出，迅速消毒供试品开启部位或阀门，正置容器，用无菌钢锥或针样设备在与阀门结构相匹配的适宜位置钻一小孔，供试品各容器的钻孔大小和深度应尽量保持一致，拔出钢锥时应无明显抛射剂抛出，轻轻转动容器，使抛射剂缓缓释出，也可采用专用设备释出抛射剂。释放抛射剂后再无菌开启容器，并将供试品转移至无菌容器中混合，必要时用冲洗液冲洗容器内壁。供试品也可采用其他适宜的方法取出，然后取样检查。

⑦贴剂、贴膏剂供试品：取供试品，去掉防粘层，将粘贴面朝上放置在无菌玻璃或塑料器皿上，在粘贴面上覆盖一层适宜的无菌多孔材料（如无菌纱布），避免供试品粘贴在一起。将处理后的供试品放入盛有适宜体积并含有表面活性剂（如聚山梨酯 80 或卵磷脂）稀释液的容器中，振荡至少 30min。必要时，用同一稀释液将供试液进一步 10 倍系列稀释。

（2）接种和稀释　按照下列要求进行供试液的接种和稀释，制备微生物回收试验用供试液，所加菌液的体积应不超过供试液体积的 1%。一般试验过程分为试验组、供试品对照组、菌液对照组，添加中和剂或灭活剂对照组的试验还应设立中和剂和灭活剂对照组，为确认供试品中的微生物能被充分检出，首先应选择最低稀释级的供试液进行计数方法适用性试验。

①试验组：取上述制备好的供试液，分别向供试液中加入制备好的金黄色葡萄球菌、铜绿假单胞菌、枯草芽孢杆菌、白色念珠菌、黑曲霉试验菌液，所加菌液的体积应不超过供试液体积的 1%。混匀后注皿或薄膜过滤，使每皿或每张滤膜接种量不大于 100CFU。

②供试品对照组：取制备好的供试液，以稀释液代替菌液同试验组操作。

③菌液对照组：取不含中和剂及灭活剂的相应稀释液替代供试液，按试验组操作加入试验菌液并进行微生物回收试验。

④中和剂或灭活剂对照组：取相应量稀释液替代供试品，其余试验同试验组操作。

若因供试品抗菌活性或溶解性较差的原因导致无法选择最低稀释级的供试品液进行方法适用性试验时，应采用适宜的方法对供试品液进行进一步处理。如果供试品对微生物生长的抑制作用无法以其他方法消除，供试品液可经过中和、稀释或薄膜过滤处理后再加入试验菌悬液进行方法适用性试验。

（3）抗菌活性的去除或灭活　供试品液接种后，按下列“微生物回收”规定的方法进行微生物计数。若试验组菌落数减去供试品对照组菌落数的值小于菌液对照组菌落数值的50%,可采用增加稀释液或培养基体积、加入适宜的中和剂或灭活剂、采用薄膜过滤法和前面几种方法联合使用等方法来消除供试品的抑菌活性。

(4)供试品中微生物的回收　微生物的回收可采用平皿法、薄膜过滤法或MPN法,各试验菌应逐一进行微生物回收试验。

①平皿法:包括倾注法和涂布法。每株试验菌每种培养基至少制备2个平皿,以算术平均值作为计数结果。

a. 倾注法:取照上述“供试液的制备”“接种和稀释”“抗菌活性的去除或灭活”制备的供试液1mL,置直径90mm的无菌平皿中,注入15~20mL温度不超过45℃熔化的胰酪大豆胨琼脂培养基或沙氏葡萄糖琼脂培养基,混匀、凝固、倒置培养。其中含金黄色葡萄球菌、铜绿假单胞菌、枯草芽孢杆菌的平皿置30~35℃培养不超过3d;含白色念珠菌、黑曲霉的平皿置20~25℃培养不超过5d;计数。同法测定供试品对照组及菌液对照组菌数。计算各试验组的平均菌落数。

b. 涂布法:取适量(通常为15~20mL)温度不超过45℃的胰酪大豆胨琼脂或沙氏葡萄糖琼脂培养基,注入直径90mm的无菌平皿,凝固,制成平板,采用适宜的方法使培养基表面干燥。若使用直径较大的平皿,培养基用量也应相应增加。每一平皿表面接种不少于0.1mL的供试液。按与“倾注法”相同条件培养、计数。同法测定供试品对照组及菌液对照组菌数。计算各试验组的平均菌落数。

②薄膜过滤法:薄膜过滤法所采用的滤膜孔径应不大于0.45μm,直径一般为50mm,若采用其他直径的滤膜,冲洗量应进行相应调整。供试品及其溶剂应不影响滤膜材质对微生物的截留。滤器及滤膜使用前应采用适宜的方法灭菌。使用时,应保证滤膜在过滤前后的完整性。水溶性供试液过滤前先将少量的冲洗液过滤以润湿滤膜。油类供试品,其滤膜和滤器在使用前应充分干燥。为发挥滤膜的最大过滤效率,应注意保持供试品溶液及冲洗液覆盖整个滤膜表面。供试液经薄膜过滤后,若需要用冲洗液冲洗滤膜,每张滤膜每次冲洗量一般为100mL。总冲洗量一般不超过500mL,最多不得超过1000mL,以避免滤膜上的微生物受损伤。

取供试液适量(一般取相当于1g、1mL或10cm^{2}的供试品,若供试品中所含的菌数较多时,供试液可酌情减量),加至适量的稀释液中,混匀,过滤,用适量的冲洗液冲洗滤膜。冲洗后取出滤膜,菌面朝上贴于胰酪大豆胨琼脂培养基平板或于沙氏葡萄糖琼脂培养基上培养,每株试验菌每种培养基至少制备1张滤膜。同法测定供试品对照组及菌液对照组菌数。计算各试验组的平均菌落数。

③MPN法:MPN法的精密度和准确度不及薄膜过滤法和平皿计数法,仅在供试品需氧菌总数没有适宜计数方法的情况下使用,本法不适用于霉菌计数。

(5)结果判断　计数方法适用性试验中,采用平皿法或薄膜过滤法时,试验组菌落数减去供试品对照组菌落数的值与菌液对照组菌落数的比值应在0.5~2;采用MPN法时,试验组菌数应在菌液对照组菌数的95%置信限内。若各试验菌的回收试验均符合要求,对照所用的供试液制备方法及计数方法进行该供试品的需氧菌总数、霉菌和酵母菌总数计数。方法适用性确认时，若采用上述方法还存在一株或多株试验菌的回收达不到要求，那么选择回收最接近要求的方法和试验条件进行供试品的检查。

3. 供试品检查

(1)检验量　即一次试验所用的供试品量(g、mL 或 cm^2)。一般应随机抽取不少于 2 个最小包装的供试品，混合，取规定量供试品进行检验。

除另有规定外，一般供试品的检验量为 10g 或 10mL；膜剂、贴剂和贴膏剂为 $100cm^2$。检验时，应从 2 个以上最小包装单位中抽取供试品，大蜜丸不得少于 4 丸，膜剂、贴剂和贴膏剂不得少于 4 片。贵重药品、微量包装药品的检验量可以酌减。

(2)供试品的检查　按计数方法适用性试验确认的计数方法进行供试品中需氧菌总数、霉菌和酵母菌总数的测定。胰酪大豆胨琼脂培养基或胰酪大豆胨液体培养基用于测定需氧菌总数；沙氏葡萄糖琼脂培养基用于测定霉菌和酵母总数。

阴性对照试验：以稀释液代替供试液进行阴性对照试验，阴性对照试验应无菌生长。如果阴性对照有菌生长，应进行偏差调查。

①平皿法：包括倾注法和涂布法。除另有规定外，取规定量供试品，按方法适用性试验确认的方法进行供试品液制备和菌数测定，每稀释级每种培养基至少制备 2 个平板。

培养和计数：除另有规定外，胰酪大豆胨琼脂培养基平板在 30～35℃ 培养 3～5d，沙氏葡萄糖琼脂培养基平板在 20～25℃ 培养 5～7d，观察菌落生长情况，点计平板上生长的所有菌落数，计数并报告。菌落蔓延生长成片的平板不宜计数。点计菌落数后，计算各稀释级供试液的平均菌落数，按菌落数报告规则报告菌落数。若同稀释级两个平板的菌落数平均值不小于 15，则两个平板的菌落数不能相差 1 倍或以上。

菌落数报告规则：需氧菌总数测定宜选取平均菌落数小于 300CFU 的稀释级，霉菌和酵母菌总数测定宜选取平均菌落数小于 100CFU 的稀释级，作为菌落数报告的依据。取最高的平均菌落数，计算 1g、1mL 或 $10cm^2$ 供试品中所含的微生物数，取两位有效数字报告。

如各稀释级的平板均无菌落生长，或仅最低稀释级的平板有菌落生长，但平均菌落数小于 1 时，以<1 乘以最低稀释倍数的值报告菌落数。

②薄膜过滤法：除另有规定外，按计数方法适用性试验确认的方法进行供试液制备。取相当于 1g、1mL 或 $10cm^2$ 供试品的供试液，若供试品所含的菌落数较多时，可取适宜稀释级的供试液，照方法适用性试验确认的方法加至适量稀释液中，立即过滤，冲洗，冲洗后取出滤膜，菌面朝上贴于胰酪大豆胨琼脂培养基或沙氏葡萄糖琼脂培养基上培养。

培养和计数：培养条件和计数方法同平皿法，每张滤膜上的菌落数应不超过 100CFU。

菌落数报告规则：以相当于 1g、1mL 或 $10cm^2$ 供试品的菌落数报告；若滤膜上无菌落生长，以<1 报告（每张滤膜过滤 1g、1mL 或 $10cm^2$ 供试品），或<1 乘以最低稀释倍数的值报告。

③MPN 法：取规定量供试品，按方法适用性试验确认的方法进行供试液制备和供试品接种，所有试验管在 30～35℃ 培养 3～5d，如果需要确认是否有微生物生长，按方法适用性试验确定的方法进行。记录每一稀释级微生物生长的管数，从"微生物最可能数检索表"查每 1g、1mL 或 $10cm^2$ 供试品中需氧菌总数的最可能数。

（三）结果判断

需氧菌总数是指胰酪大豆胨琼脂培养基上生长的总菌落数（包括真菌菌落数）；霉菌和酵母菌总数是指沙氏葡萄糖琼脂培养基上生长的总菌落数（包括细菌菌落数）。若因沙氏葡萄糖琼脂培养基上生长的细菌使霉菌和酵母菌的计数结果不符合微生物限度要求，可使用含抗生素（如氯霉素、庆大霉素）的沙氏葡萄糖琼脂培养基或其他选择性培养基（如玫瑰红钠琼脂培养基）进行霉菌和酵母菌总数测定。使用选择性培养基时，应进行培养基适用性检查。若采用 MPN 法，测定结果为需氧菌总数。

各品种项下规定的微生物限度标准解释如下：

10^1CFU：可接受的最大菌数为 20。

10^2CFU：可接受的最大菌数为 200。

10^3CFU：可接受的最大菌数为 2000，依次类推。

若供试品的需氧菌总数、霉菌和酵母菌总数的检查结果均符合该品种项下的规定，判供试品符合规定；若其中任何一项不符合该品种项下的规定，判供试品不符合规定。

三、控制菌检查

控制菌检查法系用于在规定的试验条件下，检查供试品中是否存在特定的微生物。控制菌检查包括耐胆盐革兰阴性菌、大肠埃希菌、沙门菌、铜绿假单胞菌、金黄色葡萄球菌、梭菌、白色念珠菌的检查。供试品检出控制菌或其他致病菌时，按一次检出结果为准，不再复试。供试液制备及实验环境要求同"微生物计数法（通则 1105）"。

如果供试品具有抗菌活性，应尽可能去除或中和。供试品检查时，若使用了中和剂或灭活剂，应确认有效性及对微生物无毒性。

（一）控制菌检查用培养基的适用性检查

控制菌检查用的商品化的预制培养基、脱水培养基或按处方配制的培养基均应进行培养基的适用性检查。控制菌检查用培养基的适用性检查项目包括促生长能力、抑制能力及指示特性的检查。液体培养基促生长能力检查如图 7-1 所示。

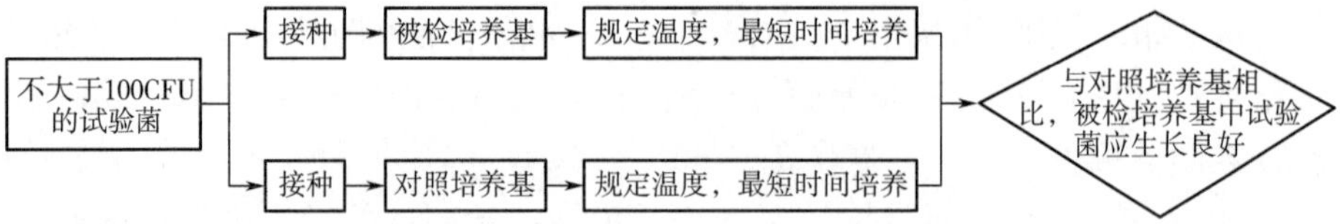

图 7-1　液体培养基促生长能力检查流程图

固体培养基促生长能力检查如图 7-2 所示。

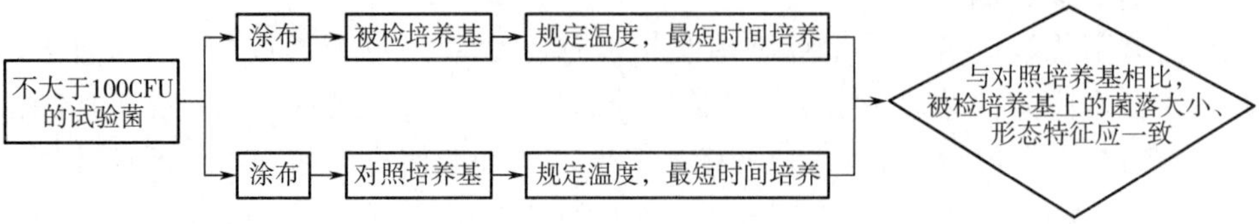

图 7-2　固体培养基促生长能力检查

培养基抑制能力检查如图 7-3 所示。

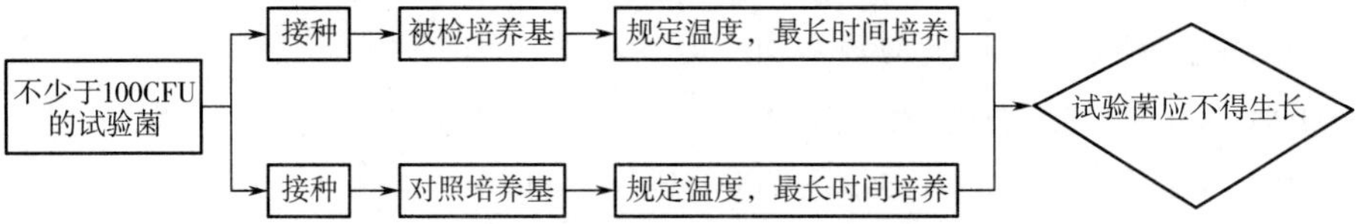

图 7-3　培养基抑制能力检查

培养基指示特性检查如图 7-4 所示。

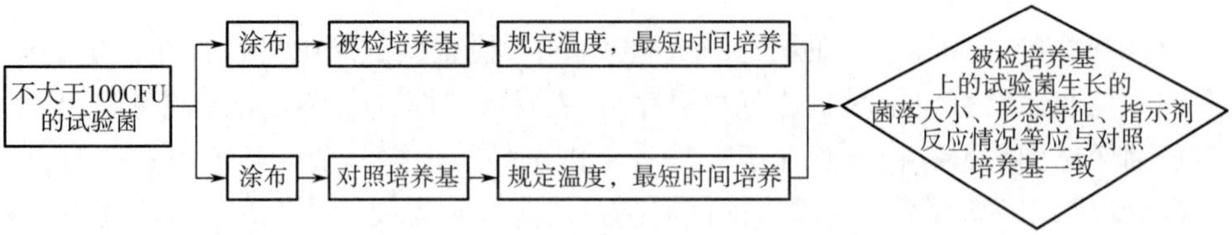

图 7-4　培养基指示特性检查

（二）控制菌检查方法适用性试验

根据各品种项下微生物限度标准中规定检查的控制菌选择相应试验菌株，确认耐胆盐革兰阴性菌检查方法时，采用大肠埃希菌和铜绿假单胞菌为试验菌。控制菌检查方法适用性试验流程图见图 7-5。

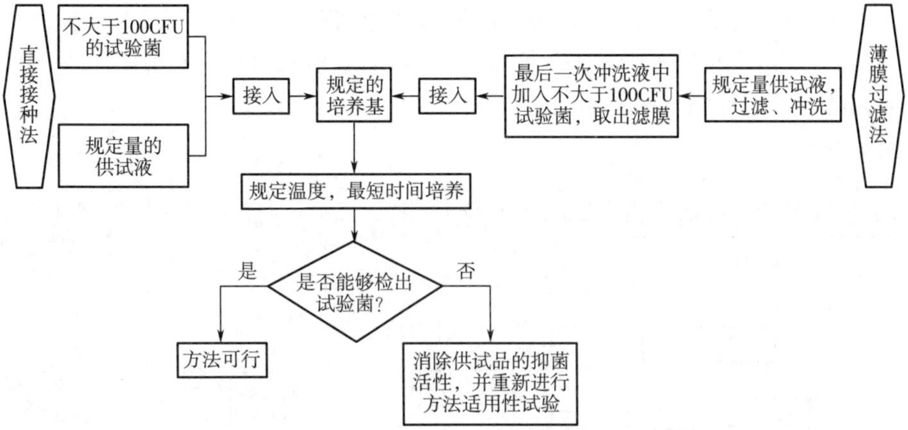

图 7-5　控制菌检查方法适用性流程图

(三)供试品检查

供试品的控制菌检查应按经方法适用性试验确认的方法进行。

阳性对照试验:阳性对照试验方法同供试品的控制菌检查,对照菌的加量应不大于 100CFU。阳性对照试验应检出相应的控制菌。

阴性对照试验:以稀释剂代替供试液依照相应控制菌检查法检查,阴性对照试验应无菌生长。如果阴性对照有菌生长,应进行偏差调查。

本节主要介绍大肠埃希菌、铜绿假单胞菌和金黄色葡萄球菌的检查方法,其他四种控制菌如耐胆盐革兰阴性菌、沙门菌、梭菌、白色念珠菌的检查见二维码 7-1。

二维码 7-1　其他四种控制菌的检查

1. 大肠埃希菌

大肠埃希菌(*Escherichia coli*)是人和恒温动物肠道内的栖居菌,随粪便排出体外。在药品中检出大肠埃希菌,表明该样品受到人和恒温动物的粪便污染,即可能污染肠道病原体,还可能引起婴幼儿、成人爆发性腹泻。因此,大肠埃希菌被列为粪便污染指示菌,为了保证人体健康,口服药品必须检查大肠埃希菌。

(1)供试液制备和增菌培养　取供试品,照"非无菌产品微生物限度检查:微生物计数法(通则 1105)"制成 1∶10 供试液。取相当于 1g 或 1mL 供试品的供试液,接种至适宜体积(经方法适用性试验确定)的胰酪大豆胨液体培养基中,混匀,30~35℃培养 18~24h。

(2)选择和分离培养　取上述培养物 1mL 接种至 100mL 麦康凯液体培养基中,42~44℃培养 24~48h。取麦康凯液体培养物划线接种于麦康凯琼脂培养基平板上,30~35℃培养 18~72h。

（3）结果判断　若麦康凯琼脂培养基平板上有菌落生长，应进行分离、纯化及适宜的鉴定试验，确证是否为大肠埃希菌；若麦康凯琼脂培养基平板上没有菌落生长，或虽有菌落生长但鉴定结果为阴性，判供试品未检出大肠埃希菌。

大肠埃希菌检测流程图如图 7-6 所示。

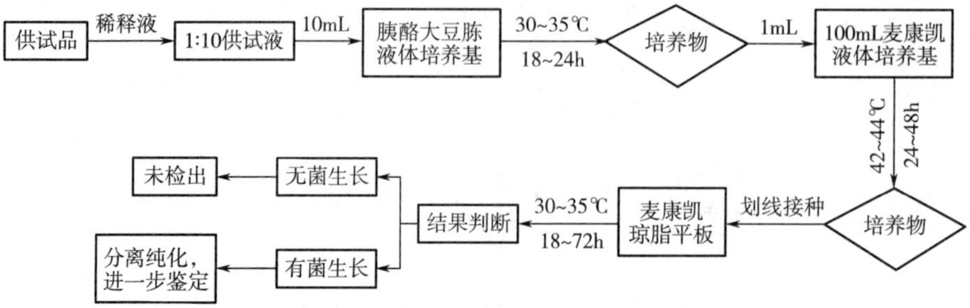

图 7-6　大肠埃希菌检测流程图

2. 铜绿假单胞菌

铜绿假单胞菌（*Pseudomonas aeruginosa*），为假单胞菌属，广泛分布在土壤、水、空气，人和动物的皮肤、肠道、呼吸道等处，可通过环境和生产的各个环节污染药品。本菌是常见的化脓性感染菌，在烧伤、烫伤、眼科及其他外科疾患中常引起继发感染，由于本菌对许多抗菌药物具有天然的耐药性，增加了治疗的难度，国内外药典均将铜绿假单胞菌检查列为外用制剂的检查项目之一。

（1）供试液制备和增菌培养　取供试品，照“非无菌产品微生物限度检查：微生物计数法（通则 1105）”制成 1∶10 供试液。取相当于 1g 或 1mL 供试品的供试液，接种至适宜体积（经方法适用性试验确定）的胰酪大豆胨液体培养基中，混匀，30～35℃培养 18～24h。

（2）选择和分离培养　取上述培养物划线接种于溴化十六烷基三甲铵琼脂培养基平板上，30～35℃培养 18～72h。取上述平板上生长的菌落进行氧化酶试验，或采用其他适宜方法进一步鉴定。

（3）氧化酶试验　将洁净滤纸片置于平皿内，用无菌玻璃棒取上述平板上生长的菌落涂于滤纸片上，滴加新配制的 1%二盐酸-*N*,*N*-二甲基对苯二胺试液，在 30s 内若培养物呈粉红色并逐渐变为紫红色为氧化酶试验阳性，否则为阴性。

（4）结果判断　若溴化十六烷基三甲铵琼脂培养基平板上有菌落生长，且氧化酶试验阳性，应进一步进行适宜的鉴定试验，确证是否为铜绿假单胞菌。如果平板上没有菌落生长，或虽有菌落生长但鉴定结果为阴性，或氧化酶试验阴性，判供试品未检出铜绿假单胞菌。

铜绿假单胞菌检测流程图见图 7-7。

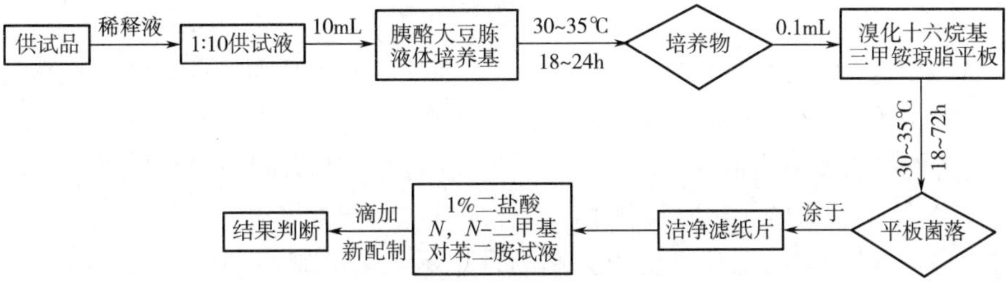

图 7-7　铜绿假单胞菌检测流程图

3. 金黄色葡萄球菌

金黄色葡萄球菌(*Staphylococcus aureus*)为葡萄球菌属中的一种,广泛分布于自然界,如空气、水、土壤等,人和动物皮肤及与外界相通的腔道中。本菌可产生多种毒素及酶,这些毒性物质能引起局部及全身化脓性炎症,严重时可发展成为败血症和脓毒血症,是人类化脓性感染中重要的病原菌。金黄色葡萄球菌检查是外用制剂的检查项目之一。

(1)供试液制备和增菌培养　取供试品,照"非无菌产品微生物限度检查:微生物计数法(通则 1105)"制成 1∶10 供试液。取相当于 1g 或 1mL 供试品的供试液,接种至适宜体积(经方法适用性试验确定)的胰酪大豆胨液体培养基中,混匀,30~35℃培养 18~24h。

(2)选择和分离培养　取上述培养物划线接种于甘露醇氯化钠琼脂培养基平板上,30~35℃培养 18~72h。

(3)结果判断　若甘露醇氯化钠琼脂培养基平板上有黄色菌落或外周有黄色环的白色菌落生长,应进行分离、纯化及适宜的鉴定试验,确证是否为金黄色葡萄球菌;若平板上没有与上述形态特征相符或疑似的菌落生长,或虽有相符或疑似的菌落生长但鉴定结果为阴性,判供试品未检出金黄色葡萄球菌。

金黄色葡萄球菌检测流程图见图 7-8。

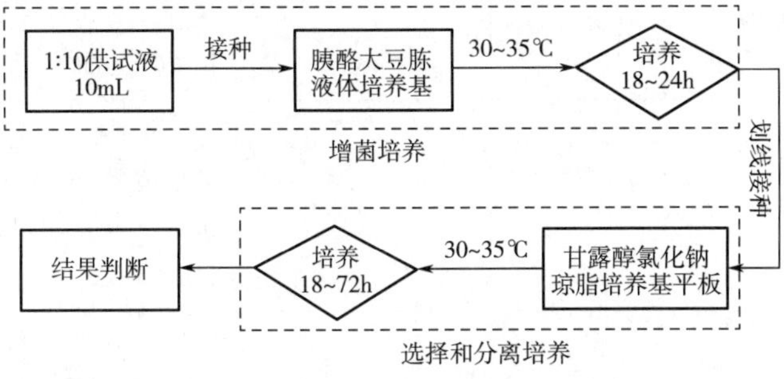

图 7-8　金黄色葡萄球菌检测流程图

四、微生物限度标准

非无菌药品的微生物限度标准是基于药品的给药途径和对患者健康潜在的危害以及药品的特殊性而制订的。药品生产、贮存、销售过程中的检验，药用原料、辅料、中药提取物及中药饮片的检验，新药标准制订，进口药品标准复核，考查药品质量及仲裁等，除另有规定外，其微生物限度均以本标准为依据。

(1)制剂通则、品种项下要求无菌的及标示无菌的制剂和原辅料应符合无菌检查法规定。

(2)用于手术、严重烧伤、严重创伤的局部给药制剂应符合无菌检查法规定。

(3)非无菌化学药品制剂、生物制品制剂、不含药材原粉的中药制剂的微生物限度标准见表7-1。

表7-1　非无菌化学药品制剂、生物制品制剂、不含药材原粉的中药制剂的微生物限度标准

给药途径	需氧菌总数(CFU/g、CFU/mL或CFU/10cm²)	霉菌和酵母菌总数(CFU/g、CFU/mL或CFU/10cm²)	控制菌
口服给药① 固体制剂 液体及半固体制剂	 10^3 10^2	 10^2 10^1	不得检出大肠埃希菌(1g或1mL)；含脏器提取物的制剂还不得检出沙门菌(10g或10mL)
口腔黏膜给药制剂 齿龈给药制剂 鼻用制剂	10^2	10^1	不得检出大肠埃希菌、金黄色葡萄球菌、铜绿假单胞菌(1g、1mL或10cm²)
耳用制剂 皮肤给药制剂	10^2	10^1	不得检出金黄色葡萄球菌、铜绿假单胞菌(1g、1mL或10cm²)
呼吸道吸入给药制剂	10^2	10^1	不得检出大肠埃希菌、金黄色葡萄球菌、铜绿假单胞菌、耐胆盐革兰阴性菌(1g、1mL)
阴道、尿道给药制剂	10^2	10^1	不得检出金黄色葡萄球菌、铜绿假单胞菌、白色念珠菌(1g、1mL或10cm²)；中药制剂还不得检出梭菌(1g、1mL或10cm²)
直肠给药 固体及半固体制剂 液体制剂	 10^3 10^2	 10^2 10^2	不得检出金黄色葡萄球菌、铜绿假单胞菌(1g、1mL或10cm²)

续表

给药途径	需氧菌总数（CFU/g、CFU/mL 或 CFU/10cm^2）	霉菌和酵母菌总数（CFU/g、CFU/mL 或 CFU/10cm^2）	控制菌
其他局部给药制剂	10^2	10^2	不得检出金黄色葡萄球菌、铜绿假单胞菌（1g、1mL 或 10cm^2）

注：①化学药品制剂和生物制品制剂若含有未经提取的动、植物来源的成分及矿物质，还不得检出沙门菌（10g 或 10mL）。

（4）非无菌含药材原粉的中药制剂的微生物限度标准见表 7-2。

表 7-2　　非无菌含药材原粉的中药制剂的微生物限度标准

给药途径	需氧菌总数（CFU/g、CFU/mL 或 CFU/10cm^2）	霉菌和酵母菌总数（CFU/g、CFU/mL 或 CFU/10cm^2）	控制菌
固体口服给药制剂 不含豆豉、神曲等发酵原粉 含豆豉、神曲等发酵原粉	 10^4（丸剂 3×10^4） 10^5	 10^2 5×10^2	不得检出大肠埃希菌（1g）；不得检出沙门菌（10g）；耐胆盐革兰阴性菌应小于 10^2CFU（1g）
液体及半固体口服给药制剂 不含豆豉、神曲等发酵原粉 含豆豉、神曲等发酵原粉	 5×10^2 10^3	 10^2 10^2	不得检出大肠埃希菌（1g 或 1mL）；不得检出沙门菌（10g 或 10mL）；耐胆盐革兰阴性菌应小于 10^2CFU（1g 或 1mL）
固体局部给药制剂 用于表皮或黏膜不完整 用于表皮或黏膜完整	 10^3 10^4	 10^2 10^2	不得检出金黄色葡萄球菌、铜绿假单胞菌（1g 或 10cm^2）；阴道、尿道给药制剂还不得检出白色念珠菌、梭菌（1g 或 10cm^2）
液体及半固体局部给药制剂 用于表皮或黏膜不完整 用于表皮或黏膜完整	 10^2 10^2	 10^2 10^2	不得检出金黄色葡萄球菌、铜绿假单胞菌（1g 或 1mL）；阴道、尿道给药制剂还不得检出白色念珠菌、梭菌（1g 或 1mL）

（5）非无菌药用原料及辅料的微生物限度标准见表 7-3。

表 7-3　　非无菌药用原料及辅料的微生物限度标准

	需氧菌总数（CFU/g 或 CFU/mL）	霉菌和酵母菌总数（CFU/g 或 CFU/mL）	控制菌
药用原料及辅料	10^3	10^2	*

注：* 未做统一规定。

(6)中药提取物及中药饮片的微生物限度标准见表 7-4。

表 7-4　　中药提取物及中药饮片的微生物限度标准

	需氧菌总数（CFU/g 或 CFU/mL）	霉菌和酵母菌总数（CFU/g 或 CFU/mL）	控制菌
中药提取物	10^3	10^2	*
直接口服及泡服饮片	10^5	10^3	不得检出大肠埃希菌(1g 或 1mL)；不得检出沙门菌(10g 或 10mL)；耐胆盐革兰阴性菌应小于 10^4CFU(1g 或 1mL)

注：* 未做统一规定。

(7)有兼用途径的制剂应符合各给药途径的标准。

(8)除中药饮片外，非无菌药品的需氧菌总数、霉菌和酵母菌总数照“非无菌产品微生物限度检查：微生物计数法(通则 1105)”检查；非无菌药品的控制菌照“非无菌产品微生物限度检查：控制菌检查法(通则 1106)”检查。各品种项下规定的需氧菌总数、霉菌和酵母菌总数标准解释如下。

10CFU：可接受的最大菌数为 20。

10^2CFU：可接受的最大菌数为 200。

10^3CFU：可接受的最大菌数为 2000，依次类推。

中药饮片的需氧菌总数、霉菌和酵母菌总数及控制菌检查照“中药饮片微生物限度检查法”(通则 1108)检查；各品种项下规定的需氧菌总数、霉菌和酵母菌总数标准解释如下。

10CFU：可接受的最大菌数为 50。

10^2CFU：可接受的最大菌数为 500。

10^3CFU：可接受的最大菌数为 5000。

10^4CFU：可接受的最大菌数为 50000，依次类推。

项目七任务一　测试题

实训23　维生素C片的微生物限度检查

【实训目的】

1. 掌握药品中需氧菌总数、霉菌与酵母菌总数的检查方法,熟悉控制微生物检查的意义和检查方法。

2. 会使用平皿法进行微生物总数检查和大肠埃希菌检查的操作。

3. 能根据菌落报告规则报告菌数和规范填写检验原始记录。

【实训导入】

维生素C片,用于预防败血症,也可用于各种急慢性传染病及紫癜等的辅助治疗,为白色至略带淡黄色片,为维生素类非处方药品。

【实训描述】

通过查阅《中国药典》(2020年版)第二部维生素C片的质量标准和第四部通则,制订检验流程并实施,评价该药品的微生物限度是否符合要求。

【质量要求】

《中国药典》(2020年版)规定维生素C片的需氧菌总数不超过10^3CFU/g,霉菌和酵母菌总数不超过10^2CFU/g,不得检出大肠埃希菌。

【实训准备】

1. 仪器与用具

恒温培养箱(30～35℃)、生化培养箱(23～28℃)、微波炉、恒温水浴(45±1)℃、电热干燥箱(100～300℃)、电冰箱、高压蒸汽灭菌锅、天平(感量0.1g)、显微镜、超净工作台、锥形瓶、培养皿(9cm)、量筒、试管及试管塞、吸管(1mL分度0.01,10mL分度0.1),无菌衣、帽、口罩,乳胶手套、酒精灯、酒精棉球、灭菌称量纸、不锈钢药匙、研钵、试管架、打火机、记号笔、玻璃或搪瓷消毒缸(带盖)等。

2. 药品与试剂

维生素C片、胰酪大豆胨琼脂培养基、沙氏葡萄糖琼脂培养基、胰酪大豆胨液体培养基、麦康凯液体培养基、麦康凯琼脂培养基、pH7.0无菌氯化钠-蛋白胨缓冲液。

3. 试验菌

大肠埃希菌。

【实训实施】

(一)维生素C片的微生物总数检查(平皿法)

1. 供试液制备

称取维生素C片10g,置于100mL pH7.0无菌氯化钠-蛋白胨缓冲液(稀释剂)中,溶解,混匀,制成1∶10的供试液。再用1mL灭菌刻度吸管吸取1∶10的供试液1mL,加入已装有9mL灭菌稀释剂的试管中,混匀即成1∶100的供试液。如有需要按此法10倍递增稀释成1∶1000的稀释液。

2. 供试液倾注平皿

用1mL灭菌吸管吸取1∶10供试液1mL置无菌平皿中,每稀释级每种培养基至少制备2个平皿。更换刻度吸管,取1∶100供试液依法操作,一般取适宜的连续2个稀释级的供试液进行微生物计数测定。

3. 阴性对照试验

用另1支1mL刻度吸管吸取稀释剂1mL,分别注入4个平皿中,其中2个作为需氧菌阴性对照,另2个作为霉菌和酵母菌阴性对照。

4. 倾注培养基

取事先熔化并冷却至约45℃的需氧菌计数用的胰酪大豆胨琼脂培养基、霉菌和酵母菌计数用的沙氏葡萄糖琼脂培养基,倾注上述各个平皿15~20mL,以顺时针或逆时针方向快速旋转平皿,使供试液或稀释液与培养基混匀,置操作台上待冷凝,在旋转平皿时切勿将培养基溅到皿边及皿盖上。

5. 培养和计数

将已凝固好的平板倒置,胰酪大豆胨琼脂培养基平板于30~35℃培养箱中培养3~5d。沙氏葡萄糖琼脂培养基平板于20~25℃培养箱中培养5~7d,观察菌落生长情况,点计平板上生长的所有菌落数并报告。菌落蔓延成片的平板不宜计数。点计菌落数后计算各稀释级供试液的平均菌落数,按菌数报告规则报告菌落数。若同稀释级两个平板的菌落数平均值不小于15,则两个平板的菌落数不能相差1倍或以上。

6. 菌数报告规则

需氧菌总数宜选取平均菌落数小于300CFU的稀释级,霉菌和酵母菌总数宜选取平均菌落数小于100CFU的稀释级,作为菌数报告的依据。取最高的平均菌落数,计算1g、1mL或$10cm^2$供试品中所含微生物数,取两位有效数字报告。

如各稀释级的平板均无菌落生长,或仅最低稀释级的平板有菌落生长,但平均菌落数小于1时,以小于1乘以最低稀释倍数的值报告菌数。

7. 结果判断

若供试品的需氧菌总数不超过10^3CFU/g,霉菌和酵母菌总数不超过10^2CFU/g,判供试品符合规定;若其中任何一项不符合该品种项下的规定,判供试品不符合规定。

(二)维生素C片的控制菌(大肠埃希菌)检查

1. 供试液制备

用托盘天平称取10g待检药品,置100mL pH7.0无菌氯化钠-蛋白胨缓冲液中,溶解,混匀,制成1∶10供试液。

2. 增菌培养

取1∶10的供试液10mL,接种至适宜体积(经方法适用性试验确定,一般为90mL)的胰酪大豆胨液体培养基中,混匀,30~35℃培养18~24h。

3. 阴性对照试验

取 10mL pH7.0 无菌氯化钠-蛋白胨缓冲液，接种至适宜体积（经方法适用性试验确定，一般为 90mL）的胰酪大豆胨液体培养基中，混匀，30~35℃培养 18~24h。阴性对照试验应无菌生长。如果阴性对照有菌生长，应进行偏差调查。

4. 阳性对照试验

取大肠埃希菌的营养琼脂斜面培养物少许，接种于胰酪大豆胨液体培养基中或在胰酪大豆胨琼脂培养基上，30~35℃培养 18~24h；上述培养物用 pH7.0 无菌氯化钠-蛋白胨缓冲液制成适宜浓度的菌悬液。

取 1∶10 的供试液 10mL，接种至适宜体积（经方法适用性试验确定，一般为 90mL）的胰酪大豆胨液体培养基中，混匀，移入阳性接种间，加入不大于 100CFU 的阳性对照菌，30~35℃培养 18~24h。阳性对照试验应检出相应的控制菌。

5. 选择和分离培养

取上述增菌培养物 1mL 接种至 100mL 麦康凯液体培养基中，42~44℃培养 24~48h。取麦康凯液体培养物划线接种于麦康凯琼脂培养基平板上，30~35℃培养 18~72h。

6. 结果判断

若麦康凯琼脂培养基平板上有菌落生长，应进行分离、纯化及适宜的鉴定试验，确证是否为大肠埃希菌；若麦康凯琼脂培养基平板上没有菌落生长，或虽有菌落生长但鉴定结果为阴性，判供试品未检出大肠埃希菌。

【检验原始记录】

原始记录见表 1。

表 1　　药品微生物限度检查原始记录

温度（℃）：　　相对湿度（%）：　　编号：

检品名称		检品规格	
生产厂家		生产批号	
包装		有效期	
检验数量		检验日期	
检验目的		检验项目	
检验依据			
检验方法			
检验过程			
微生物总数检查			
供试品处理方法			

续表

检验结果	需氧菌总数 （胰酪大豆胨琼脂培养基， 30~35℃培养 3~5d）				霉菌和酵母菌总数 （沙氏葡萄糖琼脂培养基 20~25℃培养 5~7d）			
	1∶10	1∶100	1∶1000	阴性对照	1∶10	1∶100	1∶1000	阴性对照
平皿号 1								
平皿号 2								
平均菌落								
菌落总数								
标准规定								
检验结论								

大肠埃希菌检查

	1	2	3
检查方式	增菌培养	选择培养	分离培养
培养基	胰酪大豆胨液体培养基	麦康凯液体培养基	麦康凯琼脂培养基
培养温度和时间	30~35℃，18~24h	42~44℃，24~48h	30~35℃，18~72h

阴性对照：

阳性对照：

供 试 品：

注：若麦康凯琼脂培养基平板上有菌落生长，应进行分离、纯化及适宜的鉴定试验，确证是否为大肠埃希菌。

检验结论：

检验人：　　　　　　　　　　　　　　　　复核人：

年　月　日　　　　　　　　　　　　　　　　年　月　日

【实训注意】

（一）维生素 C 片的微生物总数检查（平皿法）

1. 操作过程中要严格无菌。

2. 倾注和摇动平皿时应尽量平稳，勿使培养基外溢，确保细菌分散均匀。

3. 供试品溶液稀释注入培养皿中时应摇匀再取，供试品溶液从制备至加入培养基不得超过 1h。

4. 倾注时培养基的温度不超过45℃。

5. 每吸取1个稀释度样液，必须更换1支吸管或吸头。

6. 平皿要倒置培养，掌握培养温度与培养时间。

7. 计数菌落可用放大镜检查，以防漏数。若菌落蔓延成片或花斑状菌落，该平板无效。

（二）维生素C片的控制菌（大肠埃希菌）检查

1. 菌液制备后若在室温下放置，应在2h内使用；若保存在2~8℃，可在24h内使用。

2. 供试品检出大肠埃希菌或其他控制菌时，按一次检出结果为准，不再复试。

3. 供试液制备及实验环境要求严格无菌。

4. 如果供试品具有抗菌活性，应尽可能去除或中和。供试品检查时，若使用了中和剂或灭活剂，应确认有效性及对微生物无毒性。

5. 供试液制备时如果使用了表面活性剂，应确认其对微生物无毒性以及与所使用中和剂或灭活剂的相容性。

【实训思考】

（1）在含药物稀释液的培养皿中加入培养基时，培养基的温度为何要控制在45℃左右？

（2）微生物总数测定时，为何要设阴性对照？

（3）简述大肠埃希菌检查的流程。

【实训评价】

考核评价见表2。

表2　药品微生物限度检查技能考核评价

序号	实训步骤	实训内容	技术要求	分值	得分
1	制订工作方案	检验依据的确定	会查阅并确定药品微生物限度检查检验依据	3	
2	准备工作	无菌室的检查	检查环境温度、相对湿度是否在规定范围内，超净工作台的运行是否正常	2	
		无菌室的清洁	对超净工作台的顶部、台面、地面、桌面进行清洁	3	
		实验物品的准备	将所有已灭菌的物品移至无菌室内	5	
			用乙醇棉球擦手，穿戴无菌衣、帽、口罩、手套	2	
			供试品消毒	3	

续表

<table>
<tr><th>序号</th><th>实训步骤</th><th>实训内容</th><th>技术要求</th><th>分值</th><th>得分</th></tr>
<tr><td rowspan="9">3</td><td rowspan="9">微生物总数检查</td><td>培养皿编号</td><td>按照检品的数量，将培养皿依次编号</td><td>2</td><td></td></tr>
<tr><td>供试液的制备</td><td>制成 1∶10 和 1∶100 供试液</td><td>5</td><td></td></tr>
<tr><td rowspan="2">供试液倾注平皿</td><td>移取量和注入量是否正确，平皿号与供试液是否对应，操作是否规范，在注皿过程中，吸管有没有接触过其他物品表面</td><td>5</td><td></td></tr>
<tr><td>移取不同溶液是否换管操作，是否对应</td><td>2</td><td></td></tr>
<tr><td>阴性对照试验</td><td>是否做阴性对照，操作是否规范</td><td>3</td><td></td></tr>
<tr><td>倾注培养基</td><td>倾注时培养基与平皿是否对应，加入量是否准确</td><td>3</td><td></td></tr>
<tr><td rowspan="2">培养</td><td>操作是否规范</td><td>2</td><td></td></tr>
<tr><td>培养温度和培养时间选择是否正确</td><td>5</td><td></td></tr>
<tr><td rowspan="5">4</td><td rowspan="5">控制菌检查</td><td>供试液制备</td><td>制成 1∶10 供试液</td><td>5</td><td></td></tr>
<tr><td>增菌培养</td><td rowspan="2">移取溶液、移取体积、培养基、培养温度和培养时间选择是否正确</td><td>5</td><td></td></tr>
<tr><td>阴性对照试验</td><td>5</td><td></td></tr>
<tr><td>阳性对照试验</td><td>接种试验菌、培养基、培养温度和培养时间选择是否正确</td><td>5</td><td></td></tr>
<tr><td>选择和分离培养</td><td>移取溶液、移取体积、培养基、培养温度和培养时间选择是否正确</td><td>5</td><td></td></tr>
<tr><td rowspan="2">5</td><td rowspan="2">检验结果</td><td>微生物总数检查结果</td><td>微生物总数报告是否符合要求</td><td>5</td><td></td></tr>
<tr><td>控制菌检查结果</td><td>是否检出</td><td>5</td><td></td></tr>
<tr><td rowspan="4">6</td><td rowspan="4">文明操作</td><td>消毒</td><td>是否按规范要求擦拭消毒、开启紫外灯</td><td>2</td><td></td></tr>
<tr><td>清洗实验器皿</td><td>是否清洗干净</td><td>3</td><td></td></tr>
<tr><td>无菌操作</td><td>熟练规范</td><td>5</td><td></td></tr>
<tr><td>检验原始记录</td><td>填写规范完整</td><td>10</td><td></td></tr>
<tr><td colspan="4">总分</td><td>100</td><td></td></tr>
</table>

任务二　无菌检查法

一、基本概念及检查原理

1. 无菌检查法的概念和意义

无菌检查法系用于检查药典要求无菌的药品、生物制品、医疗器械、原料、辅料及其他品种是否无菌的一种方法。无菌检查的项目包括需氧菌、厌氧菌及真菌检查。

无菌检查是利用无菌操作的方法,将被检查的药品分别加入适合需氧菌、厌氧菌和真菌生长的液体培养基中,置于适宜温度下培养一定时间后,观察有无微生物生长,以判断药品是否合格。通过无菌检查,可以确定药品是否受微生物污染,可以控制药品质量,保证用药安全性。

2. 无菌检查法的适用范围

凡是直接进入人体血液循环、肌肉、皮下组织或者接触创伤、溃疡等部位的原辅料、药品、材料或器械等,均要进行无菌检查。需要进行无菌检查的主要有以下几类。

(1)各种注射剂　注射液、注射用无菌粉末与注射用浓溶液以及注射剂原料等。

(2)眼用制剂　眼用液体制剂(滴眼剂、洗眼剂、眼内注射溶液等)、眼用半固体制剂(眼膏剂、眼用乳膏剂、眼用凝胶剂等)、眼用固体制剂(眼膜剂、眼丸剂等)。

(3)外用药物制剂　用于烧伤、溃疡或严重创伤等外用药物制剂,如软膏剂、乳膏剂、气雾剂、喷雾剂、散剂、耳用制剂(用于手术、耳部伤口或耳膜穿孔的滴耳剂与洗耳剂)、鼻用制剂、冲洗剂、涂剂、洗剂、涂膜剂、凝胶剂。

(4)植入剂　用于包埋于人体内的药物制剂。

(5)外科用的敷料、器材　外伤用脱脂棉、纱布、缝合线、一次性注射器、一次性无菌手术刀片、输血输液袋、心脏瓣膜以及金属和有机器材等。

3. 无菌检查法的要求

为保证无菌检查结果的准确性和可靠性,无菌检查过程既要防止微生物污染,又要避免防止污染的措施影响供试品中微生物的检出。因此,无菌检查在环境、人员、操作方面都应严格要求。

(1)环境要求　《中国药典》(2020年版)四部通则“药品微生物实验室质量指导原则”指出:无菌操作应在无菌条件下进行,操作环境必须达到无菌检查的要求,通常为B级背景下的A级单向流区域或隔离系统。单向流空气区、工作台面及受控环境应定期按医药工业洁净室(区)悬浮粒子、浮游菌和沉降菌的测试方法进行洁净度确认。隔离系统应定期按相关的要求进行验证,其内部环境的洁净度须符合无菌检查的要求。日常检验还需对试验环境进行监测。

(2)人员要求　无菌检查操作人员应具备微生物及检验专业知识,并经过无菌检查的相关培训。在无菌操作前,人员应按照程序进行更衣及消毒。

(3)操作要求　无菌检查全过程应严格遵守无菌操作,防止微生物污染。同时,操作过程也应避免对供试品中微生物的检出造成影响。

二、无菌检查操作过程

(一)培养基的配制、灭菌、保藏和装量

《中国药典》(2020年版)规定无菌检查用培养基为硫乙醇酸盐流体培养基和胰酪大豆胨液体培养基,其中硫乙醇酸盐流体培养基主要用于需氧菌、厌氧菌的培养,培养温度为30~35℃;胰酪大豆胨液体培养基用于培养真菌和需氧菌,培养温度为20~25℃。

1. 培养基的制备

采用商品脱水合成培养基配制后,应核查pH是否符合规定。培养基分装装量不宜超过容器的2/3,以免灭菌时溢出。在供试品接种前,培养基氧化层的颜色不得超过培养基深度的1/5,否则,须经100℃水浴加热至粉红色消失(不超过20min),迅速冷却。培养基只限加热一次,并防止被污染。

2. 培养基的灭菌

制备并分装好的培养基及时密封,宜在配制后2h内进行灭菌处理。灭菌时应采用验证合格的灭菌程序。

3. 培养基的保藏

制备好的培养基应保存在2~25℃避光的环境中,最好置冰箱4~8℃冷藏为宜。培养基若保存于非密闭容器中,应在3周内使用;若保存于密闭容器中,可在1年内使用。

4. 培养基的装量

对于采用直接接种法检查的液体样品,培养基的装量与供试品装量有关,应根据供试品接种量确定培养基的装量,使供试品接种体积不大于培养基体积的10%。对于采用直接接种法检查的固体样品,培养基的装量可以为100mL。对于采用薄膜过滤法检查的样品,密闭式薄膜过滤器的培养基装量为100mL。

(二)培养基的适用性检查

无菌检查用的硫乙醇酸盐流体培养基和胰酪大豆胨液体培养基等应符合培养基的无菌性检查及灵敏度检查的要求。本检查可在供试品的无菌检查前或与供试品的无菌检查同时进行。

1. 无菌性检查

每批培养基一般随机取不少于5支(瓶),置各培养基规定的温度培养14d,应

无菌生长。

2. 培养基灵敏度检查

以金黄色葡萄球菌(*Staphylococcus aureus*)[CMCC(B)26 003]、铜绿假单胞菌(*Pseudomonas aeruginosa*)[CMCC(B)10 104]、枯草芽孢杆菌(*Bacillus subtilis*)[CMCC(B)63 501]、生孢梭菌(*Clostridium sporogenes*)[CMCC(B)64 941]、白色念珠菌(*Candida albicans*)[CMCC(F)98 001]、黑曲霉(*Aspergillus niger*)[CMCC(F)98 003]六种菌株为代表,检查无菌检查所用培养基对各种菌株的敏感性,是否适合各种菌的生长,避免由于培养基引起的假阴性。

(1)菌液制备　接种金黄色葡萄球菌、铜绿假单胞菌、枯草芽孢杆菌的新鲜培养物至胰酪大豆胨液体培养基中或胰酪大豆胨琼脂培养基上,接种生孢梭菌的新鲜培养物至硫乙醇酸盐流体培养基中,30~35℃培养18~24h;接种白色念珠菌的新鲜培养物至沙氏葡萄糖液体培养基中或沙氏葡萄糖琼脂培养基上,20~25℃培养2~3d,上述培养物用pH7.0无菌氯化钠-蛋白胨缓冲液或0.9%无菌氯化钠溶液制成适宜浓度菌悬液。接种黑曲霉至沙氏葡萄糖琼脂斜面培养基或马铃薯葡萄糖琼脂培养基上,20~25℃培养5~7d或直到获得丰富的孢子,加入适量含0.05%(体积分数)聚山梨酯80的pH7.0无菌氯化钠-蛋白胨缓冲液或含0.05%(体积分数)聚山梨酯80的0.9%无菌氯化钠溶液,将孢子洗脱。然后,采用适宜的方法吸出孢子悬液至无菌试管内,用含0.05%(体积分数)聚山梨酯80的pH7.0无菌氯化钠-蛋白胨缓冲液或含0.05%(体积分数)聚山梨酯80的0.9%无菌氯化钠溶液制成适宜浓度的孢子悬液。

菌悬液若在室温下放置,一般应在2h内使用;若保存在2~8℃可在24h内使用。黑曲霉孢子悬液可保存在2~8℃,在验证过的贮存期内使用。

(2)培养基接种　取适宜装量的硫乙醇酸盐流体培养基7支,分别接种不大于100CFU的金黄色葡萄球菌、铜绿假单胞菌、生孢梭菌各2支,另1支不接种作为空白对照;取适宜装量的胰酪大豆胨液体培养基7支,分别接种不大于100CFU的枯草芽孢杆菌、白色念珠菌、黑曲霉各2支,另1支不接种作为空白对照。接种细菌的培养管培养时间不超过3d,接种真菌的培养管培养时间不超过5d。

(3)结果判定　空白对照管应无菌生长,若加菌的培养基管均生长良好,判该培养基的灵敏度检查符合规定。

(三)稀释液、冲洗液的配制与灭菌

稀释液、冲洗液配制后应采用验证合格的灭菌程序灭菌。

1. 0.1%无菌蛋白胨水溶液

取蛋白胨1.0g,加水1000mL,微温使溶解,必要时滤过使澄清,调pH至7.1±0.2,分装,灭菌。

2. pH7.0无菌氯化钠-蛋白胨缓冲液

取磷酸二氢钾3.56g,无水磷酸氢二钠5.77g,氯化钠4.30g,蛋白胨1.00g,加水 1000mL,微温溶解,必要时滤过使澄清,分装,灭菌。

根据供试品的特性,可选用其他经验证过的适宜的溶液作为稀释液或冲洗液(如 0.9%无菌氯化钠溶液)。如需要,可在上述稀释液或冲洗液的灭菌前或灭菌后加入表面活性剂或中和剂等。

(四)方法适用性试验

1. 菌种及菌液制备

金黄色葡萄球菌、枯草芽孢杆菌、生孢梭菌、白色念珠菌、黑曲霉的菌株及菌液制备相同培养基进行灵敏度检查。大肠埃希菌的菌液制备同金黄色葡萄球菌。

2. 薄膜过滤法

按供试品的无菌检查要求,取每种培养基规定接种的供试品总量,采用薄膜过滤法过滤、冲洗,在最后一次的冲洗液中加入不大于 100CFU 的试验菌,过滤。加培养基至滤筒内,接种金黄色葡萄球菌、大肠埃希菌、生孢梭菌的滤筒内加硫乙醇酸盐流体培养基;接种枯草芽孢杆菌、白色念珠菌、黑曲霉的滤筒内加胰酪大豆胨液体培养基。另取一装有同体积培养基的容器,加入等量试验菌,作为对照。置规定温度培养,培养时间不得超过 5d。

3. 直接接种法

取符合直接接种法培养基用量要求的硫乙醇酸盐流体培养基 6 管,分别接入不大于 100CFU 的金黄色葡萄球菌、大肠埃希菌、生孢梭菌各 2 管,取符合直接接种法培养基用量要求的胰酪大豆胨液体培养基 6 管,分别接入不大于 100CFU 的枯草芽孢杆菌、白色念珠菌、黑曲霉各 2 管。其中 1 管按供试品的无菌检查要求,接入每支培养基规定的供试品接种量,另 1 管作为对照,置规定的温度培养,培养时间不得超过 5d。

4. 结果判断

与阳性对照比较,如含供试品各容器中的试验菌均生长良好,并且与阳性对照容器内的培养结果相似,则供试品的该检验量在该检验条件下无抑菌作用或抑菌作用可忽略不计,供试品可按该法进行无菌检查。如含供试品的任一容器中的试验菌生长微弱、缓慢或不生长,则说明供试品的该检验量在该检验条件下有抑菌作用,应采用增加冲洗量、增加培养基的用量、使用中和剂或灭活剂、更换滤膜品种等方法,消除供试品的抑菌作用,并重新进行方法适用性试验。

(五)供试品的无菌检查

无菌检查法包括薄膜过滤法和直接接种法。只要供试品性质允许,应采用薄膜过滤法。供试品无菌检查所采用的检查方法和检验条件应与方法适用性试验确认的方法相同。

无菌试验过程中,若需使用表面活性剂、灭活剂、中和剂等试剂,应证明其有效性,且对微生物无毒性。

1. 检验数量

检验数量是指一次试验所用供试品最小包装容器的数量,成品每亚批均应进行无菌检查。除另有规定外，出厂产品按表 7-5 规定，上市产品监督检验按表 7-6 规定。表 7-5、表 7-6 中最少检验数量不包括阳性对照试验的供试品用量。

表 7-5　　批出厂产品及生物制品的原液和半成品最少检验数量

供试品	批产量 *N*/个	接种每种培养基的最少检验数量
注射剂		
	≤100	10%或 4 个(取较多者)
	100<*N*≤500	10 个
	>500	2%或 20 个(取较少者)
		20 个(生物制品)
大体积注射剂(>100mL)		2%或 10 个(取较少者)
		20 个(生物制品)
冻干血液制品		
>5mL	每柜冻干≤200	5 个
	每柜冻干>200	10 个
≤5mL	≤100	5 个
	100<*N*≤500	10 个
	>500	20 个
眼用及其他非注射产品		
	≤200	5%或 2 个(取较多者)
	>200	10 个
桶装无菌固体原料		
	≤4	每个容器
	4<*N*≤50	20%或 4 个容器(取较多者)
	>50	2%或 10 个容器(取较多者)
抗生素固体原料药(≥5g)		6 个容器
生物制品原液或半成品	—	每个容器(每个容器制品的取样量为总量的 0.1%或不少于 10mL，每开瓶一次，应如上法抽验)
体外用诊断制品半成品	—	每批(抽验量应不少于 3mL)
医疗器械		
	≤100	10%或 4 件(取较多者)
	100<*N*≤500	10 件
	>500	2%或 20 件(取较少者)

注：若供试品每个容器内的装量不够接种两种培养基，那么表中的最少检验数量应增加相应倍数。

表 7-6　　上市抽验样品的最少检验数量

供试品	供试品最少检验数量/(瓶或支)
液体制剂	10
固体制剂	10
血液制剂 $V<50mL$	6
$V\geq 50mL$	2
医疗器械	10

注:1. 若供试品每个容器内的装量不够接种两种培养基,那么表中的最少检验数量应增加相应倍数。

2. 抗生素粉针剂(≥5g)及抗生素原料药(≥5g)的最少检验数量为 6 瓶(或支)。桶装固体原料的最少检验数量为 4 个包装。

2. 检验量

检验量是指供试品每个最小包装接种至每份培养基的最小量。除另有规定外,供试品检验量按表 7-7 规定。若每支(瓶)供试品的装量按规定足够接种两种培养基,则应分别接种硫乙醇酸盐流体培养基和胰酪大豆胨液体培养基。采用薄膜过滤法时,只要供试品特性允许,应将所有容器内的内容物全部过滤。

3. 阳性对照

应根据供试品特性选择阳性对照菌:无抑菌作用及抗革兰阳性菌为主的供试品,以金黄色葡萄球菌为对照菌;抗革兰阴性菌为主的供试品以大肠埃希菌为对照菌;抗厌氧菌的供试品,以生孢梭菌为对照菌;抗真菌的供试品,以白色念珠菌为对照菌。阳性对照试验的菌液制备同方法适用性试验,加菌量不大于 100CFU,供试品用量同供试品无菌检查时每份培养基接种的样品量。阳性对照管培养不超过 5d 应生长良好。

表 7-7　　供试品的最少检验量

供试品	供试品装量	每支供试品接入每种培养基的最少量
液体制剂	$V<1mL$ $1mL\leq V\leq 40mL$ $40mL<V\leq 100mL$ $V>100mL$	全量 半量,但不得少于 1mL 20mL 10%,但不少于 20mL
固体制剂	$M<50mg$ $50mg\leq M<300mg$ $300mg\leq M\leq 5g$ $M>5g$	全量 半量,但不得少于 50mg 150mg 500mg 半量(生物制品)
生物制品的原液及半成品	—	半量

续表

供试品	供试品装量	每支供试品接入每种培养基的最少量
医疗器械	外科用敷料棉花及纱布 缝合线、一次性医用材料 带导管的一次性医疗器具(如输液袋) 其他医疗器械	取 100mg 或(1×3)cm 整个材料① 二分之一内表面积 整个器具①(切碎或拆散开)

注:①如果医用器械体积过大,培养基用量可在 2000mL 以上,将其完全浸没。

4. 阴性对照

供试品无菌检查时,应取相应溶剂和稀释液、冲洗液同法操作,作为阴性对照。阴性对照不得有菌生长。

5. 供试品处理及接种培养基

操作时,用适宜的方法对供试品容器表面进行彻底消毒,如果供试品容器内有一定的真空度,可用适宜的无菌器材(如带有除菌过滤器的针头)向容器内导入无菌空气,再按无菌操作开启容器取出内容物。除另有规定外,按下列方法进行供试品处理及接种培养基。

(1)薄膜过滤法　薄膜过滤法一般应采用封闭式薄膜过滤器,根据供试品及其溶剂的特性选择滤膜材质。无菌检查用的滤膜孔径应不大于 0.45μm。滤膜直径约为 50mm,若使用其他尺寸的滤膜,应对稀释液和冲洗液体积进行调整,并重新验证。使用时,应保证滤膜在过滤前后的完整性。

水溶性供试液过滤前,一般应先将少量的冲洗液过滤,以润湿滤膜。油类供试品,其滤膜和过滤器在使用前应充分干燥。为发挥滤膜的最大过滤效率,应注意保持供试品溶液及冲洗液覆盖整个滤膜表面。供试液经薄膜过滤后,若需要用冲洗液冲洗滤膜,每张滤膜每次冲洗量一般为 100mL,且总冲洗量不超过 500mL,最高不得超过 1000mL,以避免滤膜上的微生物受损伤。

①水溶性液体供试品:取规定量,直接过滤,或混合至含不少于 100mL 适宜稀释液的无菌容器中,混匀,立即过滤。如供试品具有抑菌作用,须用冲洗液冲洗滤膜,冲洗次数一般不少于三次,所用的冲洗量、冲洗方法同方法适用性试验。除生物制品外,一般样品冲洗后,1 份滤器中加入 100mL 硫乙醇酸盐流体培养基,1 份滤器中加入 100mL 胰酪大豆胨液体培养基。生物制品样品冲洗后,2 份滤器中加入 100mL 硫乙醇酸盐流体培养基,1 份滤器中加入 100mL 胰酪大豆胨液体培养基。

②水溶性固体和半固体供试品:取规定量,加适宜的稀释液溶解或按标签说明复溶,然后照水溶液供试品项下的方法操作。

③非水溶性供试品:取规定量,直接过滤;或混合溶于适量含聚山梨酯 80 或其他适宜乳化剂的稀释液中,充分混合,立即过滤。用含 0.1%~1%聚山梨酯 80 的冲

洗液冲洗滤膜至少3次。加入含或不含聚山梨酯80的培养基。接种培养基照水溶性供试品项下的方法操作。

其他供试品如可溶于十四烷酸异丙酯的膏剂和黏性油剂供试品、无菌气雾剂供试品、装有药物的注射器供试品、具有导管的医疗器械(输血管、输液袋等)供试品应根据其特性,参照《中国药典》(2020年版)通则1101无菌检查法选择适宜方法进行处理。

(2)直接接种法 直接接种法适用于无法用薄膜过滤法进行无菌检查的供试品,即取规定量供试品分别等量接种至硫乙醇酸盐流体培养基和胰酪大豆胨液体培养基中。除生物制品外,一般样品无菌检查时两种培养基接种的瓶或支数相等;生物制品无菌检查时硫乙醇酸盐流体培养基和胰酪大豆胨液体培养基接种的瓶或支数为2∶1。除另有规定外,每个容器中培养基的用量应符合接种的供试品体积不得大于培养基体积的10%,同时,硫乙醇酸盐流体培养基每管装量不少于15mL,胰酪大豆胨液体培养基每管装量不少于10mL。供试品检查时,培养基的用量和高度同方法适用性试验。

混悬液等非澄清水溶性液体供试品取规定量,等量接种至各管培养基中。

固体供试品取规定量,直接等量接种至各管培养基中,或加入适宜的溶剂溶解,或按标签说明复溶后,取规定量等量接种至各管培养基中。

非水溶性供试品取规定量,混合,加入适量的聚山梨酯80或其他适宜的乳化剂及稀释剂使其乳化,等量接种至各管培养基中。或直接等量接种至含聚山梨酯80或其他适宜乳化剂的各管培养基中。

敷料供试品取规定数量,以无菌操作拆开每个包装,于不同部位剪取约100mg或1cm×3cm的供试品,等量接种于各管足以浸没供试品的适量培养基中。

肠线、缝合线及其他一次性使用的医用材料按规定量取最小包装,无菌拆开包装,等量接种于各管足以浸没供试品的适量培养基中。

灭菌医用器械的供试品除另有规定外,取规定量,必要时应将其拆散或切成小碎段,等量接种于各管足以浸没供试品的适量培养基中。

放射性药品:取供试品1瓶(支),等量接种于装量为7.5mL的硫乙醇酸盐流体培养基和胰酪大豆胨液体培养基中。每管接种量为0.2mL。

(六)培养及观察

将上述接种供试品后的培养基容器分别按各培养基规定的温度培养不少于14d;接种生物制品的硫乙醇酸盐流体培养基的容器应分成两等份,一份置30~35℃培养,一份置20~25℃培养。培养期间应逐日观察并记录是否有菌生长。如在加入供试品后或在培养过程中,培养基出现浑浊,培养14d后,不能从外观上判断有无微生物生长,可取该培养液不少于1mL转种至同种新鲜培养基中,将原始培养物和新接种的培养基继续培养不少于4d,观察接种的同种新鲜培养基是否再出现浑浊;或取培养液涂片、染色、镜检,判断是否有菌。

（七）结果判断

若供试品管均澄清，或虽显浑浊但经确证无菌生长，判供试品符合规定；若供试品管中任何一管显浑浊并确证有菌生长，判供试品不符合规定，除非能充分证明试验结果无效，即生长的微生物非供试品所含。只有符合下列至少一个条件时方可判试验无效。

（1）无菌检查试验所用的设备及环境的微生物监控结果不符合无菌检查法的要求。

（2）回顾无菌试验过程，发现有可能引起微生物污染的因素。

（3）在阴性对照中观察到微生物生长。

（4）供试品管中生长的微生物经鉴定后，确证是因无菌试验中所使用的物品和（或）无菌操作技术不当引起的。

试验若经评估确认无效后，应重试。重试时，重新取同量供试品，依法检查，若无菌生长，判供试品符合规定；若有菌生长，判供试品不符合规定。

项目七任务二　测试题

实训 24　5%葡萄糖注射液的无菌检查（薄膜过滤法）

【实训目的】

1. 掌握薄膜过滤法进行注射剂无菌检查的操作。
2. 会配制无菌检查用培养基和稀释液。
3. 会无菌检查结果判断和规范填写检验原始记录。

【实训导入】

5%葡萄糖注射液主要用于输液溶剂、补充体液、各种原因引起的进食不足或大量体液丢失（如呕吐、腹泻等）、饥饿性酮症等。为无色或几乎无色的澄明液体，味甜。

【实训描述】

通过查阅《中国药典》（2020 年版）第二部 5%葡萄糖注射液的质量标准和第四部通则 1101，制订检验流程并实施，评价该药品的无菌检查是否符合要求。

【质量要求】

无菌：取本品，采用薄膜过滤法，以金黄色葡萄球菌为阳性对照菌，依法检查（通则 1101），应符合规定。

【实训准备】

1. 仪器与用具

超净工作台、恒温培养箱、高压蒸汽灭菌锅、冰箱、薄膜过滤器或集菌仪，无菌衣、帽、口罩，乳胶手套、酒精灯、微孔滤膜、无菌吸管、75%乙醇、酒精棉球、打火机、记号笔、剪刀等。

2. 药品与试剂

5%葡萄糖注射液、硫乙醇酸盐流体培养基、胰酪大豆胨液体培养基、pH7.0 无菌氯化钠-蛋白胨缓冲液。

3. 试验菌

金黄色葡萄球菌、铜绿假单胞菌、枯草芽孢杆菌、生孢梭菌、白色念珠菌、黑曲霉、大肠埃希菌。

【实训实施】

1. 培养基的配制与灭菌

取成品培养基按标签所示方法配制，按规定方法灭菌，备用。

2. 稀释液的配制与灭菌

pH7.0 无菌氯化钠-蛋白胨缓冲液：取磷酸二氢钾 3.56g，磷酸氢二钠 7.23g，氯化钠 4.30g，蛋白胨 1.00g，加水 1000mL，加热使溶解，必要时滤过使澄清，分装，灭菌。

3. 培养基的适用性检查

(1)培养基无菌检查　取硫乙醇酸盐流体培养基和胰酪大豆胨液体培养基各 5 支(瓶)，分别置于 30~35℃、20~25℃下培养 14d，应无菌生长。

(2)培养基灵敏度检查　取每管装量为 12mL 的硫乙醇酸盐流体培养基 7 支，分别接种不大于 100CFU 的金黄色葡萄球菌、铜绿假单胞菌、生孢梭菌各 2 支，另 1 支不接种作为空白对照，培养 3d；取每管装量为 9mL 的胰酪大豆胨液体培养基 7 支，分别接种不大于 100CFU 的枯草芽孢杆菌、白色念珠菌、黑曲霉各 2 支，另 1 支不接种作为空白对照，培养 5d。逐日观察结果。

空白对照管应无菌生长，若加菌的培养基管均生长良好，判该培养基的灵敏度检查符合规定。

4. 薄膜过滤法方法适用性试验

同无菌检查操作过程中“薄膜过滤法方法适用性试验”。

5. 供试品的无菌检查

(1)检验数量　除另有规定外，出厂产品按表 7-5 规定执行。

(2)检验量　采用薄膜过滤法时，只要供试品性质允许，应将所有容器内的内容物全部过滤。

(3)供试品的无菌检查　选取孔径不大于 0.45μm，直径约为 50mm 的滤膜，在过滤前应检查其完整性。取少量的 pH7.0 无菌氯化钠-蛋白胨缓冲液过滤，以润湿滤膜。将待检样品经薄膜过滤器过滤，然后加入 pH7.0 无菌氯化钠-蛋白胨缓冲液 100mL 冲洗滤膜，冲洗次数至少 3 次，每次冲洗量为 100mL；待检样品冲洗后，1 份滤器中加入 100mL 硫乙醇酸盐流体培养基，1 份滤器中加入 100mL 胰酪大豆胨液体培养基。

（4）阳性对照试验　以金黄色葡萄球菌为对照菌，取金黄色葡萄球菌的营养琼脂斜面培养物少许，接种于胰酪大豆胨液体培养基中或在胰酪大豆胨琼脂培养基上，30～35℃培养 18～24h；上述培养物用 pH7.0 无菌氯化钠-蛋白胨缓冲液制成每 1mL 含菌数不大于 100CFU 的阳性对照菌悬液，备用。

阳性对照同供试品的无菌检查，只是在最后一次冲洗液中加入 1mL 不大于 100CFU 的阳性对照菌悬液，过滤后，加入 100mL 硫乙醇酸盐流体培养基。阳性对照在 30～35℃培养不超过 5d，应生长良好。

（5）阴性对照试验　与供试品完全相同的操作，不加供试品，仅用 pH7.0 无菌氯化钠-蛋白胨缓冲液冲洗滤膜，待冲洗后，1 份滤器中加入 100mL 硫乙醇酸盐流体培养基，1 份滤器中加入 100mL 胰酪大豆胨液体培养基。阴性对照不得有菌生长。

（6）培养及观察　将上述接种培养基容器分别按硫乙醇酸盐流体培养基 30～35℃，胰酪大豆胨液体培养基 20～25℃各培养不少于 14d，培养期间应逐日观察并记录是否有菌生长。如在加入供试品后或在培养过程中，培养基出现浑浊，培养 14d 后，不能从外观上判断有无微生物生长，可取该培养液不少于 1mL 转种至同种新鲜培养基中，培养不少于 4d，观察接种的同种新鲜培养基是否再出现浑浊；或取培养液涂片、染色、镜检，判断是否有菌。

（7）结果判断　同无菌检查操作过程中“结果判断”。

【检验原始记录】

原始记录见表 1。

表 1　药品无菌检查原始记录

温度（℃）：　　　　相对湿度（%）：　　　　编号：

检品名称		检品规格	
生产厂家		生产批号	
包装		有效期	
检验数量		检验日期	
检测目的		检验项目	
检验依据			
检验方法			

续表

<table>
<tr><td colspan="16">检验过程</td></tr>
<tr><td colspan="16">培养基制备及培养条件</td></tr>
<tr><td colspan="16">硫乙醇酸盐流体培养基(批号：　　配制日期：　　)
培养箱型号：　　培养温度：　　℃
胰酪大豆胨液体培养基(批号：　　配制日期：　　)
培养箱型号：　　培养温度：　　℃</td></tr>
<tr><td>供试品处理</td><td colspan="15"></td></tr>
<tr><td colspan="2">培养天数</td><td>1</td><td>2</td><td>3</td><td>4</td><td>5</td><td>6</td><td>7</td><td>8</td><td>9</td><td>10</td><td>11</td><td>12</td><td>13</td><td>14</td></tr>
<tr><td rowspan="3">硫乙醇酸盐流体培养基 30~35℃</td><td>供试品</td><td></td><td></td><td></td><td></td><td></td><td></td><td></td><td></td><td></td><td></td><td></td><td></td><td></td><td></td></tr>
<tr><td>阴性对照</td><td></td><td></td><td></td><td></td><td></td><td></td><td></td><td></td><td></td><td></td><td></td><td></td><td></td><td></td></tr>
<tr><td>阳性对照</td><td></td><td></td><td></td><td colspan="11"></td></tr>
<tr><td rowspan="3">胰酪大豆胨液体培养基 20~25℃</td><td>供试品</td><td></td><td></td><td></td><td></td><td></td><td></td><td></td><td></td><td></td><td></td><td></td><td></td><td></td><td></td></tr>
<tr><td>阴性对照</td><td></td><td></td><td></td><td></td><td></td><td></td><td></td><td></td><td></td><td></td><td></td><td></td><td></td><td></td></tr>
<tr><td>阳性对照</td><td></td><td></td><td></td><td></td><td></td><td></td><td></td><td></td><td></td><td></td><td></td><td></td><td></td><td></td></tr>
<tr><td colspan="16">结论：
检验人：　　　　复核人：
年　月　日　　　　年　月　日</td></tr>
</table>

【实训注意】

1. 所有阳性菌的操作均不得在无菌区域进行，以防止交叉污染。

2. 无菌检查用培养基应每批进行灵敏度检查，合格后方可使用。

3. 无菌检查所用的菌株应符合相关规定，并应采用适宜的菌种保存技术进行保存，以保证试验菌株的生物学特性。

4. 当建立药品的无菌检查法时，应进行方法学验证，以证明所采用的方法适合于该药品的无菌检查。若药品的组分或原检验条件发生改变时，检查方法应重新验证。

5. 供试品的抽验数量和接种量应符合规定(表 7-5、表 7-7)。

6. 应正确判断检查结果(符合规定、不符合规定或无效须重试)。

【实训思考】

1. 举例说明哪些药品需要做无菌检查？

2. 薄膜过滤法适用于哪些药品？

3. 无菌检查中，为何要设阳性和阴性对照？

【实训评价】

考核评价见表2。

表2　　药品无菌检查(薄膜过滤法)技能考核评价

序号	实训步骤	实训内容	技术要求	分值	得分
1	制订工作方案	检验依据的确定	会查阅并确定药品无菌检查检验依据	5	
2	准备工作	无菌室的检查	检查环境温度、相对湿度是否在规定范围内、超净工作台的运行是否正常	5	
		无菌室的清洁	对超净工作台的顶部、台面、桌面清洁	5	
		实验物品的准备	将所有已灭菌的物品移至无菌室内	10	
			用乙醇棉球擦手,穿戴无菌衣、帽、口罩、手套,消毒供试品	5	
3	无菌检查	供试品试验	检查滤膜完整性	5	
			用冲洗液冲洗滤膜至少3次	10	
			待检样品过滤,加入培养基	5	
		阴性对照试验	是否做阴性对照,操作是否规范	5	
		阳性对照试验	是否在阳性接种间操作,操作是否规范	5	
		培养	是否按规定温度和规定时间培养	10	
4	检验结果	无菌检查结果	阴性是否无菌,结果判断是否正确	5	
5	文明操作	标记	供试品管、阴性管、阳性管、检验日期是否标记清楚	3	
		消毒	是否按规范要求擦拭消毒、开启紫外灯	3	
		清洗实验器皿	是否清洗干净	4	
		无菌操作	熟练规范	5	
		检验原始记录	填写规范完整	10	
总分				100	

实训 25 维生素 C 注射液的无菌检查(直接接种法)

【实训目的】

1. 掌握直接接种法进行注射剂无菌检查的操作。
2. 会配制无菌检查用培养基和稀释液。
3. 会无菌检查结果判断和规范书写检验原始记录。

【实训导入】

维生素 C 注射液的活性成分为维生素 C,辅料为盐酸半胱氨酸、亚硫酸氢钠或焦亚硫酸钠、乙二胺四乙酸二钠,主要用于防治败血症和各种急慢性传染性疾病及紫癜等辅助治疗,为无色至微黄色的澄明液体。

【实训描述】

通过查阅《中国药典》(2020 年版)第二部维生素 C 注射液的质量标准和第四部通则 1101,制订检验流程并实施,评价该药品的无菌检查是否符合要求。

【质量要求】

无菌:照无菌检查法(通则 1101)检查,应符合规定。

【实训准备】

1. 仪器与用具

超净工作台、恒温培养箱、高压蒸汽灭菌锅、冰箱、薄膜过滤器,无菌衣、帽、口罩,乳胶手套、酒精灯、无菌吸管、滴管、注射器、针头、75%乙醇、酒精棉球、打火机、记号笔、小砂轮等。

2. 药品与试剂

维生素 C 注射液、硫乙醇酸盐流体培养基、胰酪大豆胨液体培养基、pH7.0 无菌氯化钠-蛋白胨缓冲液。

3. 试验菌

金黄色葡萄球菌、铜绿假单胞菌、枯草芽孢杆菌、生孢梭菌、白色念珠菌、黑曲霉、大肠埃希菌。

【实训实施】

1. 培养基的配制与灭菌

取成品培养基按标签所示方法配制,按规定方法灭菌,备用。

2. 稀释液的配制与灭菌

pH7.0 无菌氯化钠-蛋白胨缓冲液:取磷酸二氢钾 3.56g,磷酸氢二钠 7.23g,氯化钠 4.30g,蛋白胨 1.00g,加水 1000mL,加热使溶解,必要时滤过使澄清,分装,灭菌。

3. 培养基的适用性检查

同“5%葡萄糖注射液的无菌检查(薄膜过滤法)”。

4. 直接接种法方法适用性试验

同无菌检查操作过程中“直接接种法方法适用性试验”。

5. 供试品的无菌检查

(1)检验数量　按表7-5确定。

(2)检验量　除另有规定外,每份培养基接种供试品的最少检验量按表7-7规定执行。

(3)供试品的无菌检查　用注射器吸取规定量供试品分别等量接种至每管装量不少于15mL硫乙醇酸盐流体培养基和每管装量不少于10mL胰酪大豆胨液体培养基中,一般样品无菌检查时两种培养基接种的瓶或支数相等,接种的供试品体积不得大于培养基体积的10%。

(4)阳性对照试验　取1管硫乙醇酸盐流体培养基,向其中加入规定量的供试品和1mL不大于100CFU的金黄色葡萄球菌菌悬液,阳性对照管在30~35℃培养不超过5d,应生长良好。

(5)阴性对照试验　各取1管硫乙醇酸盐流体培养基和1管胰酪大豆胨液体培养基,分别向其中加入和供试品接种体积相等的稀释液,分别在30~35℃和20~25℃下培养14d,逐日观察有无浑浊。

(6)培养　同“5%葡萄糖注射液的无菌检查(薄膜过滤法)”。

(7)结果判断　同无菌检查操作过程中“结果判断”。

【检验原始记录】

同“5%葡萄糖注射液的无菌检查(薄膜过滤法)”。

【实训注意】

同“5%葡萄糖注射液的无菌检查(薄膜过滤法)”。

【实训思考】

1. 直接接种法适用于哪些药品?
2. 直接接种法进行无菌检查时,如何保证结果的准确性?

【实训评价】

考核评价见表1。

表1　　药品无菌检查(直接接种法)技能考核评价

序号	实训步骤	实训内容	技术要求	分值	得分
1	制订工作方案	检验依据的确定	会查阅并确定药品无菌检查检验依据	5	
2	准备工作	无菌室的检查	检查环境温度、相对湿度是否在规定范围内、超净工作台的运行是否正常	5	
		无菌室的清洁	对超净工作台的顶部、台面、桌面清洁	5	
			将所有已灭菌的物品移至无菌室内	10	
		实验物品的准备	用乙醇棉球擦手,穿戴无菌衣、帽、口罩、手套,消毒供试品	5	

续表

序号	实训步骤	实训内容	技术要求	分值	得分
3	无菌检查	供试液的制备	用酒精棉球将安瓿外部擦拭消毒，用砂轮割安瓿颈部，过火焰数次，掰开安瓿颈部	5	
		接种	用灭菌注射器在火焰附近分别接种规定量的供试液于两种培养基中，并轻轻摇匀	10	
			接种量是否符合要求	5	
		阴性对照试验	是否做阴性对照，操作是否规范	5	
		阳性对照试验	是否在阳性接种间操作，操作是否规范	5	
		培养	是否按规定温度和规定时间培养	10	
4	检验结果	无菌检查结果	阴性是否无菌，结果判断是否正确	5	
5	文明操作	标记	供试品管、阴性管、阳性管、检验日期是否标记清楚	3	
		消毒	是否按规范要求擦拭消毒、开启紫外灯	3	
		清洗实验器皿	是否清洗干净	4	
		无菌操作	熟练规范	5	
		检验原始记录	填写规范完整	10	
总分				100	

任务三　细菌内毒素检查法

一、基本概念

细菌内毒素检查法是利用鲎试剂来检测或量化由革兰阴性菌产生的细菌内毒素，以判断供试品中细菌内毒素的限量是否符合规定的一种方法。

细菌内毒素检查包括两种方法，即凝胶法和光度测定法，后者包括浊度法和显色基质法。供试品检测时，可使用其中任何一种方法进行试验。当测定结果有争议时，除另有规定外，以凝胶限度试验结果为准。

细菌内毒素的量用内毒素单位（EU）表示，1EU 与 1 个内毒素国际单位（IU）相当。

知识链接

鲎试剂

鲎试剂是从栖生于海洋的节肢动物鲎的蓝色血液中提取的变形细胞溶解物，经低温冷冻干燥而成的生物试剂，可以与细菌内毒素发生凝集反应。鲎试验法具有简单、快速、灵敏、准确等优点，是国际上至今为止检测内毒素最好的方法。

细菌内毒素国家标准品是由大肠埃希菌提取精制而成，并以细菌内毒素国际标准品标定其效价。用于标定、复核、仲裁鲎试剂灵敏度，标定细菌内毒素工作标准品的效价，干扰试验及检查法中编号 B 和 C 溶液的制备，凝胶法中鲎试剂灵敏度复核试验，光度测定法中标准曲线可靠性试验。

细菌内毒素工作标准品是以细菌内毒素国家标准品为基准标定其效价，用于干扰试验及检查法中编号 B 和 C 溶液的制备，凝胶法中鲎试剂灵敏度复核试验，光度测定法中标准曲线可靠性试验。

细菌内毒素检查用水应符合灭菌注射用水标准，其内毒素含量小于 0.015EU/mL(用于凝胶法)或小于 0.005EU/mL(用于光度测定法)，且对内毒素试验无干扰作用。

二、试验前准备

试验所用的器皿应经处理，以去除可能存在的外源性内毒素。耐热器皿常用干热灭菌法(250℃，至少 30min)去除，也可采用其他确证不干扰细菌内毒素检查的适宜方法。若使用塑料器具，如微孔板和与微量加样器配套的吸头等，应选用标明无内毒素并且对试验无干扰的器具。

1. 供试品溶液的制备

某些供试品需进行复溶、稀释或在水性溶液中浸提制成供试品溶液。必要时，可调节被测溶液(或其稀释液)的 pH，一般供试品溶液和鲎试剂混合后溶液的 pH 在 6.0~8.0 为宜，可使用适宜的酸、碱溶液或缓冲液调节 pH。酸或碱溶液应用细菌内毒素检查用水在已去除内毒素的容器中配制。所用溶剂、酸碱溶液及缓冲液应不含内毒素和干扰因子。

2. 内毒素限值的确定

药品、生物制品的细菌内毒素限值(L)一般按以下公式确定：

$$L = K/M$$

式中　L——供试品的细菌内毒素限值，一般以 EU/mL、EU/mg 或 EU/U(活性单位)表示

K——人每千克体重每小时最大可接受的内毒素剂量，以 EU/(kg · h)表示，

注射剂 $K=5$EU/(kg·h),放射性药品注射剂 $K=2.5$ EU/(kg·h),鞘内用注射剂 $K=0.2$EU/(kg·h)

M——人用每千克体重每小时最大供试品剂量,以 mL/(kg·h)、mg/(kg·h)或 U/(kg·h)表示,人均体重按 60kg 计算,人体表面积按 1.62m^2 计算。注射时间若不足 1h,按 1h 计算。供试品每平方米体表面积剂量乘以 0.027 即可转换为每千克体重剂量(M)

按人用剂量计算限值时,如遇特殊情况,可根据生产和临床用药实际情况做必要调整,但需说明理由。

3. 确定最大有效稀释倍数(MVD)

最大有效稀释倍数是指在试验中供试品溶液被允许稀释达到的最大倍数,在不超过此稀释倍数的浓度下进行内毒素限值的检测。用以下公式来确定 MVD:

$$\mathrm{MVD} = cL/\lambda$$

式中 L——供试品的细菌内毒素限值

c——供试品溶液的浓度,当 L 以 EU/mg 或 EU/U 表示时,c 的单位需为 mg/mL 或 U/mL,当 L 以 EU/mL 表示时,则 c 等于 1.0mL/mL。如需计算在 MVD 时的供试品浓度,即最小有效稀释浓度,可使用公式 $c=\lambda/L$

λ——在凝胶法中鲎试剂的标示灵敏度(EU/mL),或是在光度测定法中所使用的标准曲线上最低的内毒素浓度

【实例 7-1】维生素 C 注射液的细菌内毒素检查

鲎试剂的灵敏度为 0.25EU/mL,《中国药典》规定维生素 C 注射液(规格 1g:5mL)的限值 L 为 0.020EU/mg,计算 MVD。

最小有效稀释浓度为:

$$c=\lambda/L=0.25/0.02=12.5\mathrm{mg/mL}$$

$$\mathrm{MVD}=(1000/5)/12.5=16$$

【实例 7-2】葡萄糖注射液的细菌内毒素检查

鲎试剂的灵敏度为 0.25EU/mL,《中国药典》规定葡萄糖注射液(规格 100mL:5g)的限值 L 为 0.5EU/mL,计算 MVD。

$$\mathrm{MVD}=cL/\lambda=1\times0.5/0.25=2$$

三、凝胶法操作过程

凝胶法是通过鲎试剂与内毒素产生凝集反应的原理进行限度检测或半定量检测内毒素的方法。

(一)鲎试剂灵敏度复核试验

在本检查法规定的条件下,使鲎试剂产生凝集的内毒素的最低浓度即为鲎试剂的标示灵敏度,用 EU/mL 表示。当使用新批号的鲎试剂或试验条件发生了任何可能影响检验结果的改变时,应进行鲎试剂灵敏度复核试验。

1. 标准内毒素稀释

根据鲎试剂灵敏度的标示值(λ)，将细菌内毒素国家标准品或细菌内毒素工作标准品用细菌内毒素检查用水溶解，在旋涡混合器上混匀 15min，然后制成 2λ、λ、0.5λ 和 0.25λ 四个浓度的内毒素标准溶液，每稀释一步均应在旋涡混合器上混匀 30s。

2. 灵敏度复核操作

取分装有 0.1mL 鲎试剂溶液的试管(10mm×75mm)或复溶后的 0.1mL/支规格的鲎试剂原安瓿 18 支，其中 16 管分别加入 0.1mL 不同浓度的内毒素标准溶液，每一个内毒素浓度平行做 4 管；另外 2 管加入 0.1mL 细菌内毒素检查用水作为阴性对照。将试管中溶液轻轻混匀后，封闭管口，垂直放入(37±1)℃的恒温器中，保温(60±2)min。

将试管从恒温器中轻轻取出，缓缓倒转 180°，若管内形成凝胶，并且凝胶不变形、不从管壁滑脱者为阳性；未形成凝胶或形成的凝胶不坚实、变形并从管壁滑脱者为阴性。保温和拿取试管过程应避免受到振动，造成假阴性结果。

3. 试验结果的判断和数据处理

当最大浓度 2λ 管均为阳性，最低浓度 0.25λ 管均为阴性，阴性对照管为阴性，试验方为有效。按下式计算反应终点浓度的几何平均值，即为鲎试剂灵敏度的测定值(λ_c)。

$$\lambda_c = \text{antilg}(\sum X/n)$$

式中　X——反应终点浓度的对数值(lg)，反应终点浓度是指系列递减的内毒素浓度中最后一个呈阳性结果的浓度

n——每个浓度的平行管数

当 λ_c 在 $0.5\sim2\lambda$(包括 0.5λ 和 2λ)时，方可用于细菌内毒素检查，并以标示灵敏度 λ 为该批鲎试剂的灵敏度。

(二)干扰试验

按表 7-8 制备溶液 A、B、C 和 D，使用的供试品溶液应为未检验出内毒素且不超过最大有效稀释倍数(MVD)的溶液，按鲎试剂灵敏度复核试验项下操作。

表 7-8　凝胶法干扰试验溶液的制备

编号	内毒素浓度/被加入内毒素的溶液	稀释用液	稀释倍数	所含内毒素的浓度	平行管数
A	无/供试品溶液	—	—	—	2
B	2λ/供试品溶液	供试品溶液	1 2 4 8	2λ 1λ 0.5λ 0.25λ	4 4 4 4

续表

编号	内毒素浓度/被加入内毒素的溶液	稀释用液	稀释倍数	所含内毒素的浓度	平行管数
C	2λ/检查用水	检查用水	1 2 4 8	2λ 1λ 0.5λ 0.25λ	2 2 2 2
D	无/检查用水	—	—	—	2

注:A 为供试品溶液;B 为干扰试验系列;C 为鲎试剂标示灵敏度的对照系列;D 为阴性对照。

只有当溶液 A 和阴性对照溶液 D 的所有平行管都为阴性,并且系列溶液 C 的结果符合鲎试剂灵敏度复核试验要求时,试验方为有效。当系列溶液 B 的结果符合鲎试剂灵敏度复核试验要求时,认为供试品在该浓度下无干扰作用。其他情况则认为供试品在该浓度下存在干扰作用。若供试品溶液在小于 *MVD* 的稀释倍数下对试验有干扰,应将供试品溶液进行不超过 *MVD* 的进一步稀释,再重复干扰试验。

可通过对供试品进行更大倍数稀释或通过其他适宜的方法(如过滤、中和、透析或加热处理等)排除干扰。为确保所选择的处理方法能有效地排除干扰且不会使内毒素失去活性,要使用预先添加了标准内毒素再经过处理的供试品溶液进行干扰试验。

(三)凝胶限度试验

1. 供试品溶液的制备

计算 $MVD=cL/\lambda$,c、L 的意义同前面公式,然后将供试品进行稀释,其稀释倍数不得超过 MVD。

2. 阳性对照溶液的制备

取内毒素标准品,用细菌内毒素检查用水溶解并稀释到 2 倍的鲎试剂灵敏度(2λ)。

3. 供试品阳性对照溶液的制备

用待检测的供试品溶液或其稀释液将内毒素标准品制成 2λ 浓度的内毒素溶液。

4. 阴性对照液

即细菌内毒素检查用水。

5. 鲎试剂的准备

取复溶后规格为 0.1mL/支或分装好的鲎试剂 8 管备用。

6. 加样

其中 2 支加入 0.1mL 供试品溶液或其稀释液(其稀释倍数不得超过 MVD)作

为供试品管(A),2 支加入 0.1mL 供试品阳性对照溶液作为供试品阳性对照管(B),2 支加入 0.1mL 阳性对照溶液作为阳性对照管(C),2 支加入 0.1mL 检查用水作为阴性对照管(D)。

7. 保温

将试管中溶液轻轻混匀后,用封口膜封闭管口,垂直放入(37±1)℃水浴或适宜恒温器中,保温(60±2)min 后观察结果。将试管从恒温器中轻轻取出,缓缓倒转180°时,管内凝胶不变形,不从管壁滑脱者为阳性,记录为(+);凝胶不能保持完整并从管壁滑脱者为阴性,记录为(-)。

(四)结果判断

若阴性对照溶液 D 的平行管均为阴性,供试品阳性对照溶液 B 的平行管均为阳性,阳性对照溶液 C 的平行管均为阳性,试验有效。

1. 若供试品溶液 A 的两个平行管均为阴性,判定供试品符合规定。
2. 若供试品溶液 A 的两个平行管均为阳性,判定供试品不符合规定。
3. 若供试品溶液 A 的两个平行管中的一管为阳性,另一管为阴性,需进行复试。复试时供试品溶液 A 需做 4 支平行管,若所有平行管均为阴性,判定供试品符合规定,否则判定供试品不符合规定。
4. 若供试品的稀释倍数小于 MVD 而溶液 A 结果出现不符合规定时,可将供试品稀释至 MVD 重新实验,再对结果进行判断。

四、凝胶半定量试验简介

凝胶半定量试验是使用凝胶法估测供试品中内毒素含量的方法。利用供试品系列与鲎试剂反应的终点浓度计算出供试品中内毒素的含量。

五、光度测定法简介

光度测定法分为浊度法和显色基质法。

浊度法系利用检测鲎试剂与内毒素反应过程中的浊度变化而测定内毒素含量的方法。根据检测原理,可分为终点浊度法和动态浊度法。终点浊度法是依据反应混合物中的内毒素浓度和其在孵育终止时的浊度(吸光度或透光率)之间存在的量化关系来测定内毒素含量的方法。动态浊度法是检测反应混合物的浊度到达某一预先设定的吸光度或透光率所需要的反应时间,或是检测浊度增加速度的方法。

显色基质法系利用检测鲎试剂与内毒素反应过程中产生的凝固酶使特定底物释放出呈色团的多少而测定内毒素含量的方法。根据检测原理,分为终点显色法和动态显色法。终点显色法是依据反应混合物中内毒素浓度和其在孵育终止时释放出的呈色团的量之间存在的量化关系来测定内毒素含量的方法。动态显色法是检测反应混合物的吸光度或透光率达到某一预先设定的检测值所需要的反应时间,或检测值增加速度的方法。

项目七任务三　测试题

实训 26　维生素 C 注射液的细菌内毒素检查

【实训目的】

1. 掌握用凝胶限量法进行细菌内毒素检查的原理及操作技术。
2. 会计算供试品的最大有效稀释倍数。
3. 会结果判断和规范填写检验原始记录。

【实训导入】

维生素 C 注射液的活性成分为维生素 C,辅料为盐酸半胱氨酸、亚硫酸氢钠或焦亚硫酸钠、乙二胺四乙酸二钠,主要用于防治败血症和各种急慢性传染性疾病及紫癜等辅助治疗,为无色至微黄色的澄明液体。

【实训描述】

通过查阅《中国药典》(2020 年版)第二部维生素 C 注射液的质量标准和第四部通则 1143,制订检验流程并实施,评价该药品的细菌内毒素检查是否符合要求。

【质量要求】

细菌内毒素:取本品,依法检查(通则 1143),每 1mg 维生素 C 中含内毒素量应小于 0.020EU。

【实训准备】

1. 仪器与用具

电热干燥箱(温度应能达到 250℃)、恒温器(37±1)℃、涡旋混合器、温度计(精度在 1℃以下)、微量加样器、无热原吸头、无热原玻璃试管(10mm×75mm)、试管架、酒精灯、75%乙醇棉、封口膜、时钟、剪刀、砂轮等。所用玻璃器皿需经 250℃干烤 30min 以上,所用塑料器械应无内毒素并且对试验无干扰。

2. 药品与试剂

维生素 C 注射液(规格 5mL:1g)、细菌内毒素工作标准品(规格 10EU/支)、细菌内毒素检查用水(BET 水,< 0.015EU/mL)、鲎试剂(规格 0.1mL/支、标示灵敏度 λ 为 0.25EU/mL)。

【实训实施】

在细菌内毒素检查中,每批供试品做 2 支供试品管、2 支供试品阳性对照、2 支阳性对照和 2 支阴性对照。

1. 供试品溶液的制备

维生素 C 注射液细菌内毒素限值 $L = 0.02$EU/mg,所用鲎试剂灵敏度 $\lambda = 0.25$EU/mL,最小有效稀释浓度为:$c = \lambda/L = 0.25/0.02 = 12.5$mg/mL, MVD = (1000/5)/12.5=16,即供试品用细菌内毒素检查用水最大稀释 16 倍。取供试品 0.10mL 加入 BET 水 1.50mL,混匀,得供试品溶液。

2. 阳性对照溶液的制备

取细菌内毒素工作标准品(10EU/支)1 支,轻弹瓶壁,使粉末落入瓶底,然后用砂轮在瓶颈部轻轻划痕,75%乙醇棉球擦拭后开启,准确加入 BET 水 1mL 复溶,用封口膜将瓶口封严,置涡旋混合器上混合 15min,得 10EU/mL 的内毒素阳性对照溶液。

准确取 10EU/mL 的内毒素阳性对照溶液 0.2mL 加入 BET 水 1.8mL 复溶,用封口膜将瓶口封严,置涡旋混合器上混合 30s,得 1EU/mL 的内毒素阳性对照溶液。

准确取 1EU/mL 的内毒素阳性对照溶液 1.0mL 加入 BET 水 1.0mL 复溶,用封口膜将瓶口封严,置涡旋混合器上混合 30s,得稀释至鲎试剂标示灵敏度 2 倍即 0.50EU/mL 的内毒素阳性对照溶液。

3. 供试品阳性对照溶液的制备

分别取供试品原液 0.50mL 和 1.0EU/mL 的内毒素阳性对照溶液 0.50mL,混合均匀供检查用即可。

4. 阴性对照溶液

细菌内毒素检查用水。

5. 鲎试剂的准备

取规格为 0.1mL/支的鲎试剂 8 支,轻弹瓶壁,使粉末落入瓶底,然后用砂轮在瓶颈部轻轻划痕,75%乙醇棉球擦拭后开启,开启过程中应防止玻璃屑落入瓶内。每支加入 0.1mL 检查用水轻轻转动瓶壁,使内容物充分溶解。

6. 加样

同“三、凝胶法中(三)凝胶限度试验”。

7. 保温

同“三、凝胶法中(三)凝胶限度试验”。

8. 结果判断

同“三、凝胶法中(四)结果判断”。

【检验原始记录】

原始记录见表 1。

表 1 **药品细菌内毒素检查原始记录**

温度(℃): 相对湿度(%): 编号:

检品名称		检品规格		
生产厂家		生产批号		
包装		有效期		
检验数量		检验日期		
检验目的		检验项目		
检验依据				
	检验方法			
检验过程				
供试品溶液配制				
细菌内毒素工作标准品稀释				
鲎试剂复溶				
保温时间		保温温度		
编号	供试品管 A	供试品阳性对照管 B	阳性对照管 C	阴性对照管 D
1				
2				
反应结果				
结论	□符合规定	□不符合规定	□复试	

检验人: 复核人:

年 月 日 年 月 日

【实训注意】

1. 标准品断开安瓿瓶颈时不得有碎片掉入。

2. 细菌内毒素工作标准品溶解后一定要在涡旋混合器上混合 15min,以后每一步稀释至少混合 30s。

3. 由于凝集反应是不可逆的,所以在保温和取放试管时应注意不要使试管受到振动,以免使凝胶破碎产生假阴性结果。

4. 稀释过程中每一步骤所使用的移液器具不能交叉使用。

【实训思考】

1. 哪些药品需要做细菌内毒素检查?

2. 细菌内毒素工作标准品溶解以及每一步稀释都要涡旋，其作用是什么？

3. 设置供试品阳性对照、阳性对照、阴性对照的目的是什么？

4. 为什么加样后的鲎试剂保温的温度要控制在(37±1)℃，保温时间为(60±2)min？如果保温的温度高于或低于(37±1)℃或保温的时间比(60±2)min长或短会出现什么结果？

【实训评价】

考核评价见表2。

表2　　药品细菌内毒素检查技能考核评价

序号	实训步骤	实训内容	技术要求	分值	得分
1	制订工作方案	检验依据的确定	会查阅并确定药品细菌内毒素检验依据	5	
2	准备工作	实验物品的准备	玻璃器皿干烤灭菌	10	
3	细菌内毒素检查	供试品溶液的制备	确定稀释倍数，正确稀释供试品	10	
		阳性对照溶液的制备	制成2λ浓度的内毒素标准溶液	5	
		供试品阳性对照溶液的制备	含2λ浓度标准内毒素的供试液	5	
		阴性对照溶液的制备	细菌内毒素检查用水	5	
		鲎试剂的准备	正确溶解、分装	5	
		加样	加样溶液是否正确	5	
		保温	保温时间、保温温度是否符合要求	5	
4	检验结果	细菌内毒素检查结果	如实进行结果判断	15	
5	文明操作	标记	供试品管、阳性管、供试品阳性对照管、阴性管标记是否清楚	5	
		消毒	是否按要求擦拭、消毒、开启紫外灯	5	
		清洗实验器皿	是否清洗干净	5	
		无菌操作	熟练规范	5	
		检验原始记录	填写规范完整	10	
总分				100	

任务四　热原检查法

一、基本概念

热原是指某些药品中含有的能引起体温升高的一类物质的总称。热原检查法是将一定剂量的供试品，静脉注入家兔体内，在规定时间内，观察家兔体温升高的情况，以判定供试品中所含热原的限度是否符合规定的一种方法。主要用于注射剂特别是静脉用注射剂以及其无菌分装用的原料药、冲洗剂等。

知识链接

热原的化学性质和消除方法

化学性质：①耐热性，在180℃加热3～4h或250℃加热30min或650℃加热1min可使热原彻底破坏。②滤过性：热原较小，在1～5nm。③水溶性：热原能溶于水。④不挥发性。

消除方法：①高温法，如180℃干烤3～4h或250℃干烤30min以上。②蒸馏法，如活性炭吸附法。③酸碱法。④凝胶过滤法。⑤超滤法等。

二、试验器材

(1)天平　分度值0.01mg或0.1mg(供试品称量用)、分度值0.1mg或1mg(试剂称量用)、分度值0.001kg(家兔称量用)。

(2)电热干燥箱(250℃以上)、恒温水浴、热原测温仪或肛门体温计(精度为±0.1℃)、家兔固定盒(可调节松紧程度)。

(3)其他实验用具　注射器、烧杯、锥形瓶、量瓶、移液管、广口试剂瓶、直镊、金属制密封容器等，所有实验用具均应无热原。

(4)75%乙醇、灭菌注射用水、0.9%氯化钠注射液或5%葡萄糖注射液等。

三、热原检查法

1. 供试品溶液的制备

(1)原料药　按品种正文项下规定，精密称取适量，置适宜的容器中，精密加入规定的溶剂使供试品溶解，并配制成所需浓度。

(2)注射液　用75%乙醇棉球消毒安瓿颈部，小心打开安瓿。按品种正文项下规定，精密量取适量，置适宜的容器中，精密加入规定的溶剂，稀释制成所需浓度。

（3）粉针剂　用75%乙醇棉球消毒安瓿颈部或西林瓶瓶塞，小心打开容器。按品种正文项下规定，精密加入规定的溶剂使供试品溶解，并配制成所需浓度。

2. 实验动物

（1）家兔的要求　健康合格、体重1.7kg以上（用于生物制品检测用的家兔体重为1.7~3.0kg）、雌兔应无孕，家兔应单笼饲养，笼卡上应标明兔号。在饲养期间内，家兔体重应不减轻，精神、食欲、排泄等不得有异常现象。

（2）家兔预选　新兔经同一饲料饲养7d后，进行预测体温，测温的条件与热原检查要求相同。测量体温时，测温仪探头或肛门温度计插入肛门的深度各兔应相同，约6cm，每次测温时间不得少于1.5min，每隔30min测温1次，共8次。8次体温均在38.0~39.6℃，且最高与最低体温相差不超过0.4℃的家兔，可供3周内实验用。

未曾用于热原检查的家兔；或供试品判定为符合规定，但组内升温达0.6℃的家兔；或3周内未曾使用的家兔，均应在供试品检查前7d内预测体温，进行挑选。

（3）家兔的重复使用　供试品判定为符合规定的家兔，至少应休息48h，方可再供下一次实验用。供试品判定为复试的家兔，应暂做休息处理，若供试品复试合格，升温≥0.6℃的家兔，应休息2周以上，重新测温挑选后使用。供试品判定为不符合规定的家兔，不再使用。对用于血液制品、抗毒素和其他同一抗原性供试品检测的家兔，可在5d内重复使用1次。

（4）复试用家兔　挑选体重相近、体温相对稳定、正常体温温差小、使用次数少的家兔进行实验。使用过抗原性药品的家兔应避免使用。

3. 实验前的准备

（1）测温仪或肛门温度计每3~6个月校准一次，如有异常随时校验，不符合要求者不能使用。

（2）用具除热原　清洗干净的玻璃器皿、注射器、针头、直镊等放入金属制容器内，密闭，置电热干燥箱中采用干热灭菌法（250℃、30min以上），也可用其他适宜的方法除热原。去除热原未曾开启的密封容器内用具可供一周内使用。

（3）实验室和饲养室的温度　实验室和饲养室的温度应在17~25℃。实验室与饲养室的温度相差不得大于3℃。实验全过程中，室温变化应有记录，与测温时间同步，应记录实验过程的室温变化，室温变化不得大于3℃。

（4）热原检查前1~2d，供试验用家兔应尽可能处于同一温度环境中。

4. 热原检查操作过程

（1）选符合规定的家兔，停止给饲料，称重后置于家兔固定盒内至少1h，头部固定应宽松适宜，以适用于体重不同的动物。

（2）每隔30min测量家兔体温1次，测量2次，两次体温之差不得超过0.2℃，以此两次体温的平均值作为该兔的正常体温，平均值保留三位有效数字。当日使用的家兔，正常体温应在38.0～39.6℃，且同组各兔间相差不得超过1.0℃。

（3）取适用家兔3只，测定其正常体温后15min内，自耳静脉缓缓注入规定剂量并温热至约38℃的供试品溶液，然后每隔30min按前法测量其体温1次，共测6次，以6次体温中最高的一次减去正常体温，即为该兔体温的升高温度（℃）。如3只家兔中有1只体温升高0.6℃或高于0.6℃，或3只家兔体温升高的总和达1.3℃或高于1.3℃，应另取5只家兔复试，检查方法同上。

5. 结果判断

（1）判定符合规定　在初试3只家兔中，体温升高均低于0.6℃，并且3只家兔升温总和低于1.3℃；或在复试5只家兔中，体温升高0.6℃或高于0.6℃的家兔数不超过1只，并且初试、复试合并8只家兔的体温升高总和为3.5℃或低于3.5℃，均判定供试品的热原检查符合规定。

（2）判定复试　初试3只家兔中仅有1只体温升高0.6℃或高于0.6℃；或3只家兔升温均低于0.6℃但升温的总和达1.3℃或高于1.3℃，应另取5只家兔复试。

（3）判定不符合规定　在初试的3只家兔中，体温升高0.6℃或高于0.6℃的家兔数超过1只；或在复试的5只家兔中，体温升高0.6℃或高于0.6℃的家兔超过1只；或在初试、复试合并8只家兔的升温总和超过3.5℃，均判定供试品的热原检查不符合规定。

当家兔升温为负值时，均以0℃计。

【实例7-3】表7-9是用3只家兔给某注射剂进行热原检查的结果，试判断其热原检查是否符合规定。

表7-9　用3只家兔给某注射剂进行热原检查的结果

家兔编号	体重/kg	给药前体温/℃			给药后体温/℃						体温升降/℃	
		1	2	平均	0.5h	1.0h	1.5h	2.0h	2.5h	3.0h	各兔升温	升温总和
1号	2.0kg	39.2	39.0	39.1	39.2	39.1	39.4	39.2	39.8	39.5		
2号	2.2kg	38.7	38.9	38.8	38.7	38.8	38.9	38.9	38.8	38.9		
3号	2.5kg	39.3	39.1	39.2	39.4	39.5	39.3	39.2	39.2	39.1		

1号家兔升温：39.8-39.1=0.7℃；

2号家兔升温：38.9-38.8=0.1℃；

3号家兔升温：39.5-39.2=0.3℃；

各兔升温之和：0.7+0.1+0.3=1.1℃。

初试3只家兔中仅有1只体温升高高于0.6℃，判定为另取5只家兔复试。

项目七任务四　测试题

学习小结

1. 微生物限度检查法

微生物限度检查法系检查非规定灭菌制剂及其原、辅料受微生物污染程度的一种检查方法。检查项目包括需氧菌总数、霉菌和酵母菌总数及控制菌的检查，其中需氧菌总数、霉菌和酵母菌总数称为微生物总数检查。

微生物总数检查法包括平皿法、薄膜过滤法和 MPN 法，其检查过程为培养基的适用性检查、计数方法适用性试验、供试品检查（供试品试验、阴性对照试验）。

一般胰酪大豆胨琼脂培养基或胰酪大豆胨液体培养基用于测定需氧菌总数；沙氏葡萄糖琼脂培养基用于测定霉菌和酵母总数。

控制菌检查为耐胆盐革兰阴性菌、大肠埃希菌、沙门菌、铜绿假单胞菌、金黄色葡萄球菌、梭菌、白色念珠菌共 7 种检查。其检查过程包括培养基的适用性检查、方法适用性试验、供试品检查（供试品试验、阳性对照试验、阴性对照试验）。供试品检出控制菌或其他致病菌时，按一次检出结果为准，不再复试。

2. 无菌检查法

无菌检查法系用于检查药典要求无菌的药品、生物制品、医疗器械、原料、辅料及其他品种是否无菌的一种方法。无菌检查的项目包括需氧菌、厌氧菌及真菌检查。

无菌检查中培养基的适用性检查包括无菌性检查和培养基灵敏度检查。

无菌检查法包括薄膜过滤法和直接接种法两种方法，其操作过程包括培养基的适用性检查、方法适用性试验、供试品的无菌检查（供试品试验、阳性对照试验、阴性对照试验）。

无菌检查法结果判断时阳性对照管应生长良好，阴性对照管不得有菌生长，试验才有效。

3. 细菌内毒素检查法

细菌内毒素检查法是利用鲎试剂来检测或量化由革兰阴性菌产生的细菌内毒素以判断供试品中细菌内毒素的限量是否符合规定的一种方法。

细菌内毒素检查包括凝胶法和光度测定法两种方法，其中后者包括浊度法和显色基质法。当测定结果有争议时，除另有规定外，以凝胶限度试验结果为准。

凝胶法操作过程包括鲎试剂灵敏度复核试验、干扰试验、凝胶限度试验和结果判断。

4. 热原检查法

热原是指某些药品中含有的能引起体温升高的一类物质的总称。

热原检查法系将一定剂量的供试品，静脉注入家兔体内，在规定时间内，观察家兔体温升高的情况，以判定供试品中所含热原的限度是否符合规定的一种方法。

每个供试品用家兔3只，在测定正常体温后15min内给药。

家兔体温的升温值为注射药液后，以6次测得体温中最高的一次减去正常体温。如6次体温均低于正常体温，则升温值以“0”计。

当供试品不符合规定时，组内家兔不再使用。

项目八　药品的含量测定技术

学习目标

●知识目标

1. 掌握容量分析法、紫外-可见分光光度法和高效液相色谱法测定药品含量的方法。

2. 熟悉常用含量测定方法的结果计算。

3. 了解其他含量测定方法。

●能力目标

1. 能熟练应用容量分析法、紫外-可见分光光度法和高效液相色谱法进行原料药及其制剂的含量测定与计算。

2. 能正确测定药品含量并填写检验记录，会结果判断。

案例导入

含量测定不符合规定

2015 年 9 月广东省梅州市梅江区食品药品监督管理局市场抽检发现某企业头孢克洛颗粒(0.25g，批号:20150501)持续稳定性考查 9 个月时间点含量检测结果为 89.57%，低于质量标准(90.0%~110.0%)。

问题:药品的含量测定有何意义? 药品含量测定的方法有哪些?

药品的含量测定是指用适当的化学分析方法、仪器分析方法或生物测定方法对药品中的有效成分或指标性成分进行定量分析，以确定药品的含量是否符合质量标准的规定。含量测定是判断药品优劣、评价药品质量和保证药品疗效的重要指标，是药品检验的关键环节。

含量测定是在鉴别、检查符合规定的基础上进行。药品含量测定的方法主要包括化学分析法、仪器分析法和生物法。化学分析法历史悠久，一般又分为重量分析法和容量分析法两大类，其中容量分析法(滴定分析法)的准确度和精密度都较高，仪器设备简单、易于操作，不需要使用化学对照品，成本低，速度较快，广泛用于化学原料药高含量组分的含量测定。药物制剂由于组成复杂、干扰物较多，含量限度一般较宽，其含量测定多采用具有分离功能的色谱法；辅料不干扰测定时，也可采用光谱法。

一些抗生素效价的测定和生物制品活性测定多采用生物法。《中国药典》(2020年版)一、二部含量测定项下仪器分析法中所占比重较大的有高效液相色谱法、紫外-可见分光光度法、电位滴定法、气相色谱法等。

药品含量测定的表示方法有两种,原料药以百分含量表示;制剂以标示量的百分含量表示。

$$\text{原料药含量}=\frac{\text{实测的供试品量}}{\text{供试品量}}\times 100\%$$

$$\text{制剂含量}=\frac{\text{实测的供试品量}}{\text{供试品的标示量}}\times 100\%$$

知识链接

标示量

标示量是指单位剂量的制剂中规定的主药含量,通常在该剂型的包装上标示出来。如维生素C片规格:0.1g,是指每片含主药0.1g,即标示量为0.1g,但因生产中加有辅料,实际每片重量约为0.181g。

任务一　容量分析法

一、概述

容量分析法又称滴定分析法,是将已知浓度的滴定液由滴定管滴加到被测药物的溶液中,直至滴定液与被测药物反应完全,然后根据滴定液的浓度和消耗的体积,按化学计量关系计算出被测药物含量的一种方法。

滴定分析法有酸碱滴定法、氧化还原滴定法、配位滴定法、沉淀滴定法、电位滴定法和永停滴定法等。滴定方式有直接滴定法、间接滴定法、返滴定法和置换滴定法;终点判断方法有指示剂法、电位滴定法和永停滴定法等。

容量分析法适合被测组分的含量在1%以上的高含量或中高含量组分,有所用仪器价格便宜,操作简便、快速,测定结果准确度、重复性高,相对误差一般在0.2%以下等优点。缺点为专属性差,对结构相近的有关物质或其他干扰测定的杂质缺乏选择性。因而常用于原料药和少量制剂的含量测定。

1. 滴定度

滴定度为每1mL规定浓度的滴定液相当于被测药物的质量,常以符号“T”表示,单位为mg/mL。在滴定液的标定和药品的含量测定项下一般都直接给出滴定度,如表8-1所示。

表 8-1　　滴定度含义举例

滴定液的标定或药品的含量测定	《中国药典》中描述	滴定度含义
乙二胺四醋酸二钠滴定液(0.05mol/L)的标定	每 1mL 乙二胺四醋酸二钠滴定液(0.05mol/L)相当于 4.069mg 的氧化锌	T=4.069mg/mL
氢氧化钠滴定液(1mol/L)的标定	每 1mL 氢氧化钠滴定液(1mol/L)相当于 204.2mg 的邻苯二甲酸氢钾	T=204.2mg/mL
葡萄糖酸钙的含量测定	每 1mL 乙二胺四醋酸二钠滴定液(0.05mol/L)相当于 22.42mg 的 $C_{12}H_{22}CaO_{14} \cdot H_2O$	T=22.42mg/mL
硫酸阿托品的含量测定	每 1mL 高氯酸滴定液(0.1mol/L)相当于 67.68mg 的 $(C_{17}H_{23}NO_3)_2 \cdot H_2SO_4$	T=67.68mg/mL

2. 校正因子

滴定液的实际浓度与规定浓度的比值称为校正因子,常用“F”表示,一般要求在 0.95~1.05。在《中国药典》中给出的滴定度为滴定液的规定浓度,而在实际工作中,所配制的滴定液浓度不可能刚好与规定的浓度一致,如《中国药典》中氢氧化钠滴定液(0.1mol/L),但实际配制与标定过程中氢氧化钠滴定液的真实浓度可能为 0.09978mol/L,此时就不能直接应用药典上给出的滴定度(T)计算,但只要乘以滴定液的浓度校正因子(F)即可换算成实际的滴定度(T')。

$$F = \frac{\text{实际标定的浓度}}{\text{规定的浓度}} = \frac{c_{\text{实}}}{c_{\text{规}}}$$

$$T' = FT$$

式中　T' ——实际的滴定度,mg/mL

3. 滴定液真实浓度的计算

$$m = T'V = TFV = T \times \frac{c_{\text{实}}}{c_{\text{规}}} \times V \Rightarrow c_{\text{实}} = \frac{m \times c_{\text{规}}}{T \times V}$$

式中　m——基准物质称取的质量,mg

V——消耗滴定液体积,mL

F——校正因子

T——滴定度,mg/mL

$c_{\text{规}}$——滴定液的规定浓度,mol/L

2020 年版药典中常用的滴定液(33 种)见表 8-2。

表 8-2　　2020 年版药典中常用的滴定液(33 种)

序号	滴定液名称	序号	滴定液名称
1	乙二胺四醋酸二钠滴定液(0.05mol/L)	17	高锰酸钾滴定液(0.02mol/L)
2	乙醇制氢氧化钾滴定液(0.5mol/L 或 0.1mol/L)	18	硝酸汞滴定液(0.02mol/L 或 0.05mol/L)
		19	硝酸铋滴定液(0.01mol/L)
3	四苯硼钠滴定液(0.02mol/L)	20	硝酸铅滴定液(0.05mol/L)
4	甲醇制氢氧化钠滴定液(0.1mol/L)	21	硝酸银滴定液(0.1mol/L)
5	甲醇钠滴定液(0.1mol/L)	22	硫代硫酸钠滴定液(0.1mol/L 或 0.05mol/L)
6	甲醇锂滴定液(0.1mol/L)	23	硫氰酸铵滴定液(0.1mol/L)
7	亚硝酸钠滴定液(0.1mol/L)	24	硫酸滴定液(0.5mol/L、0.25mol/L、0.1mol/L 或 0.05mol/L)
8	草酸滴定液(0.05mol/L)		
9	氢氧化四丁基铵滴定液(0.1mol/L)	25	硫酸亚铁铵滴定液(0.1mol/L)
10	氢氧化四甲基铵滴定液(0.1mol/L)	26	硫酸铈滴定液(0.1mol/L)
11	氢氧化钠滴定液(1mol/L、0.5mol/L 或 0.1mol/L)	27	锌滴定液(0.05mol/L)
		28	氯化钡滴定液(0.1mol/L)
12	重铬酸钾滴定液(0.01667mol/L)	29	碘滴定液(0.05mol/L)
13	烃铵盐滴定液(0.01mol/L)	30	碘酸钾滴定液(0.05mol/L 或 0.01667mol/L)
14	盐酸滴定液(1mol/L、0.5mol/L、0.2mol/L 或 0.1mol/L)	31	溴滴定液(0.05mol/L)
		32	溴酸钾滴定液(0.01667mol/L)
15	高氯酸滴定液(0.1mol/L)	33	醋酸钠滴定液(0.1mol/L)
16	高氯酸钡滴定液(0.05mol/L)		

4. 含量计算

容量分析中常用的含量测定方法有直接滴定法和间接滴定法,其中原料药和制剂药的含量测定表示方法也不同,其计算方法如下。

(1)直接滴定法

①原料药的含量

a. 不需做空白试验时:

$$原料药的含量(\%)=\frac{测得量}{供试品量}\times 100\%=\frac{FTV}{m_s}\times 100\%$$

式中 F——滴定液浓度校正因子

T——滴定度,mg/mL

V——供试品消耗滴定液的体积,mL

m_s——供试品的称样量,mg

b. 需做空白试验校正时:

$$原料药的含量(\%)=\frac{测得量}{供试品量}\times 100\%=\frac{FT(V-V_0)}{m_s}\times 100\%$$

式中　V_0——空白消耗滴定液的体积,mL

其他各符号意义同上。

【实例 8-1】吲哚美辛的含量测定

精密称取吲哚美辛 2 份,分别为 0.5012g、0.5123g,加乙醇 30mL,微温使溶解,放冷,加水 20mL,加酚酞指示液 7~8 滴,迅速用氢氧化钠滴定液(0.09966mol/L)滴定,分别消耗氢氧化钠滴定液 14.06mL、14.26mL,空白试验消耗氢氧化钠滴定液 0.02mL。每 1mL 氢氧化钠滴定液(0.1 mol/L)相当于 35.78mg 的吲哚美辛。计算吲哚美辛的含量。本品按干燥品计算,含吲哚美辛不得少于 99.0%。

解析:$F=\frac{c_{实}}{c_{规}}=\frac{0.09966}{0.1}=0.9966$

(1) $\text{吲哚美辛的含量1}=\frac{FT(V-V_0)}{m_s}\times 100\%=\frac{0.9966\times 35.78\times(14.06-0.02)}{0.5012\times 10^3}\times 100\%=$ 99.89%

(2) $\text{吲哚美辛的含量2}=\frac{FT(V-V_0)}{m_s}\times 100\%=\frac{0.9966\times 35.78\times(14.26-0.02)}{0.5123\times 10^3}\times 100\%=$ 99.12%

$$吲哚美辛的平均含量=\frac{99.89\%+99.12\%}{2}=99.50\%$$

结论:吲哚美辛的含量为 99.50%,符合规定(规定:不得少于 99.0%)。

②制剂的含量:按标示百分含量标示,本节重点讨论片剂和注射剂的含量测定,其他剂型可参照这两种剂型的含量计算。

a. 不需做空白试验时直接滴定法测定片剂和注射剂含量的计算公式如下:

$$片剂标示量的含量(\%)=\frac{每片实测含量}{标示量}\times 100\%=\frac{\frac{测得量}{供试品量}\times 平均片重}{标示量}\times 100\%$$

$$=\frac{\frac{FTV}{m_s}\times\bar{w}}{m_{标示}}\times 100\%$$

式中　F——滴定液浓度校正因子

T——滴定度,mg/mL

V——供试品消耗滴定液的体积,mL

m_s——供试品的称样量,mg

$\bar{w}$——供试品的平均片重,g

$m_{标示}$ ——供试品的标示量，g/片

$$注射剂标示量的含量(\%)=\frac{每支注射剂含量}{每支标示量}\times100\%=\frac{c_{实测}}{c_{标示}}\times100\%=\frac{FTV}{V_s c_{标示}}\times100\%$$

式中　V_s ——供试品的取样体积，mL

$c_{标示}$ ——注射剂的标示量，mg/mL

b. 需要做空白试验时直接滴定法测定片剂和注射剂的含量计算公式：

$$片剂标示量的含量(\%)=\frac{\frac{FT(V-V_0)}{m_s}\times\bar{w}}{m_{标示}}\times100\%$$

$$注射剂标示量的含量(\%)=\frac{FT(V-V_0)}{V_s c_{标示}}\times100\%$$

式中各符号意义同上。

【实例8-2】葡萄糖酸钙片的含量测定

取本品20片（规格为0.5g），精密称定为10.8766g，研细，分别精密称取1.0726g、1.0942g，置100mL量瓶中，加水约50mL，微热使葡萄糖酸钙溶解，放冷，用水稀释至刻度，摇匀，滤过，精密量取续滤液25mL，加水75mL，加氢氧化钠试液15mL与钙紫红素指示剂0.1g，用乙二胺四醋酸二钠滴定液（0.04968mol/L）滴定至溶液自紫色转变为纯蓝色，分别消耗乙二胺四醋酸二钠滴定液（0.04968mol/L）10.84mL、11.12mL。每1mL乙二胺四醋酸二钠滴定液（0.05mol/L）相当于22.42mg的$C_{12}H_{22}CaO_{14}\cdot H_2O$。本品含葡萄糖酸钙（$C_{12}H_{22}CaO_{14}\cdot H_2O$）应为标示量的95.0%~105.0%。

$$解析：F=\frac{c_{实}}{c_{规}}=\frac{0.04968}{0.05}=0.9936$$

$$(1)\ \begin{matrix}葡萄糖酸钙片\\标示量的含量1\end{matrix}=\frac{\frac{FTV}{m_s}\times\bar{w}}{m_{标示}}\times100\%=\frac{\frac{0.9936\times22.42\times10.84}{1.0726\times1000}\times\frac{100}{25}\times\frac{10.8766}{20}}{0.5}\times100\%=97.95\%$$

$$(2)\ \begin{matrix}葡萄糖酸钙片\\标示量的含量2\end{matrix}=\frac{\frac{0.9936\times22.42\times11.12}{1.0942\times1000}\times\frac{100}{25}\times\frac{10.8766}{20}}{0.5}\times100\%=98.49\%$$

$$葡萄糖酸钙片标示量的含量=\frac{97.95\%+98.49\%}{2}=98.22\%$$

结论：本品含葡萄糖酸钙为标示量的98.22%，符合规定（规定：为标示量的95.0%~105.0%）。

【实例8-3】维生素C注射液的含量测定

分别精密量取本品（规格2mL∶0.5g）0.80mL两份（约相当于维生素C 0.2g），加水15mL与丙酮2mL，摇匀，放置5min，加稀醋酸4mL与淀粉指示液1mL，

用碘滴定液(0.05012mol/L)滴定,至溶液显蓝色并持续30s不褪,分别消耗碘滴定液22.38mL、22.40mL,每1mL碘滴定液(0.05mol/L)相当于8.806mg的维生素C。计算维生素C注射液的百分含量。本品含维生素C($C_6H_8O_6$)应为标示量的93.0%~107.0%。

解析:$F=\frac{c_{实}}{c_{规}}=\frac{0.05012}{0.05}=1.0024$

(1) $\text{维生素C注射液标示量的含量1}=\frac{FTV}{V_s c_{标示}}\times 100\%=\frac{1.0024\times 8.806\times 22.38}{0.80\times\frac{0.5\times 1000}{2}}\times 100\%=98.78\%$

(2) $\text{维生素C注射液标示量的含量2}=\frac{1.0024\times 8.806\times 22.40}{0.80\times\frac{0.5\times 1000}{2}}\times 100\%=98.86\%$

$$\text{维生素C注射液标示量的含量}=\frac{98.78\%+98.86\%}{2}=98.82\%$$

结论:本品含维生素C为标示量的98.22%,符合规定(规定:为标示量的93.0%~107.0%)。

(2)间接滴定法

间接滴定法也称为剩余滴定法,是先加入定量过量的滴定液A,使其与被测物反应,此反应进行完全后,再用另一滴定液B回滴反应中剩余的滴定液A。本法常需进行空白试验校正。

$$\text{原料药的含量}(\%)=\frac{\text{测得量}}{\text{供试品量}}\times 100\%=\frac{FT(V_0-V_B)}{m_s}\times 100\%$$

式中　F——滴定液浓度校正因子

T——滴定度,mg/mL

V_0——空白消耗滴定液B的体积,mL

V_B——供试品消耗滴定液B的体积,mL

m_s——供试品的称样量,mg

$$\text{片剂标示量的含量}(\%)=\frac{\frac{FT(V_0-V_B)}{m_s}\times\bar{w}}{m_{标示}}\times 100\%$$

式中　$\bar{w}$——供试品的平均片重,g

$m_{标示}$——供试品的标示量,g/片

其余变量含义同前。

$$\text{注射剂标示量的含量}(\%)=\frac{FT(V_0-V_B)}{V_s c_{标示}}\times 100\%$$

式中　V_s——供试品的取样体积,mL

$c_{标示}$ ——注射剂的标示量,mg/mL

其余变量含义同前。

注:上述原料药含量计算公式中的供试品取用量均不扣除干燥失重或水分。当原料药规定含量按干燥品或无水物计算时,则上述含量计算公式中的供试品取用量应扣除干燥失重或水分。如:

$$含量(\%) = \frac{FTV}{m_s \times (1 - 水分或干燥失重百分数)} \times 100\%$$

【实例 8-4】氯贝丁酯的含量测定

精密称取氯贝丁酯 2 份,分别为 2.0821g、2.0834g,置锥形瓶中,加中性乙醇(对酚酞指示液显中性)10mL 与酚酞指示液数滴,滴加氢氧化钠滴定液(0.1mol/L)至显粉红色,再精密加氢氧化钠滴定液(0.5mol/L)20mL,加热回流 1h 至油珠完全消失,放冷,用新沸过的冷水洗涤冷凝管,洗液并入锥形瓶中,加酚酞指示液数滴,用盐酸滴定液(0.4996mol/L)滴定,分别消耗盐酸滴定液 23.42mL、23.50mL,并将滴定的结果用空白试验校正。空白试验消耗盐酸滴定液 6.35mL。每 1mL 盐酸滴定液(0.49965mol/L)相当于 121.4mg 的氯贝丁酯。本品含氯贝丁酯不得少于 98.5%。

解析:$F = \frac{c_{实}}{c_{规}} = \frac{0.4996}{0.5} = 0.9992$

(1) $\frac{氯贝丁酯}{百分含量} = \frac{FT(V_0 - V_B)}{m_s} \times 100\% = \frac{0.9992 \times 121.4 \times (23.42 - 6.35)}{2.0821 \times 1000} \times 100\% =$ 99.45%

(2) $\frac{氯贝丁酯}{百分含量} = \frac{0.9992 \times 121.4 \times (23.50 - 6.35)}{2.0834 \times 1000} \times 100\% = 99.85\%$

$$氯贝丁酯的百分含量 = \frac{99.45\% + 99.85\%}{2} = 99.65\%$$

结论:本品含氯贝丁酯为标示量的 99.65%,符合规定(规定:不得少于 98.5%)。

二、酸碱滴定法

酸碱滴定法是容量分析中最广泛的定量分析方法之一,是以酸碱中和反应为基础的容量分析方法。一般以酸(碱)性滴定液滴定被测物质,以酸碱指示液或仪器指示终点,根据酸(碱)滴定液的浓度和消耗的体积,计算出被测物质的含量。

酸碱滴定法在药品的含量测定中应用十分广泛,通常可用氢氧化钠滴定液测定酸性原料药及其制剂的含量,如阿司匹林、布洛芬、吲哚美辛和萘普生等;用盐酸滴定液测定碱性原料药及其制剂的含量,如碳酸氢钠、氯贝丁酯、美洛昔康、磷酸可待因糖浆和消旋山莨菪碱等；用硫酸滴定液测定甲硫酸新斯的明等。

三、氧化还原滴定法

氧化还原滴定法是建立在氧化还原反应基础上的滴定分析方法。根据所用的氧化剂或还原剂不同，氧化还原滴定法有碘量法、亚硝酸钠法、溴量法和铈量法等。

1. 碘量法

碘量法是以碘的氧化性或 I^- 的还原性进行氧化还原滴定。碘量法可测定强还原性物质和强氧化性物质，如维生素 C、安乃近等药品的含量测定。

2. 亚硝酸钠法

亚硝酸钠法是利用亚硝酸钠在盐酸存在下可与具有芳香第一胺的化合物发生重氮化反应，定量生成重氮盐，根据滴定时消耗亚硝酸钠滴定液的量来计算含量的方法。亚硝酸钠法用于含有芳香第一胺或水解后能生成芳香第一胺的化合物的含量测定，如磺胺类药物（磺胺甲噁唑及其片剂、磺胺嘧啶及其膏剂、磺胺醋酰钠及其滴眼液、磺胺多辛及其片剂）、盐酸克仑特罗、盐酸普鲁卡因及其粉针剂、盐酸普鲁卡因胺及其片剂、注射液、氨力农等。

3. 溴量法

溴量法是以溴的氧化作用和溴代作用为基础的滴定法。由于溴溶液易挥发，浓度不稳定，难以操作，因此常用溴酸钾和溴化钾的混合溶液代替溴溶液进行分析测定。溴量法主要用来测定能和 Br_2 发生溴代反应或能被溴氧化的药物含量，如司可巴比妥钠、依他尼酸、盐酸去氧肾上腺素等的含量测定。

4. 铈量法

铈量法是应用硫酸铈作为滴定液的氧化还原滴定法。硫酸铈的氧化型比高锰酸钾弱，常用于硝苯地平、葡萄糖酸亚铁、硫酸亚铁片等的含量测定。

四、配位滴定法

配位滴定法是以配位反应为基础的滴定分析方法，应用最广泛的是以乙二胺四醋酸二钠为滴定液，用金属指示剂指示终点。配位滴定法主要用于金属离子的检查和含量测定，如钙盐（葡萄糖酸钙）、锌盐（葡萄糖酸锌、醋氨己酸锌）、铝盐（氢氧化铝）及其制剂等。

五、沉淀滴定法

沉淀滴定法是以沉淀反应为基础的滴定分析法，应用较多的是银量法，该法以硝酸银溶液为滴定液。沉淀滴定法主要用于无机卤化物以及能与 Ag^+ 或 SCN^- 形成沉淀的离子的测定，如氯化钾、氯化钠、碘酊中碘化钾的含量及巴比妥类药物等的含量测定。

六、电位滴定法

1. 原理与特点

电位滴定法是利用样品溶液在滴定过程中电极电位的突跃来确定滴定终点的滴定分析方法，主要用于容量分析确定终点或帮助确定终点。对一些尚无合适指示剂确定终点的容量分析和一些虽然有指示剂确定终点，但终点时颜色变化复杂，难以描述终点颜色的方法非常适合。

电位滴定仪的基本装置包括滴定管、滴定池、指示电极、参比电极、搅拌器和电位计。

电位滴定法的特点为：准确度高，相对偏差小于 0.2%；可用于有色溶液或浑浊体系的滴定；不需要指示剂来确定滴定终点；可以实现自动化（自动电位滴定仪）；可以用于酸碱滴定、沉淀滴定、配位滴定和氧化还原滴定。

2. 常用电极

电位滴定法选用两支不同的电极。一支为指示电极，另一支为参比电极。在达到滴定终点时，因被分析成分的离子浓度急剧变化而引起指示电极的电位突减或突增，此转折点称为突跃点。

（1）指示电极　指示电极是其电极电位随溶液中被分析成分离子浓度的变化而变化。可分为金属基电极和离子选择电极（膜电极）。金属基电极如铂电极、金电极、银电极等；离子选择电极如铜离子选择性电极、钙离子选择性电极等。

（2）参比电极　参比电极是电极电位不随溶液中待测离子浓度的变化而变化，具有基本恒定数值的电极。常用的参比电极有甘汞电极和银-氯化银电极。

（3）常用电极系统　指示电极对被测物质的指示是有选择性的，不同的滴定反应往往需要不同的电极，如表 8-3 所示。

表 8-3　　常用电位滴定法的电极系统

电位滴定类型	参比电极	指示电极
酸碱滴定	甘汞电极	玻璃电极
氧化还原滴定	甘汞电极	铂、金等惰性电极
配位滴定	甘汞电极	汞、铂等电极
沉淀滴定	甘汞电极	银、汞等电极

3. 操作方法

称取样品，加溶剂溶解后置烧杯中，放于电磁搅拌器上。按规定方法选择电极系统，并将电极冲洗干净，用滤纸吸干水，将电极连于测定仪上并浸入供试液中，搅匀，调整仪器电极电位至规定值作为零点，然后自滴定管中分次滴加规定的滴定液，同时记录滴定液读数和电位数值。开始时，每次可加入较多量，搅拌均匀，记录。至将近终点时则应每次加少量，搅拌，记录。至突跃点已过，仍应继续滴加几次滴定液,并记录滴定液读数和电位。电位滴定法应同时做双份平行试验。

4. 终点确定方法

(1)$E—V$曲线法　以消耗滴定液体积(V,mL)为横坐标,以电位值E为纵坐标,绘制$E—V$曲线。作两条与横坐标成45°的$E—V$曲线的平行切线,并在两条平行切线间做一条与两条切线等距离的平行线,该线与$E—V$曲线的交点(曲线上转折点即斜率最大处)对应的滴定体积V即为滴定终点体积。$E—V$曲线如图8-1所示。

(2) $\Delta E/\Delta V—V$曲线法　间隔两次的电位差和加入滴定液的体积差之比为纵坐标,以滴定体积(V)为横坐标,绘制$\Delta E/\Delta V—V$曲线,并以曲线最高点所对应体积为滴定终点。$\Delta E/\Delta V—V$曲线如图8-2所示。

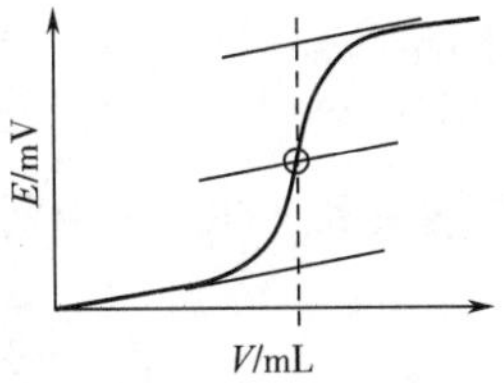

图8-1　$E—V$曲线

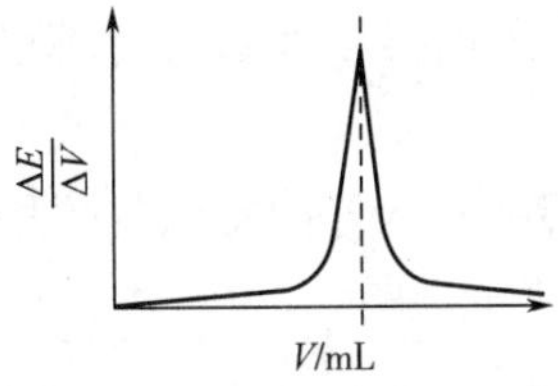

图8-2　$\Delta E/\Delta V—V$曲线

(3)自动电位滴定法　可在滴定前预先设好滴定终点的电位,当滴定液电极电位达到预设电位时,仪器将自动关闭滴定液或自动指示消耗滴定液的毫升数,按规定进行计算。

电位滴定法和永停滴定法的测定与化学容量分析方法的要求相同,均应同时做双份平行试验。

5. 应用

由于电位滴定法设备简单,精密度高,《中国药典》有很多药品如五氟利多、艾司奥美拉唑钠、牛磺酸、阿仑膦酸、帕米膦酸二钠、依达拉奉、盐酸丁卡因、盐酸左旋咪唑、盐酸米多君、盐酸异丙嗪、盐酸阿扑吗啡、盐酸阿米洛利、盐酸金刚烷胺、盐酸金刚烷胺片、盐酸洛非西定、盐酸胺碘酮、奥美拉唑、舒林酸、聚维酮碘及其制剂、盐酸氟桂利嗪、尼美舒利、苯巴比妥钠等采用电位滴定法。

七、永停滴定法

1. 原理

永停滴定法又称双电流滴定法,是把两个相同的铂电极(或者其他金属电极)插入滴定溶液中,在两个电极之间外加一个电压,记录滴定过程中通过两个电极间的电流变化,根据电流的变化情况确定滴定终点。

若电极在溶液中极化,则在未到滴定终点前,仅有很小或无电流通过;但当到达终点时,滴定液略有过剩,使电极去极化,溶液中即有电流通过,电流计指针突然偏转，不再回复。反之，若电极由去极化变为极化，则电流计指针从有偏转回到零点，也不再变动。利用其电流指针在数分钟内不变动的原理可以确定滴定终点。

2. 操作方法

(1)用作重氮化法的终点指示　取供试品适量，精密称定，置烧杯中，除另有规定外，可加水 40mL 与盐酸溶液(1→2)15mL，而后置电磁搅拌器上搅拌使溶解，再加溴化钾 2g，插入铂-铂电极后，将滴定管的尖端插入液面下约 2/3 处，用亚硝酸钠滴定液(0.1mol/L 或 0.05mol/L)迅速滴定，随滴随搅拌，至近终点时，将滴定管的尖端提出液面，用少量水淋洗尖端，洗液并入溶液中，继续缓缓滴定，至电流计指针突然偏转并不再回复，即为滴定终点。

(2)用作水分测定法第一法的终点指示，可调节至规定的初始电流，然后滴定到电流大幅度增加，并持续数分钟不退回，即为滴定终点。

3. 应用

在药品检验中，永停滴定法主要用于亚硝酸钠法和卡尔·费休水分测定，见表 8-4。

表 8-4　永停滴定法的应用举例

药品名称	检测项目	药典中描述
盐酸普鲁卡因	【含量测定】	取本品约 0.6g，精密称定，照永停滴定法(通则 0701)，在 15~25℃，用亚硝酸钠滴定液(0.1mol/L)滴定。每 1mL 亚硝酸钠滴定液(0.1mol/L)相当于 27.28mg 的 $C_{13}H_{20}N_2O_2 \cdot HCl$。按干燥品计算，含 $C_{13}H_{20}N_2O_2 \cdot HCl$ 不得少于 99.0%
氨力农	【含量测定】	取本品约 0.35g，精密称定，加盐酸溶液(20→70)70mL，照永停滴定法(通则 0701)，用亚硝酸钠滴定液(0.1mol/L)滴定。每 1mL 亚硝酸钠滴定液(0.1mol/L) 相当于 18.72mg 的 $C_{10}H_9N_3O$。按干燥品计算，含 $C_{10}H_9N_3O$ 不得少于 98.5%
磺胺嘧啶锌	【检查】水分	取本品，照水分测定法(通则 0832 第一法 1)测定，含水分不得过 7.0%

知识链接

电位滴定法与永停滴定法的区别

1. 电位滴定法选用两支不同的电极，而永停滴定法选用两支相同的铂电极。

2. 电位滴定法的原理和终点确定是依据电位的变化，而永停滴定法是依据电流的变化。

3. 电位滴定法在酸碱、氧化还原、配位、沉淀滴定中都有应用，而永停滴定法主要在氧化还原滴定中有应用。

项目八任务一　测试题

实训 27　电位滴定法测定盐酸氟桂利嗪的含量

【实训目的】

1. 掌握电位滴定法的原理和特点。
2. 能用电位滴定法测定药品的含量并进行终点判断。
3. 能进行结果判断与分析和规范填写检验记录。

【实训导入】

盐酸氟桂利嗪是一种钙通道阻断剂,能防止因缺血等原因导致的细胞内病理性钙超载而造成的细胞损害。适用于脑动脉硬化、脑血栓形成、高血压所致的脑循环障碍、脑出血等。

【实训描述】

通过查阅《中国药典》(2020 年版)第二部的质量标准和第四部通则 0701 电位滴定法,制订检验流程并实施,评价该药品的含量是否符合要求。

【质量要求】

《中国药典》(2020 年版)规定盐酸氟桂利嗪按干燥品计算,含 $C_{26}H_{26}F_2N_2 \cdot 2HCl$ 应为 99.0%~101.5%。

【实训准备】

1. 仪器与药品

电子天平、电磁搅拌器、电位滴定仪(带饱和甘汞电极)、乙醇、氢氧化钠、盐酸氟桂利嗪、邻苯二甲酸氢钾、酚酞。

2. 溶液配制

(1)氢氧化钠滴定液(0.1mol/L)　取氢氧化钠适量,加水振摇使溶解成饱和溶液,冷却后,置聚乙烯塑料瓶中,静置数日,澄清后备用。取澄清的氢氧化钠饱和溶液 5.6mL,加新沸过的冷水使成 1000mL,摇匀。

(2)酚酞指示剂　取酚酞 1g,加乙醇 100mL 使溶解,即得。

【实训实施】

1. 氢氧化钠滴定液(0.1mol/L)的标定

取在 105℃干燥至恒重的基准邻苯二甲酸氢钾约 0.6g,精密称定,加新沸过的冷水 50mL，振摇，使其尽量溶解；加酚酞指示液 2 滴，用本液滴定；在接近终点时，应使邻苯二甲酸氢钾完全溶解，滴定至溶液显粉红色。每 1mL 的氢氧化钠滴定液（0.1mol/L）相当于 20.42mg 的邻苯二甲酸氢钾，根据本液的消耗量与邻苯二甲酸氢钾的取用量，算出本液的浓度，即得。

2. 盐酸氟桂利嗪的含量测定

取本品约 0.2g，精密称定，加乙醇 70mL 溶解后，照电位滴定法（通则 0701），用氢氧化钠滴定液（0.1mol/L）滴定，以第二突跃点所消耗滴定液的体积计算，并将滴定的结果用空白试验校正。每 1mL 氢氧化钠滴定液（0.1mol/L）相当于 23.87mg 的 $C_{26}H_{26}F_2N_2 \cdot 2HCl$。

【检验原始记录】

原始记录见表 1。

表 1　　滴定法测定药品含量原始记录

温度（℃）：　　相对湿度（%）：　　编号：

检品名称		检品规格	
生产厂家		生产批号	
包装		有效期	
检验数量		检验日期	
检验目的		检验项目	
检验依据			
检验方法			
检验过程			

1. 滴定液标定

项目 \ 编号	1	2	3	4	备用
倾出前（称量瓶+基准物）质量/g					
倾出后（称量瓶+基准物）质量/g					
取出基准物的质量/g					
滴定管初始读数/mL					
滴定管终点读数/mL					
消耗滴定液体积/mL					
体积校正值/mL					
溶液温度/℃					

续表

温度补正值					
溶液温度校正值/mL					
实际消耗体积/mL					
$V_{空白}$/mL					
滴定液浓度 c/(mol/L)					
滴定液平均浓度 c/(mol/L)					
相对极差/%					
计算过程					
2. 供试品含量测定					

项目＼编号	1	2	3	备用
供试品质量/g				
滴定管初始读数/mL				
滴定管终点读数/mL				
消耗滴定液体积/mL				
体积校正值/mL				
溶液温度/℃				
温度补正值				
溶液温度校正值/mL				
实际消耗体积/mL				
$V_{空白}$/mL				
滴定液浓度 c/(mol/L)				
样品含量 x/[%(g/g)]				
平均含量 $\bar{x}$/[%(g/g)]				
相对极差/%				
计算过程				
检验结果				
标准规定				
检验结论				

检验人：　　　　　　　　　　　　　　　　复核人：

年　月　日　　　　　　　　　　　　　　　年　月　日

【实训注意】

1. 首先需要快速滴定寻找化学计量点所在的大致范围，正式滴定时，滴定突跃范围前后每次加入的滴定剂体积可以较大，突跃范围内每次滴加体积控制在0.1mL。

2. 每滴加一次滴定剂，均应使待测溶液平衡后测量电位，读取数据时应关闭搅拌。

3. 取下电极套后，应避免电极的敏感玻璃泡与硬物接触。

4. 复合电极的外参比(或甘汞电极)应经常注意有饱和氯化钾溶液、补充液可以从电极上端小孔加入。

【实训思考】

1. 影响电位滴定测定结果准确性的因素有哪些？

2. 简述一般指示剂法和电位滴定法确定终点的异同点。

3. 电位滴定法的装置由哪几部分组成？

【实训评价】

考核评价见表2。

表2　　电位滴定法测定盐酸氟桂利嗪的含量技能考核评价

序号	实训步骤	实训内容	技术要求	分值	得分
1	制订工作方案	检验依据的确定	会查阅并确定药品含量测定检验依据	5	
2	准备工作	仪器准备	仪器预热，电极准备，安装	2	
		溶液配制	氢氧化钠滴定液，酚酞指示液	3	
3	滴定液标定	基准物质称量	称量操作规范，在规定称量范围	5	
		滴定操作	滴定管洗涤、试漏、润洗、装液、排气泡、调零	4	
			滴定速度适当，读数正确	3	
			滴定终点控制熟练	3	
4	电位滴定测药品含量	电位滴定测药品含量	滴定操作规范	5	
			滴定突跃终点和搅拌速度设置合理	5	
			空白试验测定规范	3	
			读数正确	2	
5	检验结果	标定结果	|相对误差|≤0.1%满分	10	
			相对极差≤0.1%满分	15	
		测定结果	|相对误差|≤0.1%满分	10	
			相对极差≤0.1%满分	15	

续表

序号	实训步骤	实训内容	技术要求	分值	得分
6	文明操作	仪器复原	已复原	2	
		清理台面	物品摆放整齐、废液不乱扔乱倒	2	
		检验原始记录及数据处理	填写规范完整	2	
			计算公式及结果正确	4	
总分				100	

任务二　仪器分析法

一、紫外-可见分光光度法

(一)紫外-可见分光光度法原理

紫外-可见分光光度法是通过被测物质在紫外-可见分光光区波长(190~800nm)的吸光度,对该物质进行定性和定量分析的方法。紫外-可见分光光度法的原理是朗伯-比尔定律,即在一定实验条件下,供试品溶液的吸光度与其浓度和液层厚度成正比,其数学表达式为:

$$A = \lg \frac{1}{T} = EcL$$

式中　A——吸光度

T——透光率

L——液层厚度,cm

c——溶液浓度,g/mL

E——吸收系数

吸收系数有两种表示方式,如下所示。

(1)摩尔吸收系数(ε),指在一定波长下,溶液浓度为1mol/L,厚度为1cm时的吸光度。

(2)百分吸收系数($E_{1cm}^{1\%}$),指在一定波长下,溶液浓度为1%(g/mL),厚度为1cm时的吸光度。

(二)含量测定方法

《中国药典》中紫外-可见分光光度法用于含量测定的方法包括对照品比较法、吸收系数法、计算分光光度法、比色法4种,其中前两种最常用。紫外-可见分光光度法测定药品含量时需平行测2份,2份的相对平均偏差应≤0.5%。

1. 对照品比较法

按各品种项下的方法,分别配制供试品溶液和对照品溶液,对照品溶液中所含被测成分的量应为供试品溶液中被测成分规定量的(100±10)%,所用溶剂也应完全一致，在规定的波长处测定供试品溶液和对照品溶液的吸光度后，按下式计算供试品的含量。

（1）原料药的含量

$$\frac{A_{供}}{c_{供}}=\frac{A_{对}}{c_{对}} \Rightarrow c_{供}=\frac{A_{供}}{A_{对}}c_{对}$$

$$原料药含量(\%)=\frac{\frac{A_{供}}{A_{对}}\times c_{对}\times D\times v}{m_s}\times 100\%$$

式中 $A_{供}$——供试品溶液的吸光度

$A_{对}$——对照品溶液的吸光度

$c_{供}$——供试品溶液浓度，g/mL

$c_{对}$——对照品溶液浓度，g/mL

D——供试品溶液的稀释倍数

V——供试品溶液的第一次定容体积，mL

m_s——供试品溶液的取样量，g

（2）制剂的含量

$$片剂标示量的含量(\%)=\frac{\frac{c_{对}\times\frac{A_{供}}{A_{对}}\times D\times V}{m_s}\times\overline{w}}{标示量}\times 100\%$$

$$注射剂标示量含量(\%)=\frac{c_{对}\times\frac{A_{供}}{A_{对}}\times D\times V}{V_s\times c_{标示}}\times 100\%$$

式中 $\overline{w}$——供试品的平均片重，g

V_s——供试品的取样量，mL

$c_{标示}$——注射剂的标示量，g/mL

其他各符号意义同原料药。

【实例 8-5】格列喹酮片的含量测定

取本品 10 片，精密称定，研细，精密称取适量（约相当于格列喹酮 50mg），置 100mL 量瓶中，加甲醇约 70mL，置水浴中超声使格列喹酮溶解，放冷，用甲醇稀释至刻度，摇匀，滤过，精密量取续滤液 10mL，置 50mL 量瓶中，用甲醇稀释至刻度，摇匀，照紫外-可见分光光度法（通则 0401），在 310nm 的波长处测定吸光度；另取格列喹酮对照品，精密称定，加甲醇溶解并定量稀释制成每 1mL 中约含 0.1mg 的溶液，同法测定，计算，即得。本品含格列喹酮（$C_{27}H_{33}N_3O_6S$）应为标示量的 95.0%~105.0%。

测定数据：

（1）$A_{供}=0.548$，$A_{对}=0.581$，$c_{对}=0.102mg/mL$，$m_s=0.6528g$，$w_{10}=3.9720g$。已知：标示量=30mg/片。

(2) $A_{供}=0.562$, $A_{对}=0.573$, $c_{对}=0.098mg/mL$, $m_s=0.6531g$, $w_{10}=3.9720g$。已知：标示量=30mg/片。

解析：m_{10} → $m_{供}$ → 100mL 容量瓶→精密量取 10mL → 50mL 容量瓶→紫外分光光度法测 $A_{供}$。

$c_{对}$ →紫外分光光度计测 $A_{对}$。

(1) 格列喹酮片标示量的含量 1 = $\dfrac{\dfrac{c_{对}\times\dfrac{A_{供}}{A_{对}}\times D\times V}{m_s}\times\overline{w}}{标示量}\times 100\% = \dfrac{\dfrac{0.102\times 10^{-3}\times\dfrac{0.548}{0.581}\times\dfrac{50}{10}\times 100}{0.6528}\times\dfrac{3.9720}{10}}{0.03}\times 100\% = 97.56\%$

(2) 格列喹酮片标示量的含量 2 = $\dfrac{\dfrac{0.098\times 10^{-3}\times\dfrac{0.562}{0.573}\times\dfrac{50}{10}\times 100}{0.6531}\times\dfrac{3.9720}{10}}{0.03}\times 100\% = 97.43\%$

$$格列喹酮片标示量的含量 = \frac{97.43\% + 97.56\%}{2} = 97.50\%$$

结论：本品含格列喹酮为标示量的 97.50%，符合规定（应为标示量的 95.0%~105.0%）。

2. 吸收系数法

按各品种项下的方法配制供试品溶液，在规定的波长处测定其吸光度，再以该品种在规定条件下的吸收系数计算含量。用本法测定时，吸收系数通常应大于 100，并注意仪器的校正和检定。该法是目前应用最多、最普遍的方法。

(1) 原料药的含量

$$A = E_{1cm}^{1\%}cL \Rightarrow c = \frac{A}{E_{1cm}^{1\%}L}\times\frac{1}{100}\ (g/mL)$$

$$原料药百分含量 = \frac{\dfrac{A}{E_{1cm}^{1\%}\times L\times 100}\times D\times V}{m_s}\times 100\%$$

式中　A——供试品溶液的吸光度

$E_{1cm}^{\%}$——供试品溶液的百分吸收系数，mL/(g·cm)

L——吸收池的厚度，cm

D——供试品溶液的稀释倍数

V——供试品溶液的第一次定容体积，mL

m_s ——供试品溶液的取样量，g

（2）制剂的含量

$$片剂标示量的含量(\%) = \frac{\dfrac{\dfrac{A}{E_{1cm}^{1\%} \times L \times 100} \times D \times V}{m_s} \times \overline{w}}{标示量} \times 100\%$$

$$注射剂标示量的含量(\%) = \frac{\dfrac{A}{E_{1cm}^{1\%} \times L \times 100} \times D \times V}{V_s \times c_{标示}} \times 100\%$$

式中　$\overline{w}$ ——供试品的平均片重，g

V_s ——供试品的取样量，mL

$c_{标示}$ ——注射剂的标示量，g/mL

其他各符号意义同原料药。

【实例 8-6】对乙酰氨基酚的含量测定

取本品约 40mg，精密称定，置 250mL 量瓶中，加 0.4%氢氧化钠溶液 50mL 溶解后，加水至刻度，摇匀，精密量取 5mL，置 100mL 量瓶中，加 0.4%氢氧化钠溶液 10mL，加水至刻度，摇匀，照紫外-可见分光光度法（通则 0401），在 257nm 的波长处测定吸光度，按 $C_8H_9NO_2$ 的吸收系数（$E_{1cm}^{1\%}$）为 715 计算，即得。按干燥品计算，含 $C_8H_9NO_2$ 应为 98.0%~102.0%。

测定数据：

（1）$m_s = 0.0395g, A = 0.562, L = 1cm$。

（2）$m_s = 0.0398g, A = 0.564, L = 1cm$。

解析：$m_供$ → 250mL 容量瓶→精密量取 5mL → 100mL 容量瓶→在 257nm 波长测 A。

$$(1)\ 对乙酰氨基酚的含量1 = \frac{\dfrac{A}{E_{1cm}^{1\%} \times L \times 100} \times D \times v}{m_s} \times 100\% = \frac{\dfrac{0.562}{715 \times 1 \times 100} \times \dfrac{100}{5} \times 250}{0.0395} \times 100\% = 99.50\%$$

$$(2)\ 对乙酰氨基酚的含量2 = \frac{\dfrac{0.564}{715 \times 1 \times 100} \times \dfrac{100}{5} \times 250}{0.0398} \times 100\% = 99.10\%$$

$$对乙酰氨基酚的含量 = \frac{99.50\% + 99.10\%}{2} = 99.30\%$$

结论：对乙酰氨基酚的含量为 99.30%，符合规定（应为 98.0%~102.0%）。

【实例 8-7】维生素 B_{12} 注射液的含量测定

避光操作。精密量取本品适量，用水定量稀释成每 1mL 中约含维生素 B_{12} 25μg 的溶液，作为供试品溶液，照紫外-可见分光光度法（通则 0401），在 361nm 的波长处测定吸光度，按 $C_{63}H_{88}CoN_{14}O_{14}P$ 的吸收系数（$E_{1cm}^{1\%}$）为 207 计算，即得。含

维生素 B_{12}($C_{63}H_{88}CoN_{14}O_{14}P$)应为标示量的90.0%~110.0%。

测定数据:

(1)$A=0.512$, $V_s=1.0mL$, $V=10mL$, $L=1cm$,标示量为2mL∶0.5mg。

(2)$A=0.510$, $V_s=1.0mL$, $V=10mL$, $L=1cm$,标示量为2mL∶0.5mg。

解析:V_s 取1.0mL→10mL容量瓶→在361nm波长测 A。

(1) 维生素 B_{12} 注射液标示量的含量1 $= \dfrac{\dfrac{A}{E_{1cm}^{1\%} \times L \times 100} \times D \times V}{V_s \times c_{标示}} \times 100\% =$

$$\frac{\dfrac{0.512}{207 \times 1 \times 100} \times 1 \times 10}{1.0 \times \dfrac{0.5 \times 10^{-3}}{2}} \times 100\% = 98.94\%$$

(2) 维生素 B_{12} 注射液标示量的含量2 $= \dfrac{\dfrac{0.510}{207 \times 1 \times 100} \times 1 \times 10}{1.0 \times \dfrac{0.5 \times 10^{-3}}{2}} \times 100\% = 98.55\%$

$$维生素B_{12}注射液标示量的含量 = \frac{98.94\% + 98.55\%}{2} = 98.74\%$$

结论:本品含维生素 B_{12} 为标示量的98.74%,符合规定(应为标示量的90.0%~110.0%)。

(三)注意事项

1. 供试品溶液在用紫外-可见分光光度法检测时需澄清,如不澄清或浑浊,测定前应过滤处理,否则会影响结果的准确性。

2. 试验中所用的容量瓶和移液管均应经检定校正、洗净后使用。

3. 使用的石英吸收池必须洁净。当吸收池中装入同一溶剂,在规定波长测定各吸收池的透光率,如透光率相差在0.3%以下可配对使用,否则必须加以校正。

4. 取吸收池时,手指拿毛玻璃面的两侧。装样品溶液的体积以池体积的2/3~4/5为度,使用挥发性溶液时应加盖,透光面要用擦镜纸由上而下擦拭干净,检视应无残留溶剂。使用后用溶剂及水冲洗干净,晾干,防尘保存,吸收池如污染不易洗净时可用硫酸发烟硝酸(3∶1,体积比)混合液稍加浸泡后,洗净备用。

5. 称量应按药典规定要求。配制测定溶液时稀释转移次数应尽可能少,转移稀释时所取容积一般应不少于5mL。含量测定时供试品应称取2份,如为对照品比较法,对照品一般也应称取2份。每份结果的相对平均偏差应在±0.5%以内。

6. 供试品溶液的吸光度最好在0.3~0.7。

实训 28 维生素 B_{12}注射液的含量测定

【实训目的】

1. 掌握紫外-可见分光光度法测定药品含量的方法和操作技能。
2. 熟悉药品的前处理方法。
3. 能进行结果的判断与分析，规范填写检验记录。

【实训导入】

维生素 B_{12}注射液主要用于巨幼细胞性贫血，也可用于神经炎的辅助治疗，为粉红色至红色的澄明液体。

【实训描述】

通过查阅《中国药典》(2020 年版)第二部维生素 B_{12}注射液的质量标准和第四部通则紫外-可见分光光度法通则 0401，制订检验流程并实施，评价该药品的含量是否符合要求。

【质量要求】

避光操作。精密量取本品适量，用水定量稀释成每 1mL 中约含维生素 B_{12} 25μg 的溶液，作为供试品溶液，照紫外-可见分光光度法(通则 0401)，在 361nm 的波长处测定吸光度，按 $C_{63}H_{88}CoN_{14}O_{14}P$ 的吸收系数($E_{1cm}^{1\%}$)为 207 计算，即得。含维生素 B_{12}($C_{63}H_{88}CoN_{14}O_{14}P$)应为标示量的 90.0%~110.0%。

【实训准备】

1. 仪器与用具

紫外-可见分光光度计、石英比色皿、容量瓶、移液管、胶头滴管等。

2. 药品

维生素 B_{12}注射液、纯化水。

【实训实施】

1. 供试品溶液的制备

精密量取维生素 B_{12}注射液(规格 2mL：0.5mg)5.0mL 置 50mL 量瓶中，用纯化水稀释至刻度，摇匀，制成每 1mL 中约含维生素 B_{12} 25μg 的溶液，平行制备两份。

2. 比色皿配对

石英比色皿在 220nm 装纯化水，以一个比色皿为参比，调节 T 为 100%，测定另一比色皿的透射比，其差值应小于 0.3%，可配成一套使用，记录另一比色皿的吸光度值作为使用校正值。

3. 测定操作(以谱析 TU1810 为例)

(1)开机 打开仪器电源开关，仪器便进入自检程序，预热 30min，初始化过程中不要打开样品池盖。按数字“1”键选择“光度测量”，进入光度测量界面。

(2)设置参数　按“GOTOλ”输入测量样品波长值。按“F3”键设置试样，选择“使用样池数”设定为 2 和一号空白池校正选“是”，按“RETURN”键返回到测量界面。

(3)测样　将 1 号样品池内放入样品的空白样，2 号放入需要测量的样品，按“START”键开始测量，此时可读取被测样品的吸光度，1 号样品池内空白样不动，拿出比色皿，将样品 2 放进去后，再按“START”键开始测量，依次测完所有样品。

(4)关机　测量完毕后，记录所有测试结果，再连续按“RETURN”键返回仪器主菜单界面。拿出所有比色皿并清洗干净，关闭电源开关，拔下电源线插头，罩好仪器罩，填写仪器使用记录表。

4. 结果计算

$$\text{注射剂标示量的含量}(\%) = \frac{\dfrac{A}{E_{1\text{cm}}^{1\%} \times L \times 100} \times D \times V}{V_s \times c_{\text{标示}}} \times 100\%$$

【检验原始记录】

表 1　　紫外-可见分光光度法测定药品含量原始记录

温度(℃)：　　　　相对湿度(%)：　　　　编号：

检品名称			检品规格		
生产厂家			生产批号		
包装			有效期		
检验数量			检验日期		
检验目的			检验项目		
检验依据					
检验方法					
检验过程					
仪器型号			比色皿规格		
检测波长/nm		扫描范围/nm		狭缝宽度/nm	
参比溶液		溶剂			
1. 比色皿的配套检查					
比色皿 1 透光率/%		比色皿 2 透光率/%		比色皿透光率差/%	
比色皿配套性结论	经测定，该套比色皿________				
2. 药品的含量测定					
供试品溶液的制备					
序号	1		2		

续表

供试品质量/g		
稀释倍数		
吸光度 *A*		
含量/%		
平均含量/%		
计算过程		
检验结果		
标准规定		
检验结论		

检验人：　　　　　　　　　　　　　　　　　　　　　复核人：

年　月　日　　　　　　　　　　　　　　　　　　　　年　月　日

【实训注意】

1. 所用的比色皿必须配对，否则会给测量结果带来较大误差。

2. 不要在样品池内洒溶液，若洒上一点溶液，请及时擦干，若洒得较多，应马上关闭仪器电源，待擦干净并确认无误后再使用。

3. 注意室内湿度，保持仪器清洁。

4. 试样池一般为五联池或八联池，根据仪器配置可在光度测量界面，按“F3”键设置。

5. 石英比色皿的透光面应保持光洁，拿取比色皿时，只能拿毛玻璃面，切不可拿透光面。

【实训思考】

1. 用紫外-可见分光光度法定量时，有哪几种常用方法？本实验中采用哪种方法？

2. 维生素 B_{12}注射液和其原料药在进行含量测定时有何区别？

3. 影响本实训测定结果准确性的因素有哪些？

【实训评价】

维生素 B_{12}注射液的含量测定工作任务评价见表 2。

表 2　　维生素 B_{12}注射液的含量测定工作任务评价

序号	实训步骤	实训内容	技术要求	分值	得分
1	制订工作方案	检验依据的确定	会查阅并确定检验依据	5	
2	准备工作	供试品溶液的制备	合适的稀释倍数、合适的稀释方法	10	
		仪器的预热	是否预热	2	

续表

序号	实训步骤	实训内容	技术要求	分值	得分
3	吸光度测定	比色皿使用	手拿毛玻璃面,装液的体积为池体积的2/3~4/5	5	
		比色皿配套性检查	透光率相差在0.3%以下配对使用,否则须加以校正	5	
		仪器参数设置	测量波长、参比溶液选择	5	
4	检验结果	准确度	是否符合要求	20	
		精密度	相对平均偏差≤0.5%	20	
5	检验记录及数据处理	原始记录	记录及时填写,规范完整、计算正确、有效数字保留正确	15	
6	文明操作	仪器复原	关闭电源、填写仪器使用记录	3	
		清理台面	台面整理、废物和废液处理、比色皿清洗控干	7	
		试剂归位	试剂及时归位	3	
总分				100	

二、高效液相色谱法

高效液相色谱法是一种以高压液体为流动相的现代液相色谱法,其工作流程为高压输液泵将贮液器中的流动相以稳定的流速(或压力)输送至分析体系,在色谱柱之前通过进样器将样品导入,流动相将样品带入色谱柱,在色谱柱中各组分因在固定相中的分配系数不同而被分离,并依次随流动相流至检测器,检测到的信号送至数据系统记录、处理或保存。

高效液相色谱仪的工作流程见图8-3。

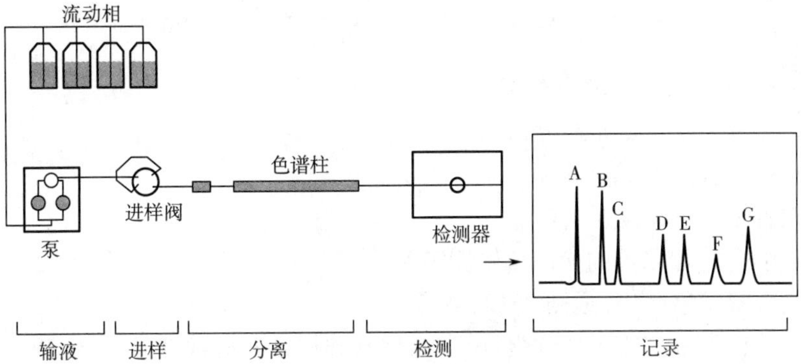

图8-3　高效液相色谱仪的工作流程

在《中国药典》中采用高效液相色谱法测定各品种含量的方法主要有外标法和内标法。

(一)外标法测定药品的含量

外标法是以待测成分的对照品作为对照物质,相对比较以求得供试品含量的方法。

1. 原料药的含量测定

按各品种项下的规定,精密称(量)取对照品和供试品,分别配制成对照品溶液和供试品溶液,分别精密取一定量,进样,记录色谱图,测量对照品溶液和供试品溶液中待测物质的峰面积(或峰高),按下式计算供试品溶液的浓度。

$$\frac{A_{供}}{c_{供}} = \frac{A_{对}}{c_{对}} \Rightarrow c_{供} = \frac{A_{供}}{A_{对}} c_{对}$$

$$原料药含量(\%) = \frac{\frac{A_{供}}{A_{对}} \times c_{对} \times D \times V}{m_s} \times 100\%$$

式中 $A_{供}$——供试品溶液的峰面积或峰高

$A_{对}$——对照品溶液的峰面积或峰高

$c_{供}$——供试品溶液浓度,g/mL

$c_{对}$——对照品溶液浓度,g/mL

D——供试品溶液的稀释倍数

V——供试品溶液的第一次定容体积,mL

m_s——供试品溶液的取样量,g

2. 制剂的含量测定

$$片剂标示量的含量(\%) = \frac{\frac{c_{对} \times \frac{A_{供}}{A_{对}} \times D \times V}{m_s} \times \overline{w}}{标示量} \times 100\%$$

$$注射剂标示量的含量(\%) = \frac{c_{对} \times \frac{A_{供}}{A_{对}} \times D \times V}{V_s \times c_{标示}} \times 100\%$$

式中 $\overline{w}$——供试品的平均片重,g

V_s——供试品的取样量,mL

$c_{标示}$——注射剂的标示量,g/mL

其他各符号意义同原料药。

【实例 8-8】氢化可的松的含量测定

照高效液相色谱法(通则 0512)测定。

色谱条件与系统适用性试验:用十八烷基硅烷键合硅胶为填充剂;以乙腈-水(28∶72)为流动相;检测波长为 245nm。取氢化可的松与泼尼松龙,加甲醇溶解并稀释制成每1mL中约含5μg的溶液，取20μL注入液相色谱仪，记录色谱图，出峰顺序依次为泼尼松龙与氢化可的松，泼尼松龙峰与氢化可的松峰的分离度应符合要求。

测定法：取本品适量，精密称定，加甲醇溶解并定量稀释制成每1mL中约含0.1mg的溶液，作为供试品溶液，精密量取20μL注入液相色谱仪，记录色谱图；另取氢化可的松对照品，同法测定。按外标法以峰面积计算，即得。按干燥品计算，含氢化可的松（$C_{21}H_{30}O_5$）应为97.0%~103.0%。

测定数据：

（1）$A_{供}=158.34$，$A_{对}=156.29$，$c_{对}=0.102\text{mg/mL}$，$m_s=0.0104\text{g}$。

（2）$A_{供}=167.52$，$A_{对}=162.42$，$c_{对}=0.106\text{mg/mL}$，$m_s=0.0110\text{g}$。

解析：$m_{供}\rightarrow$100mL容量瓶→取20μL注入液相色谱仪测$A_{供}$。

$c_{对}\rightarrow$取20μL注入液相色谱仪测$A_{对}$。

$$（1）\text{氢化可的松的含量1}=\frac{\frac{A_{供}}{A_{对}}\times c_{对}\times D\times v}{m_s}\times 100\%=\frac{\frac{158.34}{156.29}\times 0.102\times 10^{-3}\times 1\times 100}{0.0104}\times 100\%=99.36\%$$

$$（2）\text{氢化可的松的含量2}=\frac{\frac{167.52}{162.42}\times 0.106\times 10^{-3}\times 1\times 100}{0.0110}\times 100\%=99.39\%$$

$$\text{氢化可的松的含量}=\frac{99.36\%+99.39\%}{2}=99.38\%$$

结论：氢化可的松的含量为99.38%，符合规定（应为标示量的97.0%~103.0%）。

【实例8-9】注射用头孢曲松钠的含量测定

照高效液相色谱法（通则0512）测定。

色谱条件与系统适用性试验　用十八烷基硅烷键合硅胶为填充剂；以0.02mol/L正辛胺溶液-乙腈（73∶27），并用磷酸调节pH至6.5为流动相；检测波长为254nm。取头孢曲松对照品和头孢曲松反式异构体对照品适量，加流动相溶解并稀释制成每1mL中分别含0.22mg的溶液，取20μL注入液相色谱仪，记录色谱图，头孢曲松峰和头孢曲松反式异构体峰间的分离度应大于6.0。

测定法：取装量差异项下的内容物约22mg，精密称定，置100mL量瓶中，加流动相溶解并稀释至刻度，摇匀，作为供试品溶液，精密量取20μL注入液相色谱仪，记录色谱图；另取头孢曲松对照品适量，同法测定。按外标法以峰面积计算供试品中$C_{18}H_{18}N_8O_7S_3$的含量。按平均装量计算，含头孢曲松（$C_{18}H_{18}N_8O_7S_3$）应为标示量的90.0%~110.0%。

测定数据：

（1）$A_{供}=1265.22$，$A_{对}=1525.78$，$c_{对}=0.2632\text{mg/mL}$，$m_s=0.02331\text{g}$，$w_{10}=$

5.1234g。已知:标示量=0.5g/瓶。

(2) $A_{供}=1268.34$, $A_{对}=1542.52$, $c_{对}=0.2626\text{mg/mL}$, $m_s=0.02342\text{g}$, $w_{10}=5.1234\text{g}$。已知:标示量=0.5g/瓶。

解析: $m_{10}\rightarrow m_{供}\rightarrow$ 100mL 容量瓶→取 20μL 注入液相色谱仪测 $A_{供}$。

$c_{对}\rightarrow$取 20μL 注入液相色谱仪测 $A_{对}$。

$$(1)\ 注射用头孢曲松钠标示量的含量1=\frac{\dfrac{c_{对}\times\dfrac{A_{供}}{A_{对}}\times D\times V}{m_s}\times\overline{w}}{标示量}\times100\%=$$

$$\frac{0.0002632\times\dfrac{1265.22}{1525.78}\times1\times100\times\dfrac{5.1234}{10}}{0.02331\times0.5}\times100\%=95.94\%$$

$$(2)\ \begin{matrix}注射用头孢曲松钠\\标示量的含量2\end{matrix}=\frac{0.0002626\times\dfrac{1268.34}{1542.52}\times1\times100\times\dfrac{5.1234}{10}}{0.02342\times0.5}\times100\%=94.47\%$$

$$注射用头孢曲松钠标示量的含量=\frac{95.94\%+94.47\%}{2}=95.20\%$$

结论:本品含头孢曲松钠为标示量的 95.20%,符合规定(应为标示量的 90.0%~110.0%)。

(二)内标法测定药品的含量

1. 原料药的含量测定

按品种正文项下的规定,精密称(量)取对照品和内标物质,分别配成溶液,各精密量取适量,混合配成校正因子测定用的对照溶液。取一定量进样,记录色谱图。测量对照品和内标物质的峰面积或峰高,按下式计算校正因子。

$$校正因子(f)=\frac{A_{内标}/c_{内标}}{A_{对}/c_{对}}$$

式中 f——校正因子

$A_{内标}$——内标溶液的峰面积或峰高

$A_{对}$——对照品溶液的峰面积或峰高

$c_{内标}$——内标溶液浓度,g/mL

$c_{对}$——对照品溶液浓度,g/mL

再取各品种项下含有内标物质的供试品溶液,进样,记录色谱图,测量供试品中待测成分和内标物质的峰面积或峰高,按下式计算供试品溶液的浓度和含量。

$$c_{供}=f\times\frac{A_{供}}{A'_{内标}/c'_{内标}}$$

$$原料药的含量(\%)=\frac{c_{供}\times D\times V}{m_s}\times100\%$$

式中 f——校正因子

$A_{供}$ ——供试品溶液的峰面积或峰高

$A'_{内标}$ ——内标溶液的峰面积或峰高

$c'_{内标}$ ——内标溶液浓度，g/mL

$c_{供}$ ——供试品溶液浓度，g/mL

D——供试品溶液的稀释倍数

V——供试品溶液的第一次定容体积，mL

m_s ——供试品溶液的取样量，g

1. 原料药的含量测定

按各品种项下的规定，精密称(量)取对照品和供试品，分别配制成对照品溶液和供试品溶液，分别精密取一定量，进样，记录色谱图，测量对照品溶液和供试品溶液中待测物质的峰面积(或峰高)，按下式计算供试品溶液的浓度。

$$原料药的含量(\%) = \frac{c_{供} \times D \times v}{m_s} \times 100\%$$

$$c_{供} = f \times \frac{A_{供}}{A'_{内标}/c'_{内标}}$$

式中　$c_{供}$ ——供试品溶液浓度，g/mL

D——供试品溶液的稀释倍数

V——供试品溶液的第一次定容体积，mL

m_s ——供试品溶液的取样量，g

2. 制剂的含量测定

$$片剂标示量的含量(\%) = \frac{\frac{c_{供} \times D \times V}{m_s} \times \overline{w}}{标示量} \times 100\%$$

$$注射剂标示量含量(\%) = \frac{c_{供} \times D \times V}{V_s \times c_{标示}} \times 100\%$$

式中　$\overline{w}$ ——供试品的平均片重，g

V_s ——供试品的取样量，mL

$c_{标示}$ ——注射剂的标示量，g/mL

其他各符号意义同原料药。

【实例 8-10】甲地高辛片的含量测定

照高效液相色谱法(通则 0512)测定。

色谱条件与系统适用性试验：用十八烷基硅烷键合硅胶为填充剂；以乙腈-水(40∶60)为流动相；检测波长为 218nm。理论塔板数按甲地高辛峰计算不低于 1000，甲地高辛峰与内标物质峰的分离度应符合要求。

内标溶液的制备：取洋地黄毒苷对照品适量，加流动相制成每 1mL 中含 0. 1mg 的溶液，摇匀。

测定法：取本品 20 片，精密称定，研细，精密称取适量(约相当于甲地高辛

0.1mg)，置5mL量瓶中，精密加内标溶液1mL，加流动相适量，超声使甲地高辛溶解，用流动相稀释至刻度，摇匀，滤过，取续滤液作为供试品溶液。精密量取20μL，注入液相色谱仪，记录色谱图；另取甲地高辛对照品适量，同法测定。按内标法以峰面积计算，即得。本品含甲地高辛($C_{42}H_{66}O_{14}$)应为标示量的85.0%~115.0%。

测定数据：$A_{内标}=126.41$，$A_{对}=152.48$，$c_{内标}=0.1\text{mg/mL}$，$c_{对}=0.12\text{mg/mL}$，$m_s=0.12\text{mg}$，$A_{供}=24.26$；$A'_{内标}=126.41$，$c'_{内标}=0.1\text{mg/mL}$，$w_{20}=2.4\text{mg}$。已知：标示量=0.1mg/片

解析：$m_{20}\rightarrow m_{供}\rightarrow$ 5mL容量瓶→加内标溶液1mL→取20μL注入液相色谱仪测 $A_{供}$

$c_{对}$→取20μL注入液相色谱仪测 $A_{对}$

$$\text{校正因子}(f)=\frac{A_{内标}/c_{内标}}{A_{对}/c_{对}}=\frac{126.41/0.1}{152.48/0.12}=0.99$$

$$c_{供}=f\times\frac{A_{供}}{A'_{内标}/c'_{内标}}=0.99\times\frac{24.26}{126.41/0.1}=0.0190(\text{mg/mL})$$

$$\text{甲地高辛片标示量的含量}=\frac{\dfrac{\dfrac{c_{供}\times D\times V}{m_s}\times\overline{w}}{}}{\text{标示量}}\times100\%$$

$$=\frac{\dfrac{0.0190\times1\times5}{0.12}\times\dfrac{2.4}{20}}{0.1}\times100\%=95.00\%$$

结论：本品含甲地高辛为标示量的95.00%，符合规定(应为标示量的85.0%~115.0%)。

(三)注意事项

1. 流动相的制备

配制好的流动相应通过适宜的0.45μm(或0.22μm)滤膜滤过，以除去杂质微粒。流动相用前必须脱气，否则容易在系统内逸出气泡，影响泵的工作、色谱柱的分离效率、检测器的灵敏度以及基线稳定性等。

2. 溶液的配制

除另有规定外，采用规定溶剂配制对照品溶液和供试品溶液，定量测定时，对照品溶液和供试品溶液均应分别配制两份。供试品溶液在注入液相色谱仪前，一般应经适宜的0.45μm(或0.22μm)滤膜滤过。

3. 色谱柱的使用与保存

安装色谱柱时应使流动相流路的方向与色谱柱标签上箭头所示方向一致。试验结束后，可按色谱柱的使用说明书，对色谱柱进行冲洗和保存。

对于反相色谱柱，如使用缓冲液或含盐溶液作为流动相，在试验结束后，应用10倍柱体积(如150mm柱长，约15mL)的低浓度的甲醇/乙腈-水溶液(10%~20%)冲洗，使色谱柱内的盐完全溶解洗脱出，再用较高浓度的甲醇/乙腈-水溶液

（50%）冲洗，最后用高浓度的甲醇/乙腈-水溶液（80%～100%）冲洗，使色谱柱中的强吸附物质冲洗出来。

如色谱柱需长期保存，反相柱可贮存于甲醇或乙腈中，正相柱可贮存于经脱水处理后的正己烷中，离子交换柱可贮存于含 5%甲醇或含 0.05%叠氮化钠的水中，并将色谱柱两端密封，以免干燥，室温保存。

三、气相色谱法

1. 基本原理

气相色谱法是以气体为流动相的色谱分析方法，主要用于气体和易挥发物或可转化为易挥发物的液体和固体药物的测定。其工作流程为当气化后的试样被载气带入色谱柱中运行时，组分就在其中的两相间进行反复多次分配，由于固定相对各组分的吸附或溶解能力不同，因此各组分在色谱柱中的运行速度就不同，经过一定的柱长后，便彼此分离，按顺序离开色谱柱进入检测器，经检测器把各组分的浓度信号转变成电信号，然后用记录仪将组分的信号记录下来。根据色谱流出曲线上各峰出现的时间，可进行定性分析；根据峰面积或峰高的大小，可进行定量分析。

2. 测定方法

在《中国药典》中采用气相色谱法测定各品种含量的方法主要有外标法和内标法，其含量测定计算公式同高效液相色谱法。

【实例 8-11】维生素 E 软胶囊的含量测定

照气相色谱法（通则 0521）测定。

色谱条件与系统适用性试验：用硅酮（OV-17）为固定液，涂布浓度为 2%的填充柱，或用 100%二甲基聚硅氧烷为固定液的毛细管柱；柱温为 265℃。理论板数按维生素 E 峰计算不低于 500（填充柱）或 5000（毛细管柱），维生素 E 峰与内标物质峰的分离度应符合要求。

校正因子的测定：取正三十二烷适量，加正己烷溶解并稀释成每 1mL 中含 1.0mg 的溶液，作为内标溶液。另取维生素 E 对照品约 20mg，精密称定，置棕色具塞瓶中，精密加内标溶液 10mL，密塞，振摇使溶解，作为对照品溶液，取 1～3μL 注入气相色谱仪，计算校正因子。

测定法：取装量差异项下的内容物，混合均匀，取适量（约相当于维生素 E 20mg），精密称定，置棕色具塞锥形瓶中，精密加内标溶液 10mL，密塞，振摇使溶解，作为供试品溶液；取 1～3μL 注入气相色谱仪，测定，计算，即得。本品含合成型或天然型维生素 E（$C_{31}H_{52}O_3$）应为标示量的 90.0%～110.0%。

测定数据：$A_{内标}=30.34$，$A_{对}=30.55$，$c_{内标}=1.021mg/mL$，$m_{对}=20.15mg$，$m_s=0.3075g$，$A_{供}=29.76$；$A'_{内标}=30.34$，$c'_{内标}=1.021mg/mL$，$w_{10}=1.5905g$。已知：标示量=10mg/粒。

解析：$m_{10}\rightarrow m_{供}\rightarrow$ 10mL $\rightarrow$取 1μL 注入气相色谱仪测 $A_{供}$。

$c_{对}$ →取 1μL 注入气相色谱仪测 $A_{对}$。

物质	保留时间/min	半峰宽/min	峰宽/min
对照品	10.23	0.34	0.8
内标物	8.75	0.42	1.1

结果计算：

$$分离度\ R = \frac{2 \times (t_{R_2} - t_{R_1})}{W_1 + W_2} = \frac{2 \times (10.23 - 8.75)}{0.8 + 1.1} = 1.56$$

$$理论塔板数(n) = 5.54 \times \left(\frac{t_R}{W_{h/2}}\right)^2 = 5.54 \times \left(\frac{10.23}{0.34}\right)^2 = 5015.37$$

$$校正因子(f) = \frac{A_{内标}/c_{内标}}{A_{对}/c_{对}} = \frac{30.34/1.021}{30.55/(20.15 \div 10)} = 1.96$$

$$c_{供} = f \times \frac{A_{供}}{A'_{内标}/c'_{内标}} = 1.96 \times \frac{29.76}{30.34/1.021} = 1.96(\mathrm{mg/mL})$$

$$维生素\ E\ 软胶囊标示量的含量 = \frac{\frac{c_{供} \times D \times V}{m_s} \times \overline{w}}{标示量} \times 100\%$$

$$= \frac{\frac{1.96 \times 1 \times 10}{0.3075 \times 1000} \times \frac{1.5905}{10}}{10 \times 10^{-3}} \times 100\% = 101.4\%$$

结论：本品含维生素 E 为标示量的 101.4%，符合规定（应为标示量的 90.0%~110.0%）。

项目八任务二　测试题

实训 29　甲硝唑片的含量测定

【实训目的】

1. 掌握高效液相色谱法测定药品含量的方法和操作技能。
2. 熟悉药品的前处理方法。
3. 能进行结果的判断与分析，规范填写检验记录。

【实训导入】

甲硝唑片为白色或类白色片，常用于治疗肠道和肠外阿米巴病（如阿米巴肝脓肿、胸膜阿米巴病等），还可用于治疗阴道滴虫病、厌氧菌感染等，那么其含量如何测定？

【实训描述】

通过查阅《中国药典》(2020年版)第二部甲硝唑片的质量标准和第四部通则高效液相色谱法(通则0512),制订检验流程并实施,评价该药品的含量是否符合要求。

(1)进针数量　对照品溶液2份,其中一份连续进样5针,另一份进样2针;样品溶液2份,各进2针。

(2)校正因子要求　校正因子为单位面积所代表的质量或浓度$f=\frac{c_s}{A_s}$,c_s为对照品溶液的浓度,A_s为对照品溶液的平均峰面积。两份对照品溶液校正因子的比值在0.98~1.02时,取两份对照品溶液校正因子的平均值$\bar{f}=\frac{f_1+f_2}{2}$,进行计算。

(3)样品的含量计算　用供试品溶液两针的峰面积的平均值、校正因子平均值计算含量,得到两个结果,$c_x=A_x\times\bar{f}$。

(4)流动相的比例　以甲醇-水(20∶80)为流动相,在甲硝唑片的含量测定中,允许甲醇-水在(14∶86)~(26∶74)内有变化。

(5)管路排气　设定流动相流速要合理。

【质量要求】

【含量测定】照高效液相色谱法(通则0512)测定。

供试品溶液:取本品20片,精密称定,研细,精密称取细粉适量(约相当于甲硝唑0.25g),置50mL量瓶中,加50%甲醇溶液适量,振摇使甲硝唑溶解,用50%甲醇稀释至刻度,摇匀,滤过,精密量取续滤液5mL,置100mL量瓶中,用流动相稀释至刻度,摇匀。

对照品溶液:取甲硝唑对照品适量,精密称定,加流动相溶解并定量稀释制成每1mL中约含0.25mg的溶液。

色谱条件:用十八烷基硅烷键合硅胶为填充剂;以甲醇-水(20∶80)为流动相;检测波长为320nm;进样体积为10μL。

系统适用性要求 理论板数按甲硝唑峰计算不低于2000。

测定法:精密量取供试品溶液与对照品溶液,分别注入液相色谱仪,记录色谱图。按外标法以峰面积计算,即得。本品含甲硝唑($C_6H_9N_3O_3$)应为标示量的93.0%~107.0%。

【实训准备】

1. 仪器与用具

高效液相色谱仪、色谱柱(C_{18},150mm×4.6mm,5μm)、微量进样器(10μL或25μL)、天平、吸量管(5mL,2支)、吸管架1个、洗耳球1个、容量瓶(100mL,4个;50mL,4个)、量筒(500mL,1个)、流动相瓶(500mL,1个)、烧杯(100mL,1个;500mL,1个;1000mL,1个)、锥形瓶(50mL,2个)、漏斗(Φ3.5cm,4个;Φ9cm,2个)、滤纸(Φ11cm,1盒)、一次性注射器(5mL,5个)、胶头滴管(1个)、小试管(4mL,5个)、试管架(有机玻璃,1个)、抽滤装置(1000mL隔膜泵,1套)、微孔滤膜(有机系0.45μm,1盒;水系0.45μm,1盒)、针筒式滤头(Φ13mm,0.45μm,1包)、

研钵(1个)、药匙(2把)、玻璃棒(1根)、废液桶(1个)、废纸桶(1个)、洗瓶(500mL,1个)、滤纸条(若干)、中转盒(1个)、抹布(2块)、称量瓶(1个)、镊子(1把)、棉手套(1副)、封口膜(若干)、笔(黑色签字笔和记号笔,各1支)、计算器(不带存储功能,1个)、毛刷等。

2. 药品

甲硝唑片(0.2g/片,1瓶)、甲硝唑对照品、甲醇(色谱纯,500mL,1瓶)、水(纯净水,若干;纯化水,若干)。

【实训实施】

1. 供试品溶液的制备

取本品20片,精密称定,研细,精密称取细粉适量(约相当于甲硝唑0.25g),置50mL量瓶中,加50%甲醇适量,振摇使甲硝唑溶解,用50%甲醇稀释至刻度,摇匀,滤过,精密量取续滤液5mL,置100mL量瓶中,用流动相稀释至刻度,摇匀。

2. 对照品溶液的制备

甲硝唑对照品适量,精密称定,加流动相溶解并定量稀释制成每1mL中约含0.25mg的溶液。

3. 对照品溶液测定

用十八烷基硅烷键合硅胶为填充剂;以甲醇-水(20∶80)为流动相;检测波长为320nm。精密量取对照品溶液10μL,注入液相色谱仪,记录色谱图。

4. 供试品溶液的测定

色谱条件和进样量同对照品溶液测定,记录色谱图。

5. 仪器保养

关机前,用甲醇-水(5∶95)冲洗柱子和系统0.5~1h,流量0.5~1.0mL/min,再用100%有机溶剂冲洗0.5h,然后关闭系统。退出化学工作站及其他窗口,关闭计算机和主机电源开关。

6. 结果计算

$$\text{片剂标示量的含量}(\%)=\frac{\dfrac{c_{对}\times\dfrac{A_{供}}{A_{对}}\times D\times V}{m_s}\times\overline{w}}{\text{标示量}}\times 100\%$$

【检验原始记录】

原始记录见表1。

表1 高效液相色谱法测定药品含量原始记录

温度(℃): 相对湿度(%): 编号:

检品名称		检品规格	
生产厂家		生产批号	
包装		有效期	

续表

检验数量		检验日期	
检验目的		检验项目	
检验依据			
检验方法			
检验过程			
仪器型号		检测波长/nm	
色谱柱		柱温	
流动相		流速	
内标溶液			
1. 对照品称量及溶液的色谱图数据记录表			
对照品配制过程			
对照品进样量			

项目	测定次数			
	1		2	
工作对照品称样量/g				
工作对照品含量/%				
工作对照品浓度/(g/mL)				
进针顺序	1	2	1	2
保留时间 t_R/min				
理论板数 n(只记录第一针的数据)				
分离度 R				
峰面积 A				
平均峰面积				
RSD/%				
校正因子 f				
校正因子比值($f_{大}/f_{小}$)				
校正因子平均值				
计算过程				
色谱图				
2. 供试品称量及溶液的色谱图数据记录表				
供试品配制过程				
供试品进样量				

续表

项目	测定次数			
	1		2	
供试品称样量/g				
供试品含量/%				
进针顺序	1	2	1	2
保留时间 t_R/min				
理论板数 n(只记录第一针的数据)				
分离度 R				
峰面积 A				
平均峰面积				
校正因子平均值				
含量(为标示量的%)				
平均含量 x/%				
相对极差(%)				
含量测定计算公式				
计算过程				
色谱图				
检验结果				
标准规定				
检验结论				

检验人:　　　　　　　　　　　　　　　　复核人:

年　　月　　日　　　　　　　　　　　　年　　月　　日

【实训注意】

1. 氘灯是易耗品,应最后开灯,不分析样品即关灯。

2. 流动相不要使用多日存放的蒸馏水(易长菌)。

3. 流速突然变大或变小会导致柱压突然改变,时间久了柱子填料会坍陷或松动,所以泵开始和结束前要注意缓慢改变流速。

【实训思考】

1. 用高效液相色谱法定量时,有哪几种常用方法?本实验中采用哪种方法?

2. 影响本实训测定结果准确性的因素有哪些?

【实训评价】

实训评价见表2。

表2　　色谱法测定药品的含量工作任务评价

序号	实训步骤	实训内容	技术要求	分值	得分
1	仪器准备（6分）	基本素质	玻璃仪器的清洗，容量瓶试漏	2	
			色谱柱安装	3	
			仪器自检（正确开关机）	1	
2	称量（10分）	天平准备	天平水平确认、清扫、戴手套	1	
		对照品称量	在规定量±5%内	4	
		样品称量	20片总重，研成细粉，在规定量±5%内	4	
		结束工作	数据记录，清扫、登记、复原	1	
		重新称量		-3	
3	溶液制备（8分）	溶解	溶解操作正确	1	
		定容	2/3处水平摇动，准确稀释至刻度线，摇匀动作正确	1.5	
		过滤	取续滤液	1	
		移液	润洗2~3次，润洗液体积约为吸量管的1/3	0.5	
			调刻线前擦干外壁，不吸空，移液管竖直，移液管尖靠壁，放液后停留约15s	3	
			重吸	-2	
		微孔滤膜过滤	微孔滤膜过滤，取续滤液	1	
4	流动相的制备（7分）	流动相配制	甲醇比例（14%~26%）	1	
		流动相过滤	过滤过程操作正确	2	
		流动相脱气	脱气过程正确	1	
		流动相更换	更换完成后管路排气	3	
5	色谱条件（3分）	参数设置	波长320nm，流速1mL/min，压力限制恰当	3	
		说明：除第一针外，其余样品不得手动停止运行时间			
6	数据采集（5分）	手动进样操作	微量进样器使用前清洗、润洗，使用结束清洗	0.5	
			进样六通阀模式正确	1	
			微量进样器排气泡，进样量10μL	1.5	
		数据保存	文件命名规范，保存路径正确	2	

续表

序号	实训步骤	实训内容	技术要求	分值	得分
7	系统适用性（2分）	系统适用性	达到规定的理论塔板数	2	
8	定量分析（4分）	积分参数	目标峰保留时间判断正确	2	
			自动积分	2	
9	测定结果（40分）	对照品重复性，一份连续5针（12分）	RSD≤0.30%	12	
			0.30%<RSD≤0.50%	10	
			0.50%<RSD≤1.00%	8	
			1.00%<RSD≤1.50%	6	
			1.50%<RSD≤2.00%	3	
			RSD>2.00%	0	
		对照品精密度，对照品校正因子比值 *F*（较大值比较小值）（8分）	若 RSD>2.00%	0	
			F=1.000	8	
			1.000<*F*≤1.005	6	
			1.005<*F*≤1.010	4	
			1.010<*F*≤1.015	2	
			F>1.015	0	
		供试品测定结果的精密度（12分）	若 RSD>2.00%或 *F*>1.015	0	
			相对极差≤0.30%	12	
			0.30%<相对极差≤0.60%	10	
			0.60%<相对极差≤0.90%	8	
			0.90%<相对极差≤1.20%	6	
			1.20%<相对极差≤1.50%	3	
			相对极差>1.5%	0	
		供试品测定结果的准确度（8分）	若 RSD>2.00%或 *F*>1.015 或相对极差>1.5%	0	
			相对误差≤0.30%	8	
			0.30%<相对误差≤0.60%	6	
			0.60%<相对误差≤0.90%	4	
			0.90%<相对误差≤1.20%	2	
			1.20%<相对误差≤1.50%	1	
			相对误差>1.5%	0	

续表

<table>
<tr><th>序号</th><th>实训步骤</th><th>实训内容</th><th>技术要求</th><th>分值</th><th>得分</th></tr>
<tr><td>10</td><td>原始记录（4分）</td><td>记录规范性</td><td>原始记录完整，数据书写规范</td><td>4</td><td></td></tr>
<tr><td rowspan="2">11</td><td rowspan="2">计算（6分）</td><td rowspan="2">计算过程</td><td>计算公式数据代入正确</td><td>3</td><td rowspan="2"></td></tr>
<tr><td>有效数字修约正确</td><td>3</td></tr>
<tr><td rowspan="4">12</td><td rowspan="4">测定结束后处理（5分）</td><td rowspan="4">冲洗色谱柱、清场</td><td>更换甲醇冲洗色谱柱</td><td>1.5</td><td rowspan="4"></td></tr>
<tr><td>更换后排气，使用小流速冲洗色谱柱</td><td>1.5</td></tr>
<tr><td>仪器使用记录按要求填写</td><td>1</td></tr>
<tr><td>台面整洁，三废处理</td><td>1</td></tr>
<tr><td rowspan="11">13</td><td rowspan="11">重大失误，最多扣20分</td><td rowspan="6">本项为倒扣分项，出现下列失误，最多扣20分</td><td>流动相过滤，滤膜选择错误</td><td>-10</td><td rowspan="11"></td></tr>
<tr><td>进入色谱柱的溶液进样前未用微孔滤膜过滤</td><td>-10</td></tr>
<tr><td>未进行管路排气或者排气不完全</td><td>-10</td></tr>
<tr><td>色谱柱选择错误</td><td>-10</td></tr>
<tr><td>未出峰样品经裁判允许后补进针</td><td>-10</td></tr>
<tr><td>操作失误导致仪器损坏</td><td>-20</td></tr>
<tr><td rowspan="5">本项为倒扣分项，出现下列失误，成绩以零分计</td><td>多针进样，挑选数据，以零分计</td><td></td></tr>
<tr><td>不按照实验方案进行，利用定量环进样，以零分计</td><td></td></tr>
<tr><td>利用积分参数，拟合实验数据，以零分计</td><td></td></tr>
<tr><td>篡改测量数据的，总分以零分计</td><td></td></tr>
<tr><td>色谱条件错误，以零分计</td><td></td></tr>
<tr><td>14</td><td>实验效率</td><td colspan="2">不允许超时，以210min计，到时交结果</td><td>0</td><td></td></tr>
</table>

任务三　抗生素微生物检定法

抗生素是由生物（包括微生物、植物、动物）在其生命活动过程中所产生的一类在微量浓度下能选择性抑制细菌或其他细胞生长的生理活性物质，如乙酰螺旋霉素、庆大霉素、阿米卡星、氯霉素、罗红霉素等。抗生素抑制或杀死病原微生物的能力通常用效价来表示，在临床应用中，抗生素的效价可准确地反映抗生素的作用强度，以“单位（U/IU）”表示。

一、基本概念及检定原理

抗生素微生物检定法也称抗生素效价测定法，是指在适宜条件下，根据量反应平行线原理设计，通过检测抗生素对微生物的抑制作用，计算抗生素活性（效价）

的方法。抗生素微生物检定包括两种方法即管碟法和浊度法。

《中国药典》(2020 年版)四部通则 1201 中共收录 35 个品种按管碟法测定,22 个品种按浊度法测定,具体品种在选择试验方法时应详见各论项下要求,如规定为:①“照抗生素微生物检定法(通则 1201)测定”,即两种方法皆可。②“照抗生素微生物检定法(通则 1201 第一法)测定”,为第一法即管碟法。

管碟法是利用抗生素在琼脂培养基内的扩散作用,比较标准品与供试品两者对接种的试验菌产生抑菌圈的大小,以测定供试品效价的一种方法。

浊度法是利用抗生素在液体培养基中对试验菌生长的抑制作用,通过测定培养后细菌浊度值的大小,比较标准品与供试品对试验菌生长抑制的程度,以测定供试品效价的一种方法。

本任务主要介绍管碟法。

二、检定方法

管碟法根据试验设计不同,分为三种方法:一剂量法(标准曲线法)用于原料生产过程监控、中间体或半成品检验。二剂量法(高、低两种浓度)用于抗生素质量检验的常规方法。三剂量法(高、中、低三种浓度)主要用于标准品的标定。《中国药典》(2020 年版)收载了二剂量法和三剂量法,其中二剂量法最常用,当对结果有争议时应采用三剂量法测定的结果仲裁。

管碟法虽可分为不同剂量法,但其操作方法基本相同,其基本操作流程如图 8-4 所示,主要包括八个部分,下面以管碟法中二剂量法为例,说明抗生素效价测定的过程。

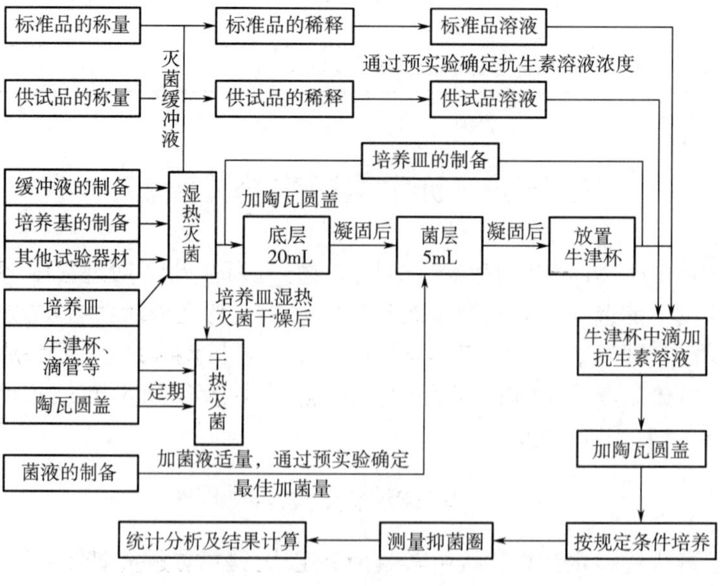

图 8-4　管碟法操作基本流程图

（一）试验用菌悬液、缓冲液、培养基的制备

1. 试验用菌悬液的制备

菌悬液中菌株代数应为3~5代。

（1）枯草芽孢杆菌[*Bacillus subtilis* CMCC（B）63501]悬液　取枯草芽孢杆菌工作用菌种营养琼脂斜面培养物，接种于盛有营养琼脂培养基的培养瓶内，在35~37℃培养7d，取菌苔少许涂片，革兰染色涂片镜检，应有芽孢85%以上。用灭菌水适量将芽孢洗下，在65℃水浴中加热30min，待冷后置4℃冷藏箱贮藏。

（2）短小芽孢杆菌[*Bacillus pumilus* CMCC（B）63202]悬液　取短小芽孢杆菌工作用菌种营养琼脂斜面培养物，照上述方法制备芽孢悬液。

（3）金黄色葡萄球菌[*Staphylococcus aureus* CMCC（B）26003或ATCC29213]悬液　取金黄色葡萄球菌工作用菌种营养琼脂斜面培养物，接种于营养琼脂斜面上，在35~37℃培养20~22h。临用时，用灭菌水或0.9%灭菌氯化钠溶液将菌苔洗下，备用。

（4）藤黄微球菌[*Micrococcus luteus* CMCC（B）28 001]悬液　取藤黄微球菌工作用菌种营养琼脂斜面培养物，接种于营养琼脂斜面上，在26~27℃培养24h，或采用适当方法制备菌种斜面，用培养皿或0.9%灭菌氯化钠溶液将菌苔洗下，制成悬液，备用。

（5）大肠埃希菌[*Escherichia coli* CMCC（B）44103]悬液　取大肠埃希菌工作用菌种营养琼脂斜面培养物，接种于营养琼脂斜面上，在35~37℃培养20~22h。临用时，用灭菌水将菌苔洗下，备用。

（6）啤酒酵母菌[*Saccharomyces cerevisiae* ATCC9763]悬液　取啤酒酵母菌的Ⅴ号培养基琼脂斜面培养物，接种于Ⅳ号培养基琼脂斜面上，在32~35℃培养24h，用灭菌水将菌苔洗下置含有灭菌玻璃珠的试管中，振摇均匀，备用。

（7）肺炎克雷伯菌[*Klebsiella pneumoniae* CMCC（B）46117]悬液　取肺炎克雷伯菌工作用菌种营养琼脂斜面培养物，接种于营养琼脂斜面上，在35~37℃培养20~22h。临用时，用无菌水将菌苔洗下，备用。

（8）支气管炎博德特菌[*Bordetella bronchiseptica* CMCC（B）58403]悬液　取支气管炎博德特菌工作用菌种营养琼脂斜面培养物，接种于营养琼脂斜面上，在32~35℃培养24h，临用时，用无菌水将菌苔洗下，备用。

2. 试验用缓冲液的制备

制备缓冲液的试剂应为分析纯，配制后的缓冲液应澄明，分装于玻璃容器内，经115℃蒸汽灭菌30min备用。

（1）磷酸盐缓冲液（pH5.6）　取磷酸二氢钾9.07g，加水使成1000mL，用1mol/L氢氧化钠溶液调节pH至5.6，滤过，在115℃灭菌30min。

（2）磷酸盐缓冲液（pH6.0）　取磷酸氢二钾2g与磷酸二氢钾8g，加水使成1000mL，滤过，在115℃灭菌30min。

(3)磷酸盐缓冲液(pH7.0)　取磷酸氢二钾9.39g与磷酸二氢钾3.5g,加水使成1000mL,滤过,在115℃灭菌30min。

(4)磷酸盐缓冲液(pH7.8)　取磷酸氢二钾5.59g与磷酸二氢钾0.41g,加水使成1000mL,滤过,在115℃灭菌30min。

(5)磷酸盐缓冲液(pH10.5)　取磷酸氢二钾35g,加10mol/L氢氧化钾液2mL,加水使成1000mL,滤过,在115℃灭菌30min。

3. 试验用培养基的制备

2020年版药典收载了13种抗生素效价测定用培养基,分别为培养基Ⅰ、Ⅱ、Ⅲ、Ⅳ、Ⅴ、Ⅵ、Ⅶ、Ⅷ、Ⅸ,营养肉汤培养基、营养琼脂培养基、改良马丁培养基、多黏菌素B培养基。目前,已有市售干燥培养基,临用时按使用说明进行配制,但应注意核对培养基的pH,必要时需调节pH,使其符合规定。

(二)标准品与供试品溶液的制备

1. 标准品溶液的制备

标准品的称量尽量一次取样称取,称取量不得少于20mg。临用时根据待检样品的规定进行稀释。标准品称样量的计算:

$$m_s = \frac{V_s \times c_s}{P_s}$$

式中　m_s——所需称取的标准品的质量,mg

V_s——溶解标准品时所用量瓶的体积,mL

c_s——标准品溶液的配制浓度,u/mL,如1000u/mL

P_s——标准品的标示值(u/mg),通常为湿品效价,无须折干,如某些标准品标示值为干品效价,应按说明书干燥后称重

2. 供试品溶液的制备

精密称(或量)取供试品适量,用各品种项下规定的溶剂溶解后,配成指定浓度,作为原溶液,一般为1000u/mL,再根据规定的缓冲液稀释至最终点样浓度(如二剂量,高、低浓度之比为2∶1或4∶1),一般稀释步骤不超过3步,再按估计效价或标示量根据待检样品的规定,稀释至与标准品相当的浓度。供试品称样量的计算,原料可参见标准品操作(将式中P_s替换为对供试品的预测效价A'_T),其他如下。

$$m_T = \frac{V_T \times c_T}{A'_T \times P_{标示量}} \times \overline{m}_{T平均装量/片重}$$

式中　m_T——所需称取的供试品的质量,mg

V_T——溶解供试品时所用量瓶的体积,mL

c_T——供试品溶液的配制浓度,u/mL,如1000u/mL

A'_T——供试品的预测效价,原料为u/mg,制剂为%

$P_{标示量}$——供试品的标示量,如u/片

$\overline{m}_{T平均装量/片重}$——供试品的平均装量/片重,如mg/片

(三)双碟的制备

二剂量双碟制备个数每组不多于 10 个双碟。双碟的制备应在半无菌操作室内进行,并注意避免微生物及抗生素的污染。培养基临用现制,如需二次熔化应采用水浴加热。

1. *底层*

用灭菌大口 20mL 吸管或其他灭菌分装器,吸取已熔化的培养基约 20mL 注入双碟内,待完全凝固后更换干燥的陶瓦圆盖,可放置于 35~37℃培养箱中保温,使菌层易于摊布。

2. *菌层*

取出试验用菌悬液,按预试好的加菌量(二剂量法标准品溶液的高浓度所致的抑菌圈直径在 18~22mm,个别品种可在 18~24mm),用灭菌吸管吸取菌悬液适量,加入已熔化并保温在水浴中(水浴温度:酵母菌和滕黄微球菌为 48~50℃, 其他细菌为 50~55℃,芽孢可至 60℃)的培养基内,摇匀,作为菌层培养基用。菌悬液加入培养基的比例应控制在 0.3%~2%。取出加有底层培养基的双碟,用灭菌大口 5mL 或 10mL 吸管或其他适宜分装器,吸取菌层培养基,每双碟在底层培养基上加入含菌培养基 5mL,应使其均匀摊布,置于操作台上,用干燥陶瓦盖覆盖,放置 20~30min,待其完全凝固。

3. *放置钢管*

用钢管放置器, 将灭菌的钢管放入贮管筒(杯)内,按说明书的要求操作,使钢管平稳地落在培养基上。如无钢管放置器,可用小眼科镊子从钢管内部撑住钢管,轻轻地放置在培养基上,注意使各钢管下落的高度和力度基本一致。相应剂量的钢管对角均匀放置。钢管放妥后,应使双碟静置 5~10min,使钢管在琼脂上沉稳后,再开始滴加抗生素溶液。不可在操作台上水平拖(推)动放置有钢管的双碟。

(四)滴加抗生素溶液

滴加抗生素溶液的体积为一满钢管(300~330μL),溶液在小钢管中形成与钢管上沿齐平的液面或凸液面,尽量保证各钢管中加入的抗生素溶液体积基本一致(可通过操作台前面墙壁安装的光源进行液位判断),可使用灭菌毛细滴管或微量加样器,在滴加之前须用溶液润洗 2~3 次。

抗生素溶液的滴加顺序和速度直接影响实验结果,故二剂量滴加抗生素溶液时应从高浓度向低浓度加入,图 8-5

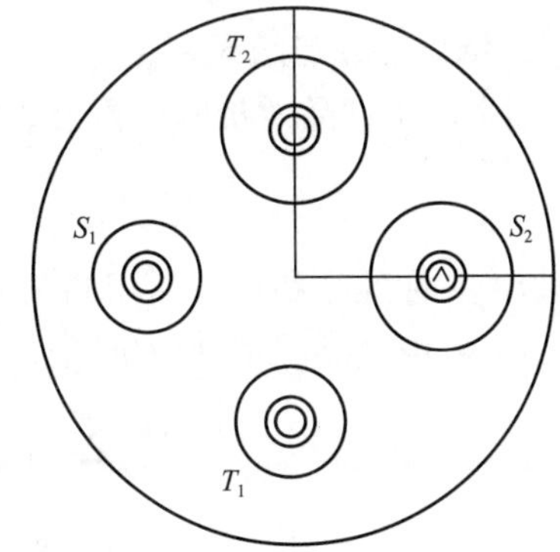

图 8-5　二剂量法示意图

S_1—标准品低剂量　S_2—标准品高剂量

T_1—供试品低剂量　T_2—供试品高剂量

滴加顺序:$S_2 \rightarrow T_2 \rightarrow S_1 \rightarrow T_1$ 或 $T_2 \rightarrow S_2 \rightarrow T_1 \rightarrow S_1$

二剂量法即正加 $S_2 \rightarrow T_2 \rightarrow S_1 \rightarrow T_1$ 或反加 $T_2 \rightarrow S_2 \rightarrow T_1 \rightarrow S_1$；滴加时间：二剂量以每组 10 个双碟计，5min 内为宜，最多不超过 10min；当双碟数量减少时应相应缩短滴加时间。

（五）培养

滴加完毕，用陶瓦盖覆盖双碟，平稳置于双碟托盘内，双碟叠放应不超过 3 层，将双碟托盘水平平稳地移入培养箱中间位置，在标准规定的温度下培养至所需时间。

（六）测量抑菌圈

待培养至所规定的时间，将培养好的双碟从培养箱中取出，打开陶瓦盖，快速翻转双碟将钢管扣入适宜容器中，双碟应保持倒置状态，换玻璃盖，尽可能减少钢管中残留的抗生素溶液在双碟中流动。测量抑菌圈前，应检查抑菌圈是否圆整，如有破圈、圈不圆整及其他异常情况时，应舍弃该碟。标准品及供试品溶液所致抑菌圈直径应同时保证 $R_{\text{标准品高剂量}} > R_{\text{标准品低剂量}}$，$R_{\text{供试品高剂量}} > R_{\text{供试品低剂量}}$。

测量抑菌圈应使用抑菌圈测量仪，仅当形成的抑菌圈无法使用抑菌圈测量仪进行测定时才可使用游标卡尺进行直径的测量。使用的抑菌圈测量仪应定期进行自检；使用游标卡尺测量时，应从菌层正面进行测量，眼睛视线应与读数刻度垂直，用卡尺的尖端与抑菌圈直径的切点成垂直方向测量。数值保留至小数点后 2 位。

（七）记录

试验记录应包括抗生素药品名称、规格、批号、生产厂家、检品编号、检验依据、检验日期、温度、相对湿度、标准品名称、标准品批号、标准品来源及标准品标示值、试验菌名称及菌悬液浓度，培养基名称、来源及批号，缓冲液名称及 pH、供试品估计效价、抑菌圈测量仪型号及编号、标准品与供试品的称量、稀释步骤、试验人与复核人、抑菌圈测量原始数据、统计分析和结果计算等相关信息。

（八）结果计算与结果判定

二剂量法供试品效价的计算公式为：

$$P_T = D \times A_T \times \text{antilg}\frac{VI}{W}$$

式中 D——标准品和供试品相同剂量溶液浓度之比

A_T——供试品的估计效价

$$V = \frac{1}{2} \times (\sum T_1 + \sum T_2 - \sum S_1 - \sum S_2)$$

$$W = \frac{1}{2} \times (\sum S_2 + \sum T_2 - \sum S_1 - \sum T_1)$$

I——剂间浓度比的对数值，当剂间浓度比为 2∶1 时，$I = 0.3010$，当剂间浓度比为 4∶1 时，$I = 0.6021$

S_2 和 S_1——标准品高、低浓度所致的抑菌圈直径

T_2 和 T_1——供试品高、低浓度所致的抑菌圈直径

原料药的效价含量通常“以干燥品或无水物计”，一般应先测其湿品效价，再根据供试品的水分或干燥失重的测定结果折算成无水物或干燥品的效价。

$$\text{无水物或干燥品效价(u/mg)} = \frac{\text{湿品效价(u/mg)}}{1 - \text{供试品的水分或干燥失重}}$$

二剂量判定要点为标准品溶液的高低浓度所致的抑菌圈直径在 18~22mm，个别品种可在 18~24mm；在各品种项下规定的剂量范围内，高、低浓度的剂距为 2∶1 或 4∶1；测定效价不得低于估计效价的 90%或高于估计效价的 110%，超出此范围，应调整其估计效价，重新试验，一组试验满足各项要求的双碟不得少于 4 个。

知识链接

管碟法中三剂量法

三剂量指用高、中、低 3 种剂间浓度之比为 1∶0.8，制备个数每组不多于 16 个双碟，标准品溶液的中心浓度所致的抑菌圈直径在 15~18mm，滴加抗生素溶液时应从高浓度向低浓度加入，图 8-6 三剂量法的正加顺序为 $S_3 \rightarrow T_3 \rightarrow S_2 \rightarrow T_2 \rightarrow S_1 \rightarrow T_1$ 或反加顺序为 $T_3 \rightarrow S_3 \rightarrow T_2 \rightarrow S_2 \rightarrow T_1 \rightarrow S_1$，其中 S_3 为标准品高剂量，S_2 为标准品中剂量，S_1 为标准品低剂量，T_3 为供试品高剂量，T_2 为供试品中剂量，T_1 为供试品低剂量。滴加时间以每组 16 个双碟计，15min 内为宜，最多不超过 20min。

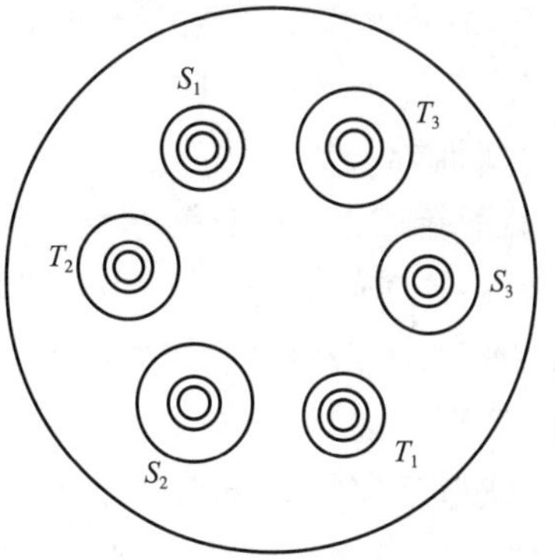

图 8-6　三剂量法示意图

结果判定时标准品及供试品溶液所致抑菌圈直径应同时保证且 $R_{\text{标准品高剂量}} > R_{\text{标准品中剂量}} > R_{\text{标准品低剂量}}$，$R_{\text{供试品高剂量}} > R_{\text{供试品中剂量}} > R_{\text{供试品低剂量}}$。可信限率应符合规定，一组试验满足各项要求的双碟不得少于 6 个。

三剂量法供试品效价的计算公式为：

$$P_T = D \times A_T \times \text{antilg}\,\frac{VI}{W}$$

式中　D——标准品和供试品相同剂量溶液浓度之比

A_T——供试品的估计效价

$$V = \frac{1}{3} \times (\sum T_1 + \sum T_2 + \sum T_3 - \sum S_1 - \sum S_2 - \sum S_3)$$

$$W = \frac{1}{4} \times (\sum S_3 + \sum T_3 - \sum S_1 - \sum T_1)$$

I——剂间浓度比的对数值,当剂间浓度比为 1∶0.8 时,$I = 0.0969$

S_3、S_2和 S_1——标准品高、中、低浓度所致的抑菌圈直径

T_3、T_2和 T_1——供试品高、中、低浓度所致的抑菌圈直径

项目八任务三　测试题

实训 30　硫酸新霉素的效价测定

【实训目的】

1. 掌握二剂量管碟法测定抗生素效价的方法、操作与结果计算。
2. 了解管碟法测定的原理。
3. 能进行结果的判断与分析,能规范填写检验记录。

【实训导入】

硫酸新霉素是一种氨基糖苷类抗生素,可用于肠道感染和结肠手术前肠道准备或肝昏迷时的辅助治疗,为广谱抗生素,对金黄色葡萄球菌、白喉杆菌和炭疽杆菌作用好。为一种白色或类白色的粉末医药原料药。

【实训描述】

通过查阅《中国药典》(2020 年版)第二部硫酸新霉素的质量标准和第四部通则 1201 抗生素微生物检定法,制订检验流程并实施,评价该药品的效价是否符合要求。

【质量要求】

【含量测定】:精密称取本品适量,加灭菌水溶解并定量制成每 1mL 中约含 1000 单位的溶液,照抗生素微生物检定法(通则 1201 第一法)测定。1000 新霉素单位相当于 1mg 的新霉素。本品按干燥品计算,每 1mg 的效价不得少于 650 新霉素单位。

【实训准备】

1. 仪器与用具

分析天平、双碟(ϕ90mm,高 16.5~17mm)、陶瓦盖(外径 108mm)、小钢管[牛津杯,内径(6.0±0.1)mm,高(10.0±0.1)mm]、镊子、恒温培养箱、灭菌刻度吸管(5mL,6 支;20mL,2 支)、锥形瓶(250mL,4 个)、滴管或微量加样器、抑菌圈直径(面积)测量仪、游标卡尺、超净工作台、称量瓶(2 个),容量瓶(5mL,6 个;50mL,2

个)、75%乙醇、高压灭菌锅。

2. 药品与试剂

磷酸盐缓冲液(pH7.8)、新霉素标准品、新霉素原料药、效价测定用培养基Ⅱ号(pH7.8~8.0)。

3. 试验菌

金黄色葡萄球菌。

【实训实施】

1. 实验用菌悬液、缓冲液、培养基的制备

(1)金黄色葡萄球菌悬液　取金黄色葡萄球菌工作用菌种营养琼脂斜面培养物,接种于营养琼脂斜面上,在35~37℃培养20~22h。临用时,用灭菌水或0.9%灭菌氯化钠溶液将菌苔洗下。

(2)磷酸盐缓冲液(pH7.8)　取磷酸氢二钾5.59g、磷酸二氢钾0.41g与氯化钠30g,加水使成1000mL,滤过,经115℃灭菌30min,备用,用于标准品和供试品溶液的稀释。

(3)实验用培养基的制备　效价测定用培养基Ⅱ(pH7.8~8.0)、营养琼脂培养基按说明书配制和灭菌。

2. 标准品与供试品溶液的制备

(1)标准品溶液的制备　准确称取新霉素标准品37mg左右,加灭菌水溶解并定量制成每1mL中约含1000单位的溶液,准确移取5mL,用pH7.8磷酸盐缓冲液稀释至25mL,得200U/mL,再分别移取2.5mL至25mL和50mL容量瓶中得20U/mL和10U/mL溶液。

(2)供试品溶液的制备　根据新霉素的估计效价,准确称取新霉素样品38mg左右,加灭菌水溶解并定量制成每1mL中约含1000单位的溶液,准确移取5mL用pH7.8磷酸盐缓冲液稀释至25mL,得200U/mL,再分别移取2.5mL至25mL和50mL容量瓶中得20U/mL和10U/mL溶液。

3. 双碟的制备

(1)倒底层培养基　用灭菌大口20mL吸管吸取已熔化的培养基Ⅱ20mL注入双碟内,凝固后更换干燥的陶瓦圆盖,放置于35~37℃培养箱中保温。

(2)加菌层　取出试验用菌悬液,按预试好的加菌量(通常菌悬液加入培养基的比例应控制在0.3%~2%),用灭菌吸管吸取菌悬液适量,加入已熔化并保温在50~55℃水浴中的100mL培养基Ⅱ内,摇匀,作为菌层培养基。用灭菌大口吸管吸取5mL含菌培养基,迅速均匀摊布在底层培养基上,置于水平台面上,盖上陶瓦盖,放置20~30min,备用。

(3)放置钢管　菌层凝固后,用灭菌镊子或钢管放置器在每一双碟中以等距离轻轻地均匀放置4个不锈钢小钢管,注意使各钢管下落的高度和力度基本一致,

盖上陶瓦盖,使双碟静置 5~10min,应使钢管在琼脂上沉稳后,再开始滴加抗生素溶液。

4. 滴碟和培养

取上述标准品两种溶液和供试品两种溶液,用毛细管按 $S_2 \to T_2 \to S_1 \to T_1$ 滴加到不锈钢管内;滴加至钢管口平满。盖上陶瓦盖,在 35~37℃ 培养 14~16h。

注意:双碟叠放层数不超过 3 层,每批样品至少需要做 4 个双碟,一般为 4~10 个双碟。

5. 测量抑菌圈

培养 14~16h 后,取出双碟,打开陶瓦盖,取出不锈钢管,放入消毒液中,换玻璃盖。检查抑菌圈是否圆整,如有破圈、圈不圆整及其他异常情况时,应舍弃该碟。用游标卡尺测量每一抑菌圈的直径。测量时,应从菌层正面进行测量,眼睛视线应与读数刻度垂直,用卡尺的尖端与抑菌圈直径的切点成垂直方向测量并读数。数值保留至小数点后 2 位,也可用抑菌圈测量仪进行测量。

6. 结果计算

$$P_T = D \times A_T \times \text{antilg}\frac{VI}{W}$$

7. 结果判断

按干燥品计算,每 1mg 的效价不得少于 650 新霉素单位,判为符合规定。

【检验原始记录】

原始记录见表 1。

表 1　药品抗生素效价测定检验原始记录

温度(℃):　　相对湿度(%):　　编号:

检品名称		检品规格	
生产厂家		生产批号	
包装		有效期	
检验数量		检验日期	
检验目的		检验项目	
检验依据			
检验方法			
检验过程			
试验菌		培养基批号	
培养基 pH		培养时间	
培养温度		灭菌缓冲液名称	

续表

灭菌缓冲液 pH			标准品来源	
标准品批号			标准品效价	
测量仪器名称			测量仪器型号	
供试品配制(称量、溶解、稀释、高低剂量)				
标准品配制(称量、溶解、稀释、高低剂量)				
抑菌圈直径测量结果				
双碟号	抑菌圈直径/mm			
	d_{s_1}	d_{s_2}	d_{T_1}	d_{T_2}
1				
2				
3				
4				
5				
6				
$\sum Y_n$				
可靠性测验与效价计算				
检验结论	□符合规定　□不符合规定　□复试			

检验人：　　　　　　　　　　　　　　复核人：

年　月　日　　　　　　　　　　　　　年　月　日

【实训注意】

1. 双碟的制备中：①玻璃双碟一定要干燥，不能有水。②刻度吸管要用砂轮将尖嘴割掉一点，变成大口后用，否则易发生堵塞。③冬季室温较低，倒好底层的双碟，待凝固后，可先放入 37℃ 恒温箱内温热，有利于倒菌层时培养基易于摊布水平。④摇匀菌层培养基时，不能摇出气泡。⑤无论是倒底层还是倒菌层动作都要尽量快，尤其是倒菌层时要更快。

2. 抑菌圈的质量对测定影响很大，应保证抑菌圈形状为圆形，无破圈或圈不完整等现象。

【实训思考】

1. 分析双碟中出现破圈或抑菌圈不完整现象产生的原因。

2. 滴加抗生素溶液时可否将所有双碟的 S_2 滴加好以后，再滴加 T_2 和其他溶液？为什么？

【实训评价】

硫酸新霉素的效价测定工作任务评价(管碟法)见表2。

表2　　硫酸新霉素的效价测定工作任务评价(管碟法)

序号	实验步骤	工作内容	技术要求	分值	得分
1	制订工作方案	检验依据的确定	会查阅并确定效价测定检验依据	5	
2	准备工作	器具的准备	双碟、不锈钢管是否灭菌	5	
		药品和试剂的准备	缓冲液、培养基是否配制和灭菌	5	
3	抗生素效价的测定	溶液制备	标准品和供试品的称量、溶解、定容、稀释操作是否规范	10	
		加底层	操作是否规范	5	
		加上层	培养基温度是否适合	3	
			加菌液量是否正确，操作是否干净利落，无菌液遗失、污染	10	
			加上层操作是否规范(边加边摇匀)	2	
			盖上培养皿盖凝固20min左右	3	
		加钢管	操作是否规范	5	
		加样液	是否润洗滴管或加样器	2	
			加样操作是否规范，有无溅出	3	
			加样顺序是否正确	2	
			更换溶液时是否更换滴管或加样器	2	
		培养	培养温度和时间是否正确	3	
		抑菌圈测量	正确取出钢管，不污染环境	3	
			正确使用抑菌圈测量仪或游标卡尺	2	
4	检验结果	结果计算与判定	效价计算正确，结果判定正确	10	
		原始记录	记录及时填写，规范完整	10	
5	文明操作	物品复原	已复原	2	
		清洗实验器皿	是否清洗干净	5	
		试剂归位	试剂及时归位	3	
总分				100	

学习小结

含量测定方法	测定内容	结果计算
容量分析法	校正因子	$F=\dfrac{\text{实际标定的浓度}}{\text{规定的浓度}}=\dfrac{c_{实}}{c_{规}}$
	滴定液真实浓度	$c_{实}=\dfrac{m\times c_{规}}{T\times V}$
	直接滴定法	不做空白试验： 原料药的含量(%) $=\dfrac{FTV}{m_s}\times 100\%$ 片剂标示量的含量(%) $=\dfrac{\dfrac{FTV}{m_s}\times \overline{w}}{m_{标示}}\times 100\%$ 注射剂标示量的含量(%) $=\dfrac{FTV}{V_s\,c_{标示}}\times 100\%$ 做空白试验： 原料药的含量(%) $=\dfrac{FT(V-V_0)}{m_s}\times 100\%$ 片剂标示量的含量(%) $=\dfrac{\dfrac{FT(V-V_0)}{m_s}\times \overline{w}}{m_{标示}}\times 100\%$ 注射剂标示量的含量(%) $=\dfrac{FT(V-V_0)}{V_s\,c_{标示}}\times 100\%$
	间接滴定法	原料药的含量(%) $=\dfrac{FT(V_0-V_B)}{m_s}\times 100\%$ 片剂标示量的含量(%) $=\dfrac{\dfrac{FT(V_0-V_B)}{m_s}\times \overline{w}}{m_{标示}}\times 100\%$ 注射剂标示量的含量(%) $=\dfrac{FT(V_0-V_B)}{V_s\,c_{标示}}\times 100\%$
紫外-可见分光光度法	对照品比较法	原料药的含量(%) $=\dfrac{\dfrac{A_{供}}{A_{对}}\times c_{对}\times D\times v}{m_s}\times 100\%$ 片剂标示量的含量(%) $=\dfrac{\dfrac{c_{对}\times\dfrac{A_{供}}{A_{对}}\times D\times V}{m_s}\times \overline{w}}{\text{标示量}}\times 100\%$ 注射剂标示量的含量(%) $=\dfrac{c_{对}\times\dfrac{A_{供}}{A_{对}}\times D\times V}{V_s\times c_{标示}}\times 100\%$

续表

含量测定方法	测定内容	结果计算
紫外-可见分光光度法	吸收系数法	原料药百分含量(%) $= \dfrac{\dfrac{A}{E_{1cm}^{1\%} \times L \times 100} \times D \times V}{m_s} \times 100\%$ 片剂标示量的含量(%) $= \dfrac{\dfrac{\dfrac{A}{E_{1cm}^{1\%} \times L \times 100} \times D \times V}{m_s} \times \overline{w}}{标示量} \times 100\%$ 注射剂标示量的含量(%) $= \dfrac{\dfrac{A}{E_{1cm}^{1\%} \times L \times 100} \times D \times V}{V_s \times c_{标示}} \times 100\%$
高效液相色谱和气相色谱法	外标法	原料药含量(%) $= \dfrac{\dfrac{A_{供}}{A_{对}} \times c_{对} \times D \times V}{m_s} \times 100\%$ 片剂标示量的含量(%) $= \dfrac{\dfrac{c_{对} \times \dfrac{A_{供}}{A_{对}} \times D \times V}{m_s} \times \overline{w}}{标示量} \times 100\%$ 注射剂标示量的含量(%) $= \dfrac{c_{对} \times \dfrac{A_{供}}{A_{对}} \times D \times V}{V_s \times c_{标示}} \times 100\%$
	内标法	校正因子(f) $= \dfrac{A_{内标}/c_{内标}}{A_{对}/c_{对}}$　$c_{供} = f \times \dfrac{A_{供}}{A'_{内标}/c'_{内标}}$ 原料药含量(%) $= \dfrac{c_{供} \times D \times V}{m_s} \times 100\%$ 片剂标示量的含量(%) $= \dfrac{\dfrac{c_{供} \times D \times V}{m_s} \times \overline{w}}{标示量} \times 100\%$ 注射剂标示量含量(%) $= \dfrac{c_{供} \times D \times V}{V_s \times c_{标示}} \times 100\%$
抗生素微生物检定法	抗生素微生物检定法	二剂量法：$P_T = D \times A_T \times \text{antilg}\dfrac{VI}{W}$

模块三　药品综合检验

项目九　原辅料与医药中间体的质量检验

学习目标

●知识目标

1. 掌握原料药、药用辅料的质量检验步骤。
2. 熟悉原料药、药用辅料的分析特点。
3. 了解医药中间体的概念及质量检验步骤。

●能力目标

1. 能应用所学知识对原料药、药用辅料及医药中间体进行质量检验。
2. 能理解原料药、药用辅料及医药中间体质量的重要性，树立质量第一的科学观念。

案例导入

“齐二药”事件和毒胶囊事件

2006年4月4日起，中山大学附属第三医院有患者使用齐齐哈尔第二制药厂生产的亮菌甲素注射液后，出现急性肾衰竭临床症状。事件中共有多例患者使用了该批号亮菌甲素注射液，导致多例患者死亡，另有几例患者受到严重伤害。经食品药品监管部门、公安部门联合查明，齐二药厂原辅料采购、质量检验工序管理不善，相关主管人员和责任人违反有关药品采购及质量检验的管理规定，购进了以二甘醇冒充的辅料丙二醇并用于生产亮菌甲素注射液，最终导致严重后果。

2012年4月15日，央视《每周质量报告》曝光，河北一些企业使用生石灰给皮革废料进行脱色漂白和清洗，随后熬制成工业明胶，卖给浙江新昌县药用胶囊生产企业，最终流向药品企业。经调查发现，9家药厂的13个批次药品所用胶囊重金属铬含量超标，其中超标最多的达90多倍。

问题：两起案件给药品检验人员什么启示？药用辅料应符合什么标准？明胶胶囊检查项目包括哪些？又如何判定其是否符合规定呢？

任务一　原料药的质量检验

一、原料药概述

原料药是生产各类制剂的原料药物，是制剂中的有效成分，由化学合成、植物提取或者生物技术所制备的各种用来作为药用的粉末、结晶、浸膏等，但病人无法直接服用的物质。原料药只有加工成为药物制剂，才能成为可供临床应用的医药。

原料药根据它的来源分为化学合成药和天然化学药两大类。化学合成药又可分为无机合成药和有机合成药。无机合成药为无机化合物（极个别为元素），如用于治疗胃及十二指肠溃疡的氢氧化铝、三硅酸镁等。有机合成药主要是由基本有机化工原料，经一系列有机化学反应而制得的药物，如阿司匹林、氯霉素、咖啡因等。天然化学药按其来源，也可分为生物化学药与植物化学药两大类。抗生素一般系由微生物发酵制得，属于生物化学范畴。近年出现的多种半合成抗生素，则是生物合成和化学合成相结合的产品。

原料药质量好坏决定制剂质量的好坏，因此其质量标准要求很严，世界各国对其广泛应用的原料药都制订了严格的国家药典标准和质量控制方法。

二、原料药的检验步骤

原料药的检验步骤包括性状、鉴别、检查（杂质检查和安全检查）和含量测定。

1. 原料药的性状检测

在性状项下，通常包含产品外观、熔点和溶解度；具有紫外吸收的药品，常增加物理常数百分吸收系数；具有光学活性的药品，常增加物理常数比旋度。

2. 原料药的鉴别技术

在鉴别项下，最常采用的是“化学法+红外光谱法”的方式对药品进行鉴别，为了增加鉴别的专属性，有的药品增加紫外鉴别法或色谱鉴别法。

3. 原料药的检查技术

在检查项下，要充分考虑合成过程中所用的起始物料及试剂、合成中间体及副产物、有机溶剂等，结合药品的理化性质选择检查项目。通常该项下包含有关物质、残留溶剂、干燥失重（或水分）、炽灼残渣、重金属等检查项目，用于注射剂的原料药要检查热原、无菌等安全项目。

4. 原料药的含量测定

在含量测定项下，对于组分单一的原料药，首选精密度高，操作简便、快速的容量法测定含量，同时可根据药品分子中所具有的官能团及其化学性质，选用不同的容量分析方法，但有些原料药中的有关物质有干扰或原料药为多组分物质时，不适宜采用容量法，可选用仪器分析方法，最常用的仪器分析法是高效液相色谱法。

实训31　维生素B_1的质量检验

【实训目的】

1. 掌握维生素B_1性状、鉴别、检查及含量测定的基本原理与方法。

2. 掌握维生素B_1质量检验的基础实验操作技能。

3. 能进行结果的判断与分析，能规范填写检验记录与报告书。

【实训导入】

维生素B_1又名盐酸硫铵，广泛存在于米糠、麦麸和酵母中，也来源于人工合成，具有维持糖代谢及神经传导与消化功能正常的作用。临床上用于预防和治疗维生素B_1缺乏症，如脚气病、神经炎、消化不良等。

【实训描述】

通过查阅《中国药典》(2020年版)第二部维生素B_1的质量标准、第四部通则0401紫外-可见分光光度法、通则0402红外分光光度法、通则0301氯化物鉴别、通则0631pH测定法、通则0802硫酸盐检查法、通则0512高效液相色谱法、通则0831干燥失重测定法、通则0841炽灼残渣测定法、通则0807铁盐检查法、通则0821重金属检查法和通则0701电位滴定法制订检验流程并实施，评价该药品的质量是否符合要求。

【质量要求】

《中国药典》(2020年版)规定维生素B_1应进行硫色素和氯化物鉴别反应；红外图谱与标准对照图谱一致；pH应为2.8~3.3；硫酸盐不得过0.01%；硝酸盐不得过0.25%；供试品溶液色谱图中如有杂质峰，各杂质峰面积的和不得大于对照溶液主峰面积的0.5倍(0.5%)；干燥失重减失重量不得过5.0%；炽灼残渣不得过0.1%；铁盐不得过0.002%；重金属不得过百万分之十；总氯量应为20.6%~21.2%；按干燥品计算，本品含$C_{12}H_{17}ClN_4OS \cdot HCl$不得少于99.0%。

【实训准备】

药品和仪器：盐酸、氢氧化钠试液、铁氰化钾试液、正丁醇、稀硝酸、硝酸银试液、比色用重铬酸钾液、标准硫酸钾溶液、10%氯化钠溶液、稀靛胭脂试液、硫酸、标准硝酸钾溶液、甲醇(色谱纯)、乙腈(色谱纯)、庚烷磺酸钠溶液、三乙胺、磷酸、维生素B_1、标准铁溶液、标准铅溶液、醋酸盐缓冲液(pH3.5)、硫代乙酰胺试液、稀醋酸、溴酚蓝指示液、硝酸银滴定液(0.1mol/L)、冰醋酸、醋酐、高氯酸滴定液(0.1mol/L)、纳氏比色管、扁型称量瓶、分析天平、酸度计、水浴锅、恒温干燥箱、高温电阻炉、红外分光光度计、紫外-可见分光光度计和高效液相色谱仪等。

【实训实施】

1. 性状

本品为白色结晶或结晶性粉末；有微弱的特臭，味苦；干燥品在空气中迅即吸收约4%的水分。

本品在水中易溶,在乙醇中微溶,在乙醚中不溶。

吸收系数:取本品,精密称定,加盐酸溶液(9→1000)溶解并定量稀释制成每1mL约含12.5μg的溶液,照紫外-可见分光光度法(通则0401),在246nm的波长处测定吸光度,百分吸收系数为406~436。

2. 鉴别

(1)硫色素反应　取本品约5mg,加氢氧化钠试液2.5mL溶解后,加铁氰化钾试液0.5mL与正丁醇5mL,强力振摇2min,放置使分层,上面的醇层显强烈的蓝色荧光;加酸使成酸性,荧光即消失;再加碱使成碱性,荧光又显出。

(2)红外光谱法　取本品适量,加水溶解,水浴蒸干,在105℃干燥2h测定。本品的红外光吸收图谱应与对照的图谱(光谱集1205图)一致。

(3)氯化物　本品的水溶液显氯化物鉴别(1)的反应(通则0301)。

3. 检查

(1)酸度　取本品0.50g,加水20mL溶解后,依法测定(通则0631),pH为2.8~3.3。

(2)溶液的澄清度与颜色　取本品1.0g,加水10mL溶解后,溶液应澄清无色;如显色,与对照液(取比色用重铬酸钾液0.1mL,加水适量使成10mL)比较,不得更深。

(3)硫酸盐　取本品2.0g,依法检查(通则0802),与标准硫酸钾溶液2.0mL制成的对照液比较,不得更浓(0.01%)。

(4)硝酸盐　取本品1.0g,加水溶解并稀释至100mL,取1.0mL,加水4.0mL与10%氯化钠溶液0.5mL,摇匀,精密加稀靛胭脂试液[取靛胭脂试液,加等量的水稀释。临用前,量取本液1.0mL,用水稀释至50mL,照紫外-可见分光光度法(通则0401),在610nm的波长处测定,吸光度应为0.3~0.4]1mL,摇匀,沿管壁缓缓加硫酸5.0mL,立即缓缓振摇1min,放置10min,与标准硝酸钾溶液(精密称取在105℃干燥至恒重的硝酸钾81.5mg,置50mL量瓶中,加水溶解并稀释至刻度,摇匀,精密量取5mL,置100mL量瓶中,用水稀释至刻度,摇匀。每1mL相当于50μg的NO_3。)0.50mL用同法制成的对照液比较,不得更浅(0.25%)。

(5)有关物质　照高效液相色谱法(通则0512)测定。取本品适量,精密称定,用流动相溶解并稀释制成每1mL中约含1mg的溶液,作为供试品溶液;精密量取供试品溶液1mL,置100mL量瓶中,用流动相稀释至刻度,摇匀,作为对照溶液。色谱条件为用十八烷基硅烷键合硅胶为填充剂,以甲醇-乙腈-0.02mol/L庚烷磺酸钠溶液(含1%三乙胺,用磷酸调节pH至5.5)(9:9:82)为流动相,检测波长为254nm;理论板数按维生素B_1峰计算不低于2000,维生素B_1峰与相邻峰的分离度均应符合要求。精密量取供试品溶液与对照溶液各20μL,分别注入液相色谱仪,记录色谱图至主峰保留时间的3倍。供试品溶液色谱图中如有杂质峰,各杂质峰面积的和不得大于对照溶液主峰面积的 0.5 倍(0.5%)。

(6)干燥失重　取本品,在 105℃干燥至恒重,减失重量不得过 5.0%(通则 0831)。

(7)炽灼残渣　不得过 0.1%(通则 0841)。

(8)铁盐　取本品 1.0g,加水 25mL 溶解后,依法检查(通则 0807),与标准铁溶液 2.0mL 制成的对照液比较,不得更深(0.002%)。

(9)重金属　取本品 1.0g,加水 25mL 溶解后,依法检查(通则 0821 第一法),含重金属不得过百万分之十。

(10)总氯量　取本品约 0.2g,精密称定,加水 20mL 溶解后,加稀醋酸 2mL 与溴酚蓝指示液 8~10 滴,用硝酸银滴定液(0.1mol/L)滴定至显蓝紫色。每 1mL 硝酸银滴定液(0.1mol/L)相当于 3.54mg 的氯(Cl)。按干燥品计算,含总氯量应为 20.6%~21.2%。

4. 含量测定

取本品约 0.12g,精密称定,加冰醋酸 20mL 微热使溶解,放冷,加醋酐 30mL,照电位滴定法(通则 0701),用高氯酸滴定液(0.1mol/L)滴定,并将滴定的结果用空白试验校正。每 1mL 高氯酸滴定液(0.1mol/L)相当于 16.86mg 的 $C_{12}H_{17}ClN_4OS \cdot HCl$。

【检验原始记录与报告书】

原始记录见表 1,检验报告书见表 2。

表 1　　维生素 B_1 的质量检验原始记录

温度(℃):　　　　相对湿度(%):　　　　编号:

检品名称		检品规格	
生产厂家		生产批号	
包装		有效期	
检验数量		检验日期	
检验目的		检验项目	
检验依据			

检验过程					
性状	外观				
	吸收系数	紫外-可见分光光度计型号			
		测定波长/nm		比色皿	
		样品浓度/(μg/mL)		吸光度	
		吸收系数计算公式			
		吸收系数			
		标准规定			
		检验结论			

续表

鉴别	硫色素反应	检验结果			
		标准规定			
		检验结论			
	红外光谱法	红外分光光度计型号		水浴锅型号	
		恒温干燥箱型号		制样方法	
		检验结果			
		标准规定			
		检验结论			
	氯化物	检验结果			
		标准规定			
		检验结论			
检查	酸度	酸度计型号		仪器校正用的标准缓冲液	
		检验结果			
		标准规定			
		检验结论			
	澄清度与颜色	检验结果			
		标准规定			
		检验结论			
	硫酸盐	检验结果			
		标准规定			
		检验结论			
	硝酸盐	检验结果			
		标准规定			
		检验结论			
	有关物质	高效液相色谱型号		色谱柱	
		柱温/℃		检测波长/nm	
		流动相		流速/(mL/min)	
		理论板数		分离度	
		检验结果			
		标准规定			
		检验结论			

续表

检查	干燥失重	恒温干燥箱型号		分析天平型号	
		干燥温度/℃		干燥剂类型	
		编号	1	2	
		干燥至恒重称量瓶重/g			
		供试品+恒重后称量瓶重/g			
		恒重后供试品+称量瓶重/g			
		干燥失重/%			
		平均值/%			
		标准规定			
		检验结论			
	炽灼残渣	高温电阻炉型号		分析天平型号	
		炽灼温度/℃		炽灼时间	
		编号	1	2	
		恒重后空坩埚重/g			
		空坩埚和供试品重/g			
		恒重后空坩埚+残渣重/g			
		炽灼残渣/%			
		平均值/%			
		标准规定			
		检验结论			
	铁盐	检验结果			
		标准规定			
		检验结论			
	重金属	检验结果			
		标准规定			
		检验结论			
	总氯量	编号	1	2	
		供试品取样量/g			
		滴定液消耗体积/mL			
		总氯量计算公式			
		总氯量/%			
		平均值/%			
		标准规定			
		检验结论			

续表

含量测定	电位滴定仪型号		分析天平型号	
	编号	1	2	
	供试品取样量/g			
	滴定液消耗体积/mL			
	空白消耗滴定液体积/mL			
	含量计算公式			
	含量/%			
	平均值/%			
	标准规定			
	检验结论			

检验人：　　　　　　　　　　　　　　　　复核人：

年　月　日　　　　　　　　　　　　　　　年　月　日

表 2　　维生素 B_1 的质量检验报告书

检验项目		标准规定	检验结果
性状	外观		
	吸收系数		
鉴别	硫色素反应		
	红外光谱		
	氯化物		
检查	酸度		
	溶液的澄清度与颜色		
	硫酸盐		
	硝酸盐		
	有关物质		
	干燥失重		
	炽灼残渣		
	铁盐		
	重金属		
	总氯量		
含量测定			

检验结论：

检验人：　　　　　　　　复核人：　　　　　　　　负责人：

年　月　日　　　　　　　年　月　日　　　　　　　年　月　日

【实训注意】

1. 总氯量检查中的溴酚蓝指示剂为吸附指示剂，终点后沉淀吸附指示剂显蓝紫色。

2. 非水溶液滴定法测定含量时，维生素 B_1 与高氯酸的反应为 1 ∶ 2，因其分子结构中的氨基嘧啶环和季铵噻唑环呈碱性，均可与高氯酸作用。

【实训思考】

1. 维生素 B_1 的专属鉴别反应是什么？

2. 维生素 B_1 原料药和片剂分别采用什么方法进行含量测定？

【实训评价】

考核评价见表 3。

表 3　　维生素 B_1 质量检验技能考核评价

序号	实训步骤	实训内容	技术要求	分值	得分
1	制订工作方案	检验依据的确定	会查阅并确定维生素 B_1 检验依据	5	
2	准备工作	预处理	仪器的干燥、流动相过滤和超声	5	
3	实训过程	外观	正确观察、称量准确	4	
		吸收系数	仪器操作正确规范，计算正确	4	
		硫色素反应	正确依次加入试剂，操作规范	4	
		红外光谱	正确制片，规范操作仪器	4	
		氯化物	规范操作，正确比色	4	
		酸度	溶液配制规范，正确校正和操作仪器	4	
		澄清度与颜色	正确观察，比色	4	
		硫酸盐	平行依次加入试剂，正确进行比色	4	
		硝酸盐	规范加入试剂，正确进行比色	4	
		有关物质	高效液相色谱仪操作规范正确	4	
		干燥失重	称量迅速且准确，操作规范	4	
		炽灼残渣	操作流程规范正确，称量准确	4	
		铁盐	平行操作，正确进行比色	4	
		重金属	操作规范，正确比色	4	
		总氯量	滴定操作规范正确，终点判断正确	4	
		含量测定	正确进行电位滴定和判断终点	4	
4	检验结果	测定结果	平行测定偏差是否合格	5	
			结果准确度是否符合要求	6	
5	文明操作	仪器复原	已复原	3	
		清理台面	整理	2	
		检验原始记录	填写规范完整	10	
总分				100	

任务二　药用辅料的质量检验

一、药用辅料概述

药用辅料是指在制剂处方设计时,为解决制剂的成型性、有效性、稳定性、安全性,加入处方中除主药以外的药用物料的统称。药用辅料具有赋形、充当载体、提高稳定性、增溶、助溶、缓控释等重要功能。《中国药典》(2020年版)把辅料和通则收载到了第四部中,独立成卷有利于丰富药用辅料标准的内涵和数量,有利于构建符合药用辅料特点的质量标准体系。因此,药用辅料的质量同样关系到药品的质量,必须加以严格控制。

目前,《中国药典》(2020年版)收载的药用辅料品种标准335个,新增65种,修订212种。药用辅料作为非活性物质时,按用途可以分为溶媒、抛射剂、增溶剂、助溶剂、黏合剂、崩解剂、填充剂、润滑剂、助流剂等多个类别。按照一般规定,制剂中使用的辅料均应符合《中国药典》的规定,《中国药典》未收载的药用辅料,必须制订符合药用要求的标准。

二、药用辅料的检验步骤

药用辅料的检验方法和检验步骤与原料药基本一致,在方法设计和检测技术手段上也没有根本的区别。

1. 药用辅料的性状

药用辅料性状描述的是其质量控制的重要组成部分,能够反映辅料特有的物理性质,通常包括外观、溶解度和物理常数等。《中国药典》(2020年版)对丙二醇性状的描述:本品为无色澄清的黏稠液体;无臭;有引湿性;本品与水、乙醇或三氯甲烷能任意混溶;相对密度在25℃时应为1.035~1.037;折光率为1.431~1.433。

2. 药用辅料的鉴别

药用辅料是不同类型的化合物,鉴别方法主要有化学法、光谱法和色谱法等,要求专属性强、耐用性好、灵敏度高,操作简便、快速等。

3. 药用辅料的检查

药用辅料检查项主要包括杂质、功能性指标及安全性检查等,其中功能性指标是药用辅料特有的检测项目。

(1)杂质检查　与原料药杂质检查相同,药用辅料中的杂质检查主要是检查与其合成工艺有关的、在贮藏或运输过程中产生的杂质,包括一般杂质和特殊杂质等。例如橄榄油是用于溶剂和分散剂的药用辅料,根据其制备工艺和结构特点,《中国药典》(2020年版)检查项下收录“水分”“重金属”“砷盐”作为一般杂质检查,同时收录“碱性杂质”“棉籽油”“芝麻油”“过氧化物”“不皂化物”等作为特殊杂质检查项。

（2）功能性指标检查　对药用辅料而言，功能性指标可以说是产品质量的核心，可直接或间接影响制剂或工艺。如稀释剂、黏合剂、崩解剂、润滑剂、助流剂和抗结块剂、空心胶囊等十二大类，在《中国药典》通则中均有详细叙述。如，稀释剂功能性指标包括粒度和粒度分布、粒子形态、松密度/振实密度/真密度、比表面积、结晶性、水分、流动性、溶解度、压缩性、引湿性等。胶囊壳的功能性指标包括水分、透气性、崩解性、脆碎度、韧性、冻力强度、松紧度等。

（3）安全性检查　药用辅料安全性指标主要包括：微生物限度、热原、细菌内毒素、无菌、蛋白残留、溶血性物质、过敏性杂质、有毒有害物质等。

4. 药用辅料的含量测定

药用辅料含量测定常采用容量分析法、光谱法和色谱法，而后者的比例逐渐增加，检测方法详见项目八“药品的含量测定技术”。

总之，药用辅料是药品重要的组成部分，其质量直接关系到药品的安全性和有效性，《中国药典》是药用辅料质量控制的重要保证。

实训 32　辅料硬脂酸镁的质量检验

【实训目的】

1. 掌握辅料硬脂酸镁质量检验的原理和方法。
2. 熟悉气相色谱仪与原子吸收分光光度计的操作技能。
3. 能进行结果判断与分析，能规范填写检验记录与报告书。

【实训导入】

硬脂酸镁是镁与硬脂酸化合而成，以硬脂酸镁（$C_{36}H_{70}MgO_4$）与棕榈酸镁（$C_{32}H_{62}MgO_4$）为主要成分的混合物，常用于片剂的润滑剂。

【实训描述】

通过查阅《中国药典》（2020 年版）第四部硬脂酸镁的质量标准、第四部通则 0301 一般鉴别试验、通则 0801 氯化物检查法、通则 0802 硫酸盐检查法、通则 0831 干燥失重测定法、通则 0807 铁盐检查法、通则 0406 原子吸收分光光度法中第二法、通则 0821 重金属检查法中第二法、通则 0521 气相色谱法制订检验流程并实施，评价该药品的质量是否符合要求。

【质量要求】

《中国药典》（2020 年版）规定硬脂酸镁其气相色谱图中具有与棕榈酸甲酯和硬脂酸甲酯保留时间相一致的色谱峰；显镁盐鉴别反应；酸碱度符合规定；氯化物不得过 0.10%；硫酸盐不得过 0.6%；干燥失重减失重量不得过 5.0%；铁盐不得过 0.01%；镉盐不得过 0.0003%；镍盐不得过 0.0005%；重金属不得过百万分之十；硬脂酸相对含量不得低于 40%，硬脂酸与棕榈酸相对含量的总和不得低于 90%；按干燥品计算,硬脂酸镁含 Mg 应为 4.0%~5.0%。

【实训准备】

药品和仪器:硬脂酸镁、乙醚、稀硝酸、纯化水、氨试液、氯化铵试液、磷酸氢二钠试液、氢氧化钠试液,碘试液、溴麝香草酚蓝指示液、盐酸滴定液(0.1mol/L)、硝酸银试液、标准氯化钠溶液、氯化钡试液、标准硫酸钾溶液、稀盐酸、标准铁溶液、过硫酸铵、30%硫氰酸铵溶液、硫酸、硝酸、稀醋酸、醋酸盐缓冲液(pH3.5)、三氟化硼的甲醇溶液、正庚烷、饱和氯化钠溶液、无水硫酸钠、棕榈酸甲酯、硬脂酸甲酯、正丁醇、无水乙醇、浓氨溶液、氨-氯化铵缓冲液(pH10.0)、乙二胺四乙酸二钠滴定液(0.05mol/L)、铬黑 T 指示剂、锌滴定液(0.05mol/L)。圆底烧瓶、分液漏斗、滤纸、量瓶、扁形称量瓶、分析天平、纳氏比色管、锥形瓶、气相色谱仪、原子吸收分光光度计、恒温水浴锅、真空干燥箱和酸式滴定管等。

【实训实施】

1. 性状

本品为白色轻松无砂性的细粉;微有特臭。

本品在水、乙醇或乙醚中不溶。

2. 鉴别

(1)气相色谱法　在硬脂酸与棕榈酸相对含量检查项下记录的色谱图中,供试品溶液色谱中两主峰的保留时间应分别与对照品溶液两主峰的保留时间一致。

(2)镁盐鉴别反应　取本品 5.0g,置分液漏斗中,加乙醚 50mL,摇匀,加入稀硝酸 20mL 与水 20mL,振摇至溶液完全溶解,放置分层,将水层移入另一分液漏斗中;用水提取乙醚层 2 次,每次 4mL,合并水层;用乙醚 15mL 清洗水层,将水层移入 50mL 量瓶中,加水稀释至刻度,摇匀,作为供试品溶液,应显镁盐的鉴别反应。

①加氨试液:即生成白色沉淀;滴加氯化铵试液,沉淀溶解;再加磷酸氢二钠试液 1 滴,振摇,即成白色沉淀。分离,沉淀在氨试液中不溶。

②加氢氧化钠试液:即生成白色沉淀。分离,沉淀分成两份,一份中加过量的氢氧化钠试液,沉淀不溶;另一份中加碘试液,沉淀转化成红棕色。

3. 检查

(1)酸碱度　取本品 2.0g,加无水乙醇 6.0mL,搅拌使分散均匀,再加水使成 40.0mL,摇匀,滤过,取续滤液 10.0mL,加溴麝香草酚蓝指示液 0.05mL,用盐酸滴定液(0.1mol/L)或氢氧化钠滴定液(0.1mol/L)滴至溶液颜色发生变化,滴定液用量不得过 0.05mL。

(2)氯化物　取鉴别(2)项下的供试品溶液 1.0mL,依法检查(通则 0801),与标准氯化钠溶液 10.0mL 制成的对照液比较,不得更浓(0.01%)。

(3)硫酸盐　取鉴别(2)项下的供试品溶液 1.0mL,依法检查(通则 0802),与标准硫酸钾溶液 6.0mL 制成的对照液比较,不得更浓(0.6%)。

(4)干燥失重　取本品,在 80℃ 干燥至恒重,减失重量不得过 5.0%(通则

0831）。

（5）铁盐 取本品0.50g，炽灼灰化后，加稀盐酸5mL与水10mL，煮沸，放冷，滤过，滤液加过硫酸铵50mg，用水稀释成35mL，依法检查（通则0807），与标准铁溶液5.0mL用同一方法制成的对照液比较，不得更深（0.01%）。

（6）镉盐 取本品0.05g两份，精量称定，分别置高压消解罐中，一份中加硝酸2mL消化后，定量转移至100mL量瓶中，加水稀释至刻度，摇匀，作为供试品溶液；另一份中精密加入标准镉溶液（精密量取镉单元素标准溶液适量，用水定量稀释制成每1mL中含镉0.3μg的溶液）0.5mL，同法操作，作为对照品溶液。照原子吸收分光光度法（通则0406第二法），在228.8nm的波长处分别测定吸光度，应符合规定（0.0003%）。

（7）镍盐 取本品0.05g两份，精量称定，分别置高压消解罐中，一份中加硝酸2mL消化后，定量转移至10mL量瓶中，加水稀释至刻度，摇匀，作为供试品溶液；另一份中精密加入标准镍溶液（精密量取镍单元素标准溶液适量，用水定量稀释制成每1mL中含镍0.5μg的溶液）0.5mL，同法操作，作为对照品溶液。照原子吸收分光光度法（通则0406第二法），在232.0nm的波长处分别测定吸光度，应符合规定（0.0005%）。

（8）重金属 取本品2.0g，缓缓炽灼至完全炭化，放冷，加硫酸0.5~1.0mL，使恰好润湿，低温加热至硫酸除尽，加硝酸0.5mL，蒸干，至氧化氮蒸气除尽后，放冷，在500~600℃炽灼使完全灰化，放冷，加盐酸2mL，置水浴上蒸干后加水15mL与稀醋酸2mL，加热溶解后，放冷，加醋酸盐缓冲液（pH3.5）2mL与水适量使成25mL，依法检查（通则0821第二法），含重金属不得过百万分之十。

（9）硬脂酸与棕榈酸相对含量 取本品0.1g，精密称定，置锥形瓶中，加14%三氟化硼甲醇溶液5mL，摇匀，加热回流10min使溶解，从冷凝管加正庚烷4mL，再回流10min，冷却后加饱和氯化钠溶液20mL，振摇，静置使分层，将正庚烷层通过无水硫酸钠干燥，作为供试品溶液。分别称取棕榈酸甲酯与硬脂酸甲酯对照品适量，加正庚烷溶解并稀释制成每1mL中分别约含15mg与10mg的溶液，作为对照品溶液。照气相色谱法（通则0521）试验，用聚乙二醇（或极性相近）为固定相的毛细管柱为色谱柱，起始温度70℃，维持2min，以每分钟5℃的速率升温至240℃，维持5min；进样口温度为220℃，检测器温度为260℃。取对照品溶液1μL注入气相色谱仪，棕榈酸甲酯峰与硬脂酸甲酯峰的分离度应大于3.0。精密量取供试品溶液1mL，置100mL量瓶中，用正庚烷稀释至刻度，摇匀，取1μL注入气相色谱仪，棕榈酸甲酯峰与硬脂酸甲酯峰应能检出。再取供试品溶液1μL注入气相色谱仪，记录色谱图，按下式面积归一化法计算硬脂酸镁中硬脂酸在脂肪酸中的百分含量。

$$硬脂酸百分含量(\%) = A/B \times 100\%$$

式中 A——供试品中硬脂酸甲酯的峰面积

B——供试品中所有脂肪酸酯的峰面积

硬脂酸相对含量不得低于40%，硬脂酸与棕榈酸相对含量的总和不得低于90%。

同法计算硬酯酸镁中棕榈酸在总脂肪酸中的百分含量。

4. 含量测定

取本品约0.2g，精密称定，加正丁醇-无水乙醇（1∶1）50mL，加浓氨溶液5mL与氨-氯化铵缓冲液（pH10.0）3mL，再精密加入乙二胺四醋酸二钠滴定液（0.05mol/L）25mL与铬黑T指示剂少许，混匀，于40~50℃水浴上加热至溶液澄清，用锌滴定液（0.05mol/L）滴定至溶液自蓝色转变为紫色，并将滴定的结果用空白试验校正。每1mL乙二胺四醋酸二钠滴定液（0.05mol/L）相当于1.215mg的Mg。

【检验原始记录与报告书】

原始记录见表1，检验报告书见表2。

表1　硬脂酸镁质量检验原始记录

温度（℃）：　　相对湿度（%）：　　编号：

<table>
<tr><td colspan="2">检品名称</td><td></td><td>检品规格</td><td></td></tr>
<tr><td colspan="2">生产厂家</td><td></td><td>生产批号</td><td></td></tr>
<tr><td colspan="2">包装</td><td></td><td>有效期</td><td></td></tr>
<tr><td colspan="2">检验数量</td><td></td><td>检验日期</td><td></td></tr>
<tr><td colspan="2">检验目的</td><td></td><td>检验项目</td><td></td></tr>
<tr><td colspan="2">检验依据</td><td colspan="3"></td></tr>
<tr><td colspan="5">检验过程</td></tr>
<tr><td colspan="2">性状</td><td colspan="3"></td></tr>
<tr><td rowspan="7">鉴别</td><td rowspan="3">气相色谱</td><td>检验结果</td><td colspan="2"></td></tr>
<tr><td>标准规定</td><td colspan="2"></td></tr>
<tr><td>检验结论</td><td colspan="2"></td></tr>
<tr><td rowspan="4">镁盐</td><td>实验现象①</td><td colspan="2"></td></tr>
<tr><td>实验现象②</td><td colspan="2"></td></tr>
<tr><td>标准规定</td><td colspan="2"></td></tr>
<tr><td>检验结论</td><td colspan="2"></td></tr>
<tr><td rowspan="3">检查</td><td rowspan="3">酸碱度</td><td>检验结果</td><td colspan="2"></td></tr>
<tr><td>标准规定</td><td colspan="2"></td></tr>
<tr><td>检验结论</td><td colspan="2"></td></tr>
</table>

续表

检查	氯化物	检验结果			
		标准规定			
		检验结论			
	硫酸盐	检验结果			
		标准规定			
		检验结论			
	干燥失重	恒温干燥箱型号		分析天平型号	
		干燥温度/℃		干燥剂类型	
		编号	1		2
		干燥至恒重称量瓶重/g			
		供试品+恒重后称量瓶重/g			
		恒重后供试品+称量瓶重/g			
		干燥失重/%			
		平均值/%			
		标准规定			
		检验结论			
	铁盐	高温电阻炉型号		炽灼温度/℃	
		检验结果			
		标准规定			
		检验结论			
	镉盐	原子吸收分光光度仪型号			
		高压消解罐型号		测定波长/nm	
		供试品吸光度		对照品吸光度	
		含量计算公式			
		检验结果			
		标准规定			
		检验结论			
	镍盐	原子吸收分光光度仪型号			
		高压消解罐型号		测定波长/nm	
		供试品吸光度		对照品吸光度	
		含量计算公式			
		检验结果			
		标准规定			
		检验结论			

续表

	重金属	高温电阻炉型号		炽灼温度/℃	
		检验结果			
		标准规定			
		检验结论			
	硬脂酸与棕榈酸相对含量	气相色谱仪型号		色谱柱	
		进样口温度/℃		色谱柱温度/℃	
		检测器温度/℃		进样量/μL	
		流速/(mL/min)		分离度	
		硬脂酸百分含量计算公式			
		棕榈酸百分含量计算公式			
		检验结果			
		标准规定			
		检验结论			
含量测定		分析天平型号		水浴锅型号	
		滴定度/(mg/mL)		校正因子	
		编号	1		2
		供试品取样量/g			
		滴定液消耗体积/mL			
		空白消耗滴定液体积/mL			
		含量计算公式			
		含量/%			
		平均值/%			
		标准规定			
		检验结论			

检验人：　　　　　　　　　　　　　　　　复核人：

年　月　日　　　　　　　　　　　　　　　年　月　日

表 2　　硬脂酸镁质量检验报告书

检验项目		标准规定	检验结果
性状			
鉴别	气相色谱		
	镁盐反应①		
	镁盐反应②		

续表

<table>
<tr><th colspan="2">检验项目</th><th>标准规定</th><th>检验结果</th></tr>
<tr><td rowspan="9">检查</td><td>酸碱度</td><td></td><td></td></tr>
<tr><td>氯化物</td><td></td><td></td></tr>
<tr><td>硫酸盐</td><td></td><td></td></tr>
<tr><td>干燥失重</td><td></td><td></td></tr>
<tr><td>铁盐</td><td></td><td></td></tr>
<tr><td>镉盐</td><td></td><td></td></tr>
<tr><td>镍盐</td><td></td><td></td></tr>
<tr><td>重金属</td><td></td><td></td></tr>
<tr><td>硬脂酸与棕榈酸
相对含量</td><td></td><td></td></tr>
<tr><td colspan="2">含量测定</td><td></td><td></td></tr>
<tr><td colspan="4">检验结论：</td></tr>
<tr><td colspan="2">检验人：
年　月　日</td><td>复核人：
年　月　日</td><td>负责人：
年　月　日</td></tr>
</table>

【实训注意】

1. 原子吸收分光光度计点火前应打开排风扇，仪器排液管的水封中应注满水。

2. 原子吸收分光光度计点火前先通助燃气，再通燃料气，熄火时先关燃料气，后关助燃气。

3. 气相色谱仪在打开空气及氢气发生器点火时，是否点着火可用玻璃片放在气化室出口处，检视玻璃片上是否有水蒸气，也可观察检测器是否有响应值。如点不着火，说明空气流量过大或氢气流量太小，调节流量再点火；还有一种可能是检测器污染，应清洗后，再点火。

4. 气相色谱仪检测器温度不能低于进样口温度，否则会污染检测器。分析完毕，在关闭电源前多通一段时间载气，将柱子及检测器中残留物冲洗干净。

【实训思考】

1. 硬脂酸镁作为赋形剂常对哪些分析方法产生影响？应如何消除影响？

2. 硬脂酸镁的检查项目有哪些？

【实训评价】

硬脂酸镁质量检验技能考核评价见表3。

表 3　　　　　　　　硬脂酸镁质量检验技能考核评价

序号	实训步骤	实训内容	技术要求	分值	得分
1	制订工作方案	检验依据的确定	会查阅并确定硬脂酸镁的检验依据	5	
2	准备工作	预处理	仪器干燥,培养基配制与灭菌	5	
3	实训过程	性状	利用感官进行正确判断	4	
		气相色谱	仪器操作规范,正确分析色谱图	4	
		镁盐反应①、②	依次正确加入试剂,操作规范	4	
		酸碱度	规范操作,正确判断滴定终点	4	
		氯化物	平行依次加入试剂,正确进行比色	4	
		硫酸盐	平行依次加入试剂,正确进行比色	4	
		干燥失重	称量迅速且准确,操作规范	4	
		铁盐	平行依次加入试剂,正确进行比色	4	
		镉盐	仪器操作规范,正确计算含量	4	
		镍盐	仪器操作规范,正确计算含量	4	
		重金属	操作流程规范正确,称量准确	4	
		硬脂酸与棕榈酸相对含量	正确配制供试品溶液,气相色谱仪操作规范,含量计算正确	8	
		含量测定	配位滴定操作规范,准确判断终点	8	
4	检验结果	测定结果	平行测定偏差是否合格	5	
			结果准确度是否符合要求	10	
5	文明操作	仪器复原	已复原	3	
		清理台面	整理	2	
		检验原始记录	填写规范完整	10	
总分				100	

任务三　医药中间体的质量检验

一、医药中间体概述

医药中间体是药品生产工艺步骤中产生的,在没有成为最终产品之前处于加工过程中的产品。例如用于生产对乙酰氨基酚的对氨基苯酚、用于生产青霉素类及头孢菌素类的关键中间体6-APA(6-氨基青霉烷酸)、7-ACA(7-氨基头孢烷酸)、7-ADCA(7-氨基去氨酰氧基头孢烷酸),各种头孢菌素侧链以及用于喹诺酮类药品生产的哌嗪及其衍生物等。医药中间体的质量很大程度上决定了最终产品的质量。

中间体质量标准是企业内部控制药品质量的标准,它是生产企业根据本企业的实际,制订的高于或等于法定标准的产品质量标准,是企业组织生产、判别产品能否出厂的合格品标准,对外是保密的。

二、医药中间体的检验

一般原料药医药中间体应检查性状、干燥失重、特殊杂质、含量测定等;药用辅料应检查特性指标等;片剂应检查性状、重量差异、硬度、溶出度或崩解时限、含量测定等;注射剂应检查性状、pH、可见异物、装量差异、装量或最低装量、含量测定等;颗粒剂应检查性状、粒度、溶出度、含量测定等;胶囊剂应检查性状、重量差异、溶出度或崩解时限、含量测定等。如对氨基苯酚在医药工业上用于合成扑热息痛、安妥明等,某制药公司的对氨基苯酚质量要求如表9-1所示。

表9-1　某制药公司的对氨基苯酚质量要求

项目		指标		
		优等品	一等品	合格品
外观		米白色至浅棕色结晶(贮存时允许颜色变深)		
氨基值(质量分数)/%	≥	97.00	96.50	96.00
对氨基苯酚纯度(HPLC)/%	≥	98.00	98.00	97.00
有机杂质(HPLC)/%	≤	1.20	1.20	1.50
干燥失重/%	≤	0.50	0.70	1.00
铁含量/(mg/kg)	≤	50	150	200
灰分(质量分数)/%	≤	1.5	2.0	3.0
熔距/℃		183~190.2	—	

项目九任务三　测试题

实训 33 葡萄糖注射液中间体的质量检验

【实训目的】

1. 掌握葡萄糖注射液中间体的质量检测方法。
2. 掌握酸度计、紫外-可见分光光度计和旋光仪的使用方法。
3. 能进行结果的判断与分析,能规范填写检验记录与报告书。

【实训导入】

葡萄糖注射液为葡萄糖或无水葡萄糖的灭菌水溶液。

【实训描述】

通过查阅《中国药典》(2020 年版)第二部葡萄糖注射液的质量标准、第四部通则 0102 注射剂、通则 0631 pH 测定法、通则 0401 紫外-可见分光光度法、通则 0942 最低装量检查法、通则 0904 可见异物检查法和通则 0621 旋光度测定法,制订检验流程并实施,评价葡萄糖注射液中间体的质量是否符合要求。

【质量要求】

《中国药典》(2020 年版)规定葡萄糖注射液 pH 应为 4.0~4.3;5-羟甲基糠醛在 284nm 的波长处测定的吸光度不得大于 0.32;装量均不得少于其标示量;可见异物检查应符合规定;含葡萄糖($C_6H_{12}O_6 \cdot H_2O$)应为标示量的 95.0%~105.0%。

【实训准备】

药品和仪器:葡萄糖注射液(250mL∶25g)、饱和氯化钾溶液、氨试液、容量瓶、胶头滴管、移液管、干燥注射器及注射针头、量入式量筒、澄明度检测仪、紫外-可见分光光度计、酸度计和旋光仪等。

【实训实施】

1. 性状

本品为无色或几乎无色的澄明液体。

2. 检查

(1)pH 取本品或本品适量,用水稀释制成含葡萄糖为 5%的溶液,每 100mL 加饱和氯化钾溶液 0.3mL,用酸度计依法检查(通则 0631),pH 应为 4.0~4.3。

(2)5-羟甲基糠醛 精密量取本品适量(约相当于葡萄糖 1.0g),置 100mL 量瓶中,用水稀释至刻度,摇匀,照紫外-可见分光光度法(通则 0401),在 284nm 的波长处测定吸光度,吸光度不得大于 0.32。

(3)装量 取本品 3 瓶,照最低装量检查法(通则 0942)检查,装量应全部在 505~510mL。

(4)可见异物 取本品 20 瓶,除去容器标签,擦净容器外壁,在光照度为 1000~1500lx 下,按“直、横、倒”三步法分别在黑色和白色背景下目视检查;重复观察，总检查时限为 20s，均不得检出明显可见异物。如检出可见异物的供试品仅有 1 瓶，应另取 20 支同法复试，均不得检出。

3. 含量测定

精密量取本品适量（约相当于葡萄糖 10g），置 100mL 量瓶中，加氨试液 0.2mL（10%或 10%以下规格的本品可直接取样测定），用水稀释至刻度，摇匀，静置 10min，在 25℃时，依法测定旋光度（通则 0621），与 2.0852 相乘，即得供试量中含有 $C_6H_{12}O_6 \cdot H_2O$ 的重量（g）。

【检验原始记录与报告书】

原始记录见表 1，报告书见表 2。

表 1　　葡萄糖注射液中间体的质量检验原始记录

温度（℃）：　　相对湿度（%）：　　编号：

<table>
<tr><td colspan="2">检品名称</td><td colspan="2"></td><td>检品规格</td><td></td></tr>
<tr><td colspan="2">生产厂家</td><td colspan="2"></td><td>生产批号</td><td></td></tr>
<tr><td colspan="2">包装</td><td colspan="2"></td><td>有效期</td><td></td></tr>
<tr><td colspan="2">检验数量</td><td colspan="2"></td><td>检验日期</td><td></td></tr>
<tr><td colspan="2">检验目的</td><td colspan="2"></td><td>检验项目</td><td></td></tr>
<tr><td colspan="2">检验依据</td><td colspan="4"></td></tr>
<tr><td colspan="6">检验过程</td></tr>
<tr><td colspan="2">性状</td><td colspan="4"></td></tr>
<tr><td rowspan="15">检查</td><td rowspan="4">pH</td><td>酸度计型号</td><td></td><td>校正用缓冲溶液</td><td></td></tr>
<tr><td>检验结果</td><td colspan="3"></td></tr>
<tr><td>标准规定</td><td colspan="3"></td></tr>
<tr><td>检验结论</td><td colspan="3"></td></tr>
<tr><td rowspan="4">5-羟甲基糠醛</td><td>紫外-可见分光光度计型号</td><td></td><td>测定波长/nm</td><td></td></tr>
<tr><td>检验结果</td><td colspan="3"></td></tr>
<tr><td>标准规定</td><td colspan="3"></td></tr>
<tr><td>检验结论</td><td colspan="3"></td></tr>
<tr><td rowspan="3">装量</td><td>检验结果</td><td colspan="3"></td></tr>
<tr><td>标准规定</td><td colspan="3"></td></tr>
<tr><td>检验结论</td><td colspan="3"></td></tr>
<tr><td rowspan="4">可见异物</td><td>澄明度检测仪型号</td><td></td><td>光照度/lx</td><td></td></tr>
<tr><td>检验结果</td><td colspan="3"></td></tr>
<tr><td>标准规定</td><td colspan="3"></td></tr>
<tr><td>检验结论</td><td colspan="3"></td></tr>
</table>

续表

含量测定	旋光计型号		温度/℃	
	编号	1	2	
	供试品取样量/g			
	旋光度			
	供试品中 $C_6H_{12}O_6 \cdot H_2O$ 的量/g			
	含量/%			
	平均值/%			
	标准规定			
	检验结论			

检验人：　　　　　　　　　　　　　　　　　复核人：

年　月　日　　　　　　　　　　　　　　　　年　月　日

表 2　　葡萄糖注射液中间体的质量检验报告书

检验项目		标准规定	检验结果
性状			
检查	pH		
	5-羟甲基糠醛		
	装量		
	可见异物		
含量测定			

检验结论：

检验人：　　　　　　　　复核人：　　　　　　　　负责人：

年　月　日　　　　　　年　月　日　　　　　　年　月　日

【实训注意】

1. 测定葡萄糖注射液中间体旋光度时，需要将溶液调节至(25±0.5)℃，进行测定。

2. 钠光灯开启至少 20min 后，发光才能稳定，读数应在发光稳定后进行。

3. 测定结束后需将旋光管洗净晾干，不能将盛有供试品的测试管长时间置于仪器的样品室内，仪器停用时样品室可放置硅胶用来吸潮。

【实训思考】

1. 葡萄糖注射液中间体为什么要检查 5-羟甲基糠醛？

2. 可见异物检查时，为什么要分别在黑、白背景下检查？

【实训评价】

考核评价见表 3。

表 3　　葡萄糖注射液中间体的质量检验技能考核评价

序号	实训步骤	实训内容	技术要求	分值	得分
1	制订工作方案	检验依据的确定	会查阅并确定葡萄糖注射液中间体的质量检验依据	5	
2	准备工作	供试品的预处理	仪器的校正、预热等	10	
3	质量检查	性状	利用感官进行正确判断	5	
		pH	仪器经校正后,测定操作规范	5	
		5-羟甲基糠醛	仪器预热后操作,规范进行测定	10	
		装量	操作规范,准确进行读数	5	
		可见异物	操作规范,正确进行判断	5	
		含量测定	正确配制供试品,仪器操作规范	10	
4	检验结果	测定结果	平行测定偏差是否合格	10	
			结果准确度是否符合要求	15	
5	文明操作	仪器复原	已复原	3	
		清理台面	整理	2	
		检验原始记录	填写规范完整	15	
总分				100	

学习小结

1. 原料药的质量检验

(1)原料药是生产各类制剂的原料药物,是制剂中的有效成分,由化学合成、植物提取或者生物技术所制备的各种用来作为药用的粉末、结晶、浸膏等,但患者无法直接服用的物质。

(2)化学合成原料药的检验包括性状、鉴别、检查和含量测定。

2. 药用辅料的质量检验

(1)药用辅料是指在制剂处方设计时,为解决制剂的成型性、有效性、稳定性、安全性加入处方中除主药以外的药用物料的统称。

(2)药用辅料的质量标准收载于《中国药典》(2020 年版)第四部中,包括性状、鉴别、检查和含量测定。

3. 医药中间体的质量检验

(1)医药中间体是药品生产工艺步骤中产生的,在没有成为最终产品之前处于加工过程中的产品。

（2）一般原料药医药中间体应检查性状、干燥失重、特殊杂质、含量测定等；药用辅料应检查特性指标等；片剂应检查性状、重量差异、硬度、溶出度或崩解时限、含量测定等；注射剂应检查性状、pH、可见异物、装量差异、装量或最低装量、含量测定等；颗粒剂应检查性状、粒度、溶出度、含量测定等；胶囊剂应检查性状、重量差异、溶出度或崩解时限、含量测定等。

项目十　药物制剂的质量检验

学习目标

●知识目标

1. 掌握片剂、注射剂的检测步骤和其常见辅料的干扰及排除方法。
2. 熟悉胶囊剂、颗粒剂的质量检验。
3. 了解软膏剂、滴眼剂、口服制剂的质量检验。

●能力目标

1. 能结合具体药品质量标准,完成制剂的质量检验。
2. 能根据实验所得现象、数据进行结果判定并填写检验记录。

案例导入

从原料药制成制剂,要经过一定的生产工艺,加入一定的附加成分,如赋形剂、稀释剂、稳定剂、抗氧剂、防腐剂和着色剂等,由于有这些附加成分的存在,会对主药分析产生影响,因此药物制剂的质量检验也是保障用药安全、有效的重要环节。

以阿司匹林为例,阿司匹林原料药采用直接滴定法测定含量,而阿司匹林片和阿司匹林肠溶片《中国药典》(2010 年版)开始采用高效液相色谱法。原因是阿司匹林片剂中加入了附加成分酒石酸或柠檬酸,且制剂生产过程中也可能有酸性水解产物(水杨酸、醋酸)产生,为了准确测定其含量,有效排除制剂中附加成分的干扰,采用了专属性强的高效液相色谱法测定其含量。

问题:药物制剂的质量检验与原料药的质量检验有何不同?

任务一　片剂的质量检验

一、片剂的质量检验步骤

片剂系指原料药物与适宜的辅料混合,通过制剂技术压制而成的圆形或异形的片状固体制剂。片剂以口服普通片剂为主,也有含片、舌下片、口腔贴片、咀嚼片、分散片、可溶片、泡腾片、阴道片、阴道泡腾片、缓释片、控释片、肠溶片与口崩片。片剂的质量检验步骤为:供试品→外观性状检查→鉴别试验→杂质检查、常规检查→含量测定。

《中国药典》(2020年版)规定的片剂的常规检查包括:重量差异或含量均匀度检查;崩解时限或溶出度检查;发泡量检查;分散均匀性检查;微生物限度检查。

对片剂的质量要求除外观应完整光洁、色泽均匀,有适宜的硬度和耐磨性,以及药典品种项下规定的检验项目外,还应检查"重量差异"和"崩解时限"。此外,阴道片应检查"融变时限",阴道泡腾片应检查"发泡量",分散片应检查"分散均匀性",以动物、植物、矿物来源的非单体成分制成的片剂,生物制品片剂以及黏膜或皮肤炎症或腔道等局部用片剂(如口腔贴片、外用可溶片、阴道片、阴道泡腾片等)应照非无菌产品检查"微生物限度"。非包衣片,除另有规定外,应符合片剂脆碎度检查法的要求。

二、片剂中常见辅料的干扰及排除方法

片剂中除主药外,常用的附加剂有淀粉、糊精、蔗糖、乳糖、硫酸钙、硬脂酸镁、羧甲基纤维素和滑石粉等。这些附加剂的存在可能会对主药的含量测定方法产生干扰,当附加剂无干扰时,可采用与原料药相同的方法测定药物制剂。当附加剂对测定有干扰时,应根据主药、辅料的理化性质,采用适当的方法排除辅料干扰。

1. 糖类的干扰及排除

片剂中常含有淀粉、糊精、蔗糖、乳糖等,它们的水解产物最终均为葡萄糖。如淀粉水解后依次产生糊精、麦芽糖及葡萄糖,蔗糖水解为果糖和葡萄糖等。因葡萄糖是醛糖,具有还原性,可被氧化,所以用氧化还原法测定主药的含量时,会对测定产生干扰。排除干扰的措施为使用氧化电位稍低的氧化剂,避免使用氧化还原性强的滴定剂。如硫酸亚铁的含量测定用高锰酸钾滴定法,而硫酸亚铁片用硫酸铈滴定法。

2. 硬脂酸镁的干扰及排除

硬脂酸镁为片剂润滑剂,可干扰配位滴定法或非水滴定法。

(1)碱性溶液中(pH>9.7),硬脂酸镁中的Mg^{2+}可与EDTA-2Na反应,从而使含量偏高。消除干扰的措施:①加掩蔽剂,常用的掩蔽剂有草酸、硼酸和酒石酸等,其中以酒石酸最佳,在pH 6~7.5条件下,酒石酸可与Mg^{2+}形成稳定的配位化合物而将其掩蔽。②选择合适的pH,如pH<9时,Mg^{2+}不再与EDTA-2Na反应;pH>12,Mg^{2+}水解形成$Mg(OH)_2$沉淀。

(2)在非水滴定法中,硬脂酸根离子可与高氯酸反应,干扰非水碱量法。消除干扰的措施:①加掩蔽剂。常用的掩蔽剂有草酸和酒石酸等。这些有机酸与硬脂酸镁反应,生成在冰醋酸和醋酐中难溶的酒石酸镁沉淀,同时产生的硬脂酸不再干扰含量测定。②提取分离。若药物是脂溶性的,可先采用适当的有机溶剂提取出药物再测定含量。如硫酸奎宁原料药及片剂都采用非水滴定法,但硫酸奎宁片先用0.1mol/L氢氧化钠溶液碱化,用氯仿提取药物后,再用高氯酸滴定液滴定。③采用紫外-可见分光光度法测定药物。因硬脂酸镁无紫外吸收,故

不干扰测定。

3. 滑石粉的干扰及排除

片剂中的滑石粉在水中不易溶解，使溶液浑浊，干扰紫外-可见分光光度法、旋光法、比色法及比浊法等方法的测定。消除干扰的措施：①过滤。若药物是水溶性的，制成水溶液后，通过过滤滤去滑石粉可消除干扰。②提取分离。若药物是脂溶性的，可先采用适当的有机溶剂提取出药物，然后再测定其含量。

项目十任务一　测试题

实训 34　对乙酰氨基酚片的质量检验

【实训目的】

1. 掌握《中国药典》的查阅及标准解读。

2. 掌握红外分光光度计、紫外-可见分光光度计、高效液相色谱仪、溶出度仪、容量分析法。

3. 能进行结果的判断与分析，能规范填写检验记录与报告书。

4. 能独立完成对乙酰氨基酚片的相关质量检验。

【实训导入】

对乙酰氨基酚片，为解热镇痛、非甾体抗炎药。用于普通感冒或流行性感冒引起的发热，也可用于缓解轻至中度疼痛如头痛、关节痛、偏头痛、牙痛、肌肉痛、神经痛、痛经。对乙酰氨基酚结构中具有酚羟基和乙酰氨基，在一定条件下，对乙酰氨基酚可水解成对氨基酚和醋酸。

【实训描述】

通过查阅《中国药典》(2020 年版)第二部对乙酰氨基酚片的质量标准和第四部通则 0401 紫外-可见分光光度法、通则 0402 红外分光光度法、通则 0512 高效液相色谱法、通则 0931 溶出度与释放度测定法、通则 1105 微生物计数法、通则 1106 控制菌检查法及通则 1107 非无菌药品微生物限度标准，制订检验流程并实施，评价该药品的质量是否符合要求。

【质量要求】

《中国药典》(2020 年版)规定对乙酰氨基酚片的化学鉴别符合规定；红外吸收图谱应与对照的图谱(光谱集 131 图)一致；含对氨基酚不得超过对乙酰氨基酚标示量的 0.1%；溶出度限度为标示量的 80%；重量差异和微生物限度应符合规定；含

对乙酰氨基酚($C_8H_9NO_2$)应为标示量的95.0%~105.0%。

【实训准备】

药品和仪器:对乙酰氨基酚片、对乙酰氨基酚对照品、对氨基酚对照品、稀盐酸、三氯化铁、亚硝酸钠试液、碱性β-萘酚试液、丙酮、甲醇、乙醇、0.4%氢氧化钠溶液、红外分光光度计、高效液相色谱仪、溶出度仪、紫外-可见分光光度计、电子天平、容量瓶、移液管、试管、研钵、镊子、量筒、水浴锅、漏斗、滤纸。

【实训实施】

1. 性状

本品为白色片,薄膜衣或明胶包衣片,除去包衣后显白色。

2. 鉴别

(1)化学鉴别法　取本品的细粉适量(约相当于对乙酰氨基酚0.5g),用乙醇20mL分次研磨使对乙酰氨基酚溶解,滤过,合并滤液,蒸干,残渣照对乙酰氨基酚项下的鉴别①、②项试验,显相同的反应。

①本品的水溶液加三氯化铁试液,即显蓝紫色。

②取本品约0.1g,加稀盐酸5mL,置水浴中加热40min,放冷;取0.5mL,滴加亚硝酸钠试液5滴,摇匀,用水3mL稀释后,加碱性β-萘酚试液2mL,振摇,即显红色。

(2)红外分光光度法　取本品细粉适量(约相当于对乙酰氨基酚100 mg),加丙酮10mL,研磨溶解,滤过,滤液水浴蒸干,残渣经减压干燥,依法测定。本品的红外光吸收图谱应与对照的图谱(光谱集131图)一致。

3. 检查

(1)对氨基酚　照高效液相色谱法(通则0521)测定。临用新制。取本品细粉适量(约相当于对乙酰氨基酚0.2g),精密称定,置10mL量瓶中,加溶剂[甲醇-水(4∶6)]适量,振摇使对乙酰氨基酚溶解,加溶剂稀释至刻度,摇匀,滤过,取续滤液作为供试品溶液。另取对氨基酚对照品与对乙酰氨基酚对照品各适量,精密称定,加上述溶剂制成每1mL中各约含20μg混合物的溶液,作为对照品溶液。照高效液相色谱法试验。用辛烷基硅烷键合硅胶为填充剂;以磷酸盐缓冲液(取磷酸氢二钠8.95g,磷酸二氢钠3.9g,加水溶解至1000mL,加10%四丁基氢氧化铵溶液12mL)-甲醇(90:10)为流动相;检测波长为245nm;柱温为40℃;理论板数按对乙酰氨基酚峰计算不低于2000,对氨基酚峰与对乙酰氨基酚峰的分离度应符合要求。精密量取供试品溶液与对照品溶液各20μL,分别注入液相色谱仪,记录色谱图。供试品溶液色谱图中如有与对照品溶液中对氨基酚保留时间一致的色谱峰,按外标法以峰面积计算,含对氨基酚不得超过对乙酰氨基酚标示量的0.1%。

(2)溶出度　取本品,照溶出度与释放度测定法(通则0931第一法),以稀盐酸24mL加水至1000mL为溶出介质,转速为100r/min,依法操作,经30min时,取溶液滤过,精密量取续滤液适量,用0.04%氢氧化钠溶液稀释成每1mL中含对乙酰氨基酚5~10μg的溶液,照紫外-可见分光光度法(通则0401),在257nm的波长处测定吸光度，按 $C_8H_9NO_2$ 的吸收系数（$E_{1cm}^{1\%}$）为 715 计算每片的溶出量。限度为标示量的 80%，应符合规定。

（3）重量差异　取药片 20 片，精密称定总重量，求得平均片重后，再分别精密称定各片的重量，每片重量与平均片重相比较，应符合规定。

（4）微生物限度　照微生物限度检查法（通则 1105、1106、1107）检查，需氧菌总数不超过 10^3CFU/g，霉菌和酵母菌总数不超过 10^2CFU/g，不得检出大肠埃希菌。

4. 含量测定

取本品 20 片，精密称定，研细，精密称取适量（约相当于对乙酰氨基酚 40mg），置 250mL 量瓶中，加 0.4%氢氧化钠溶液 50mL 与水 50mL，振摇 15min，用水稀释至刻度，摇匀，滤过，精密量取续滤液 5mL，置 100mL 量瓶中，加 0.4%氢氧化钠溶液 10mL，加水至刻度，摇匀，照紫外-可见分光光度法（通则 0401），在 257nm 的波长处测定吸光度，按 $C_8H_9NO_2$ 的吸收系数（$E_{1cm}^{1\%}$）为 715 计算，即得。本品含对乙酰氨基酚（$C_8H_9NO_2$）应为标示量的 95.0%～105.0%。

【检验原始记录与检验报告书】

原始记录见表 1，检验报告书见表 2。

表 1　对乙酰氨基酚片质量检验原始记录

温度（℃）：　　　　相对湿度（%）：　　　　编号：

<table>
<tr><td colspan="2">检品名称</td><td colspan="2"></td><td>检品规格</td><td></td></tr>
<tr><td colspan="2">生产厂家</td><td colspan="2"></td><td>生产批号</td><td></td></tr>
<tr><td colspan="2">包装</td><td colspan="2"></td><td>有效期</td><td></td></tr>
<tr><td colspan="2">检验数量</td><td colspan="2"></td><td>检验日期</td><td></td></tr>
<tr><td colspan="2">检验目的</td><td colspan="2"></td><td>检验项目</td><td></td></tr>
<tr><td colspan="2">检验依据</td><td colspan="4"></td></tr>
<tr><td colspan="6">检验过程</td></tr>
<tr><td colspan="2">性状</td><td colspan="4"></td></tr>
<tr><td rowspan="9">鉴别</td><td rowspan="4">化学鉴别</td><td>实验现象①</td><td colspan="3"></td></tr>
<tr><td>实验现象②</td><td colspan="3"></td></tr>
<tr><td>标准规定</td><td colspan="3"></td></tr>
<tr><td>检验结论</td><td colspan="3"></td></tr>
<tr><td rowspan="5">红外光谱法</td><td>红外分光光度计型号</td><td></td><td>水浴锅型号</td><td></td></tr>
<tr><td>恒温干燥箱型号</td><td></td><td>制样方法</td><td></td></tr>
<tr><td>检验结果</td><td colspan="3"></td></tr>
<tr><td>标准规定</td><td colspan="3"></td></tr>
<tr><td>检验结论</td><td colspan="3"></td></tr>
</table>

续表

检查	对氨基酚	高效液相色谱型号				色谱柱					
		柱温/℃				检测波长/nm					
		流动相				流速/(mL/min)					
		理论板数				分离度 *R*					
		检验结果									
		标准规定									
		检验结论									
检查	溶出度	仪器型号				转速/(r/min)					
		溶出介质名称				溶出介质用量					
		取样时间				供试溶液的稀释倍数					
		序号	1	2	3	4	5	6			
		吸光度									
		溶出量									
		平均溶出量									
		检验结果									
		标准规定									
	重量差异	检验结论									
		20片总重量				平均片重					
		序号	1	2	3	4	5	6	7	8	9	10
		质量/g										
		序号	11	12	13	14	15	16	17	18	19	20
		质量/g										
		限度范围										
		检验结果										
		标准规定										
	微生物限度	检验结论										
		洁净工作台型号				高压灭菌锅型号					
		恒温培养箱型号				培养基					
		培养温度/℃				培养时间					
		检验结果									
		标准规定									
		检验结论									

续表

含量测定	序号	1	2
	供试品质量/g		
	吸光度 A		
	计算公式		
	含量/%		
	平均含量/%		
	检验结果		
	标准规定		
	检验结论		

检验人：　　　　　　　　　　　　　　　　　　复核人：

年　月　日　　　　　　　　　　　　　　　　　年　月　日

表 2　　　　对乙酰氨基酚片质量检验报告书

检验项目		标准规定	检验结果
性状			
鉴别	化学鉴别		
	红外鉴别		
检查	对氨基酚		
	溶出度		
	重量差异		
	微生物限度		
含量测定			

检验结论：

检验人：　　　　　　　复核人：　　　　　　　负责人：

年　月　日　　　　　　年　月　日　　　　　　年　月　日

【实训注意】

1. 对乙酰氨基酚片中含有辅料，测定分析前应进行过滤操作，过滤时所用仪器及材料均需干燥。初滤时应弃去初滤液，量取续滤液进行分析，使浓度保持一致，保证结果的准确性。

2. 溶出度试验时,应在规定的取样时间(1min)内完成6杯内的取样。

3. 溶出介质必须脱气处理。

4. 含量测定至少需平行操作2份,取标示量百分数的均值进行判定。

【实训思考】

1. 溶出度的测定主要针对哪些制剂?溶出度测定前需要做好哪些准备工作?

2. 在紫外-可见分光光度法中,吸光度应控制在什么范围内可减少测定误差?

【实训评价】

对乙酰氨基酚片质量检验技能考核评价见表3。

表3　对乙酰氨基酚片质量检验技能考核评价

序号	实训步骤	实训内容	技术要求	分值	得分
1	制订工作方案	检验依据的确定	会查阅并确定药品质量检验依据	5	
2	准备工作	仪器试剂准备	正确选用和清洗仪器,试剂的配制方法正确	5	
3	质量检验(全检)	性状	片剂性状观察判定方法正确	5	
		鉴别	化学鉴别和红外光谱鉴别操作正确	10	
		检查	对氨基酚、溶出度、重量差异、微生物限度检查操作规范,结果判定正确	25	
		含量测定	容量瓶、移液管、紫外-可见分光光度计操作规范	10	
4	检验结果	测定结果	平行测定偏差是否符合要求	10	
			准确度是否符合要求	10	
5	文明操作	仪器复原	已复原	3	
		清理台面	整理	2	
		检验原始记录	填写规范完整	15	
总分				100	

任务二　注射剂的质量检验

一、注射剂的质量检验步骤

注射剂系指药物与适宜的溶剂或分散介质制成的供注入体内的溶液、乳状液或混悬液及供临用前配制或稀释成溶液或混悬液的粉末或浓溶液的无菌制剂。

注射剂可分为注射液、注射用无菌粉末与注射用浓溶液等。注射剂的质量检验步骤为：供试品 → 外观性状检查 → 鉴别试验 → pH检查和杂质检查 → 常规检查 → 含量测定。

注射剂除应按药典品种项下规定的检验项目外，还应检查"装量"或"装量差异""可见异物""无菌"。静脉输液及椎管注射用注射液应加查"渗透压摩尔浓度"；静脉注射、静脉滴注、鞘内注射、椎管内注射的溶液型注射液、注射用无菌粉末及注射用浓溶液应加查"不溶性微粒"；静脉注射剂应加查"细菌内毒素"或"热原"；中药注射剂应加查"中药注射剂有关物质"和"重金属及有害元素残留量"。中药注射剂的有关物质检查，一般应包括蛋白质、鞣质、树脂等，静脉注射液还应检查草酸盐、钾离子等。

混悬型注射液，除另有规定外，药物粒度应控制在15μm以下，含15~20μm（间有个别20~50μm）者，不应超过10%，若有可见沉淀，振摇时应容易分散均匀；乳状液型注射液不得有相分离现象；静脉用乳状液型注射液分散相球粒的粒度90%应在1μm以下，并不得有大于5μm的乳滴。

二、注射剂中常见辅料的干扰及排除方法

注射剂中常加入一些附加成分，如有时加入助溶剂防止药物结晶析出，用适当的盐调节等渗，必要时加入抗氧剂、抑菌剂、止痛剂等。这些附加成分可对含量测定产生干扰，应设法消除。

1. 抗氧剂的干扰及排除

注射剂中常加的抗氧剂有亚硫酸钠、亚硫酸氢钠、焦亚硫酸钠、硫代硫酸钠和维生素C等，抗氧剂均为还原性物质，它们会干扰氧化还原滴定。消除干扰的措施如下。

（1）加入掩蔽剂　常用的掩蔽剂有甲醛与丙酮，该掩蔽剂可与抗氧剂发生加成反应而排除其干扰。如采用碘量法测定维生素C注射液含量时，因注射液中有亚硫酸氢钠抗氧剂，对测定有干扰，需加入丙酮作掩蔽剂，消除其对碘量法的干扰。

（2）加酸、加热使抗氧剂分解　注射液中如有亚硫酸钠、亚硫酸氢钠、焦亚硫酸钠、硫代硫酸钠等抗氧剂存在，可加入酸并加热，使之分解为二氧化硫逸出。如用亚硝酸钠测定盐酸普鲁卡因胺注射液的含量时，其中的抗氧剂亚硫酸氢钠或焦亚硫酸钠也消耗亚硝酸钠滴定液而产生干扰，采用加入盐酸并迅速加热煮沸的方法可使抗氧剂分解从而消除其干扰。

(3)加入弱氧化剂　注射液中的亚硫酸钠、亚硫酸氢钠抗氧剂可被一些弱氧化剂氧化,常用的弱氧化剂有过氧化氢、硝酸,但使用本法必须注意加入的弱抗氧剂不能氧化待测组分,也不能消耗滴定液。

(4)选择适当测定波长　注射液中当使用维生素 C 作抗氧剂时,对测定主药有干扰,选择一个合适的波长测定,在此波长处维生素 C 没有吸收。

2. 溶剂水的干扰及排除

注射剂一般以水作溶剂,当用非水溶液滴定法测定主药时,溶剂水会对测定产生干扰,消除干扰的措施有:

(1)加热除去溶剂水　如果主药对热稳定,可在水浴上加热蒸发或在 105℃干燥,除去溶剂水后再测定,如乳酸钠注射液的含量测定。

(2)有机溶剂提取　如果主药遇热易分解,可在适当的 pH 下,用有机溶剂提取后再测定。

3. 溶剂油的干扰及排除

对于脂溶性药物,其注射液必须做成油溶液,同时,油溶液进行肌肉注射时,可以延长作用时间。注射用的植物油,我国多采用麻油或茶油。植物油中往往含有甾醇和三萜类物质,它们可能对主药含量测定有干扰。消除干扰的措施如下。

(1)用合适的溶剂稀释　对某些主药含量较高,而测定方法取样量较少的制剂,可经溶剂稀释后,使油溶液的干扰影响较小。

(2)溶剂提取　用合适的溶剂提取分离后,再进行测定。

项目十任务二　测试题

实训 35　甲硝唑氯化钠注射液的质量检验

【实训目的】

1. 掌握《中国药典》的查阅及标准解读。

2. 掌握高效液相色谱法操作方法。

3. 掌握高效液相色谱法在鉴别、检查、药物含量测定中的应用;外标法计算药物含量的方法及结果判定。

4. 能独立完成甲硝唑氯化钠注射液的相关质量检验。

【实训导入】

甲硝唑氯化钠注射液为抗菌药,用于厌氧菌感染的治疗。

【实训描述】

通过查阅《中国药典》(2020 年版)第二部甲硝唑氯化钠注射液的质量标准和第四部通则 0401 紫外-可见分光光度法、通则 0512 高效液相色谱法、通则 0301 一般鉴别试验、通则 0631pH 测定法、通则 0513 离子色谱法、通则 0942 最低装量检查法、通则 0632 渗透压摩尔浓度测定法、通则 0904 可见异物检查法、通则 0903 不溶性微粒检查法、通则 1143 细菌内毒素检查法、通则 1101 无菌检查法,制订检验流程并实施,评价该注射液的质量是否符合要求。

【质量要求】

《中国药典》(2020 年版)规定甲硝唑氯化钠注射液的紫外吸收光谱图应与对照品溶液的紫外吸收光谱图一致;供试品溶液主峰的保留时间应与对照品溶液主峰的保留时间一致;显钠盐鉴别(1)的反应与氯化物鉴别(1)的反应;pH 应为4.5~7.0;亚硝酸盐不得过甲硝唑标示量的 0.8%;供试品溶液色谱图中如有与对照溶液中杂质 I 峰保留时间一致的色谱峰,其峰面积不得大于对照溶液中甲硝唑峰面积的 1.5 倍(0.15%);其他杂质峰面积之和不得大于对照溶液中甲硝唑峰面积的 5 倍(0.5%),小于灵敏度溶液主峰面积的峰忽略不计;最低装量检查应符合规定;渗透压摩尔浓度应为 260~340mOsmol/kg;可见异物检查应符合规定;不溶性微粒检查应符合规定;每 1mL 中含内毒素的量应小于 0.50EU;无菌检查应符合规定;含甲硝唑($C_6H_9N_3O_3$)和氯化钠(NaCl)均应为标示量的 93.0%~107.0%。

【实训准备】

药品和仪器:甲硝唑氯化钠注射液、氯化钠、丙酮、硝酸、硝酸银试液、氨试液、邻苯二甲酸氢钾标准缓冲液(pH=4.00)、磷酸盐标准缓冲液(pH=6.86)、亚硝酸钠对照品、0.9%氯化钠溶液、2-甲基-5-硝基咪唑(杂质 I)对照品、甲醇、渗透压仪校正用标准溶液、2%糊精溶液、碳酸钙、荧光黄指示剂、硝酸银滴定液(0.1mol/L)、红外分光光度计、酒精灯、铂丝、pH 计、离子色谱仪、高效液相色谱仪、分析天平、渗透压测定仪、微粒检测仪、灯检仪、容量瓶、移液管、锥形瓶、量筒等。

【实训实施】

1. 性状

本品为无色至微黄色的澄明液体。

2. 鉴别

(1)紫外-可见分光光度法　取含量测定项下供试品溶液和对照品溶液各适量,分别用甲醇-水(20∶80)稀释制成每 1mL 中约含甲硝唑 20μg 的溶液,照紫外-可见分光光度法(通则 0401)测定,供试品溶液的紫外吸收光谱图应与对照品溶液的紫外吸收光谱图一致。

(2)高效液相色谱法　在含量测定项下记录的色谱图中,供试品溶液主峰的保留时间应与对照品溶液主峰的保留时间一致。

(3)化学鉴别法　本品显钠盐鉴别(1)的反应与氯化物鉴别(1)的反应(通则

0301)。

3. 检查

(1)pH　pH应为4.5~7.0(通则0631)。

(2)亚硝酸盐　照离子色谱法(通则0513)测定。供试品溶液:取本品,即得。对照品溶液:取亚硝酸钠对照品,精密称定,加水溶解并定量稀释制成每1mL中约含亚硝酸根40μg(规格为100mL:甲硝唑0.5g与氯化钠0.8g;100mL:甲硝唑0.5g与氯化钠0.9g;250mL:甲硝唑1.25g与氯化钠2.0g)或16μg(规格为250mL:甲硝唑0.5g与氯化钠2.25g)的溶液。系统适用性溶液:取亚硝酸钠对照品适量,加0.9%氯化钠溶液溶解并定量稀释制成每1mL中约含亚硝酸根40μg的溶液。

色谱条件:用阴离子交换谱柱(IonPacAS18柱,或效能相当的色谱柱);检测器为电导检测器:检测方式为抑制电导检测;柱温30℃;以5mmol/L氢氧化钾溶液为淋洗液,流速为每分钟1.0mL;进样体积25μL。系统适用性要求:系统适用性溶液色谱图中,亚硝酸根峰与氯离子峰之间的分离度应符合要求。测定法:精密量取供试品溶液与对照品溶液,分别注入离子色谱仪,记录色谱图。限度:供试品溶液色谱图中如显亚硝酸根峰,按外标法以峰面积计算,不得过甲硝唑标示量的0.8%。

【实训实施】

(3)有关物质　取本品适量,用水稀释制成每1mL中约含甲硝唑0.2mg的溶液,作为供试品溶液;另取杂质Ⅰ对照品约20mg,置100mL量瓶中,加甲醇溶解并稀释至刻度,摇匀,作为对照品溶液;分别精密量取供试品溶液1mL与对照品溶液1mL,置同一100mL量瓶中,用流动相稀释至刻度,摇匀,精密量取5mL,置50mL量瓶中,用流动相稀释至刻度,摇匀,作为对照溶液。精密量取供试品溶液1mL置100mL量瓶中,用流动相稀释至刻度,摇匀,精密量取5mL,置100mL量瓶中,用流动相稀释至刻度,摇匀,作为灵敏度溶液。

照高效液相色谱法(通则0512)试验,用十八烷基硅烷键合硅胶为填充剂;以甲醇-水(20∶80)为流动相;检测波长为315nm。精密量取供试品溶液、对照溶液与灵敏度溶液各20μL,分别注入液相色谱仪,记录色谱图至主成分峰保留时间的2倍。对照溶液色谱图中,理论板数按甲硝唑峰计算不低于2000,甲硝唑峰与杂质Ⅰ峰的分离度应大于2.0。灵敏度溶液色谱图中,主成分峰高的信噪比应不低于10。供试品溶液色谱图中如有与对照溶液中杂质Ⅰ峰保留时间一致的色谱峰,其峰面积不得大于对照溶液中甲硝唑峰面积的1.5倍(0.15%);其他杂质峰面积之和不得大于对照溶液中甲硝唑峰面积的5倍(0.5%),小于灵敏度溶液主峰面积的峰忽略不计。

(4)最低装量　取本品,依法检查(通则0942),应符合规定。

(5)渗透压摩尔浓度　取本品,依法检查(通则0632),渗透压摩尔浓度应为260~340mOsmol/kg。

(6)可见异物　取本品,依法检查(通则0904),应符合规定。

(7)不溶性微粒　取本品,依法检查(通则0903),应符合规定。

(8)细菌内毒素　取本品,依法检查(通则 1143),每 1mL 中含内毒素的量应小于 0.50EU。

(9)无菌　取本品,照无菌检查法(通则 1101),应符合规定。

4. 含量测定

甲硝唑:照高效液相色谱法(通则 0512)测定。

供试品溶液:精密量取本品适量,用流动相定量稀释制成每 1mL 中约含甲硝唑 0.25mg 的溶液。

对照品溶液:取甲硝唑对照品适量,精密称定,加流动相溶解并定量稀释制成每 1mL 中约含 0.25mg 的溶液。

色谱条件与系统适用性要求:用十八烷基硅烷键合硅胶为填充剂;以甲醇-水(20∶80)为流动相;检测波长为 320nm;进样体积 10μL。理论板数按甲硝唑峰计算不低于 2000。

测定法:精密量取供试品溶液与对照品溶液,分别注入液相色谱仪,记录色谱图。按外标法以峰面积计算。

氯化钠:精密量取本品 10mL,加水至 50mL,加 2%糊精溶液 5mL、碳酸钙 0.1g 与荧光黄指示液 5~8 滴,摇匀,用硝酸银滴定液(0.1mol/L)滴定至浑浊液由黄绿色变为微红色。每 1mL 硝酸银滴定液(0.1mol/L)相当于 5.844mg 的 NaCl。

本品含甲硝唑($C_6H_9N_3O_3$)和氯化钠(NaCl)均应为标示量的 93.0%~107.0%。

【检验原始记录与报告书】

原始记录见表 1,检验报告书见表 2。

表 1　　甲硝唑氯化钠注射液质量检验原始记录

温度(℃):　　相对湿度(%):　　编号:

检品名称		检品规格	
生产厂家		生产批号	
包装		有效期	
检验数量		检验日期	
检验目的		检验项目	
检验依据			
检验过程			
性状			
鉴别	紫外-可见分光光度鉴别法	紫外-可见分光光度计型号	
		供试品溶液制备	
		供试品的紫外吸收光谱	
		检验结果	
		标准规定	
		检验结论	

续表

<table>
<tr><td rowspan="10">鉴别</td><td rowspan="6">高效液相色谱鉴别</td><td>仪器型号</td><td colspan="3"></td></tr>
<tr><td>供试品溶液的制备</td><td colspan="3"></td></tr>
<tr><td>供试品主峰保留时间</td><td></td><td>对照品主峰保留时间</td><td></td></tr>
<tr><td>检验结果</td><td colspan="3"></td></tr>
<tr><td>标准规定</td><td colspan="3"></td></tr>
<tr><td>检验结论</td><td colspan="3"></td></tr>
<tr><td rowspan="4">化学鉴别法</td><td>实验现象</td><td colspan="3"></td></tr>
<tr><td>检验结果</td><td colspan="3"></td></tr>
<tr><td>标准规定</td><td colspan="3"></td></tr>
<tr><td>检验结论</td><td colspan="3"></td></tr>
<tr><td rowspan="16">检查</td><td rowspan="4">pH</td><td>酸度计型号</td><td></td><td>校正用缓冲溶液</td><td></td></tr>
<tr><td>检验结果</td><td colspan="3"></td></tr>
<tr><td>标准规定</td><td colspan="3"></td></tr>
<tr><td>检验结论</td><td colspan="3"></td></tr>
<tr><td rowspan="6">亚硝酸盐</td><td>仪器型号</td><td></td><td>色谱条件</td><td></td></tr>
<tr><td>供试品溶液制备</td><td colspan="3"></td></tr>
<tr><td>对照品溶液制备</td><td colspan="3"></td></tr>
<tr><td>检验结果</td><td colspan="3"></td></tr>
<tr><td>标准规定</td><td colspan="3"></td></tr>
<tr><td>检验结论</td><td colspan="3"></td></tr>
<tr><td rowspan="6">有关物质</td><td>仪器型号</td><td></td><td>色谱条件</td><td></td></tr>
<tr><td>供试品溶液制备</td><td colspan="3"></td></tr>
<tr><td>对照溶液制备</td><td colspan="3"></td></tr>
<tr><td>检验结果</td><td colspan="3"></td></tr>
<tr><td>标准规定</td><td colspan="3"></td></tr>
<tr><td>检验结论</td><td colspan="3"></td></tr>
</table>

续表

		序号	1	2	3
检查	最低装量	装量			
		检验结果			
		标准规定			
		检验结论			
	渗透压摩尔浓度	仪器型号			
		检验结果			
		标准规定			
		检验结论			
	可见异物	澄明度检测仪型号		光照度/lx	
		检验结果			
		标准规定			
		检验结论			
	不溶性微粒	仪器型号			
		检验结果			
		标准规定			
		检验结论			
	细菌内毒素	供试品处理			
		检验结果			
		标准规定			
		检验结论			
	无菌	仪器型号			
		培养箱型号		培养温度	
		供试品处理			
		检验结果			
		标准规定			
		检验结论			

续表

含量测定	甲硝唑	仪器型号		色谱条件	
		供试品溶液制备			
		序号	1	2	
		含量			
		平均含量			
		标准规定			
		检验结论			
	氯化钠	分析天平型号		滴定度	
		编号	1	2	
		供试品取样量/mL			
		滴定液消耗体积/mL			
		含量计算公式			
		含量/%			
		平均值/%			
		标准规定			
		检验结论			

检验人：　　　　　　　　　　　　复核人：

年　月　日　　　　　　　　　　　　年　月　日

表 2　　甲硝唑氯化钠注射液质量检验报告书

检验项目		标准规定	检验结果
性状			
鉴别	紫外-可见分光光度鉴别		
	高效液相色谱鉴别		
	化学鉴别		
检查	pH		
	亚硝酸盐		
	有关物质		

续表

检验项目		标准规定	检验结果
检查	最低装量		
	渗透压摩尔浓度		
	可见异物		
	不溶性微粒		
	细菌内毒素		
	无菌		
含量测定			
检验结论：			
检验人： 年　月　日		复核人： 年　月　日	负责人： 年　月　日

【实训注意】

1. 注射液进行最低装量检查时，所用量具必须洁净、干燥并经定期校正；其大小应使待测体积至少占其额定体积的 40%。

2. 流动相应严格脱气，并经 0.45μm 的滤膜滤过，防止颗粒状物导入系统中。更换流动相时应注意溶剂的互溶性。分析过程中注意流动相的补充，避免贮液瓶内流动相排空。

3. 由于微量注射器不易精确控制进样量，当采用外标法测定含量时，以定量环或自动进样器进样为好。

【实训思考】

1. 紫外-可见分光光度法用于鉴别的原理是什么？

2. 简述外标法定量的原理、方法及特点？

【实训评价】

考核评价见表 3。

表 3　　甲硝唑氯化钠注射液质量检验技能考核评价

序号	实训步骤	实训内容	技术要求	分值	得分
1	制订工作方案	检验依据的确定	会查阅并确定药品质量检验依据	5	
2	准备工作	仪器试剂准备	正确配制试剂，选用和清洗仪器	5	
3	质量检验（全检）	性状	判断正确	5	
		鉴别	仪器操作规范，正确分析色谱图	10	
		检查	规范操作，按要求完成检测	15	
		含量测定	仪器操作规范，检测数据可靠	15	

续表

序号	实训步骤	实训内容	技术要求	分值	得分
4	检验结果	测定结果	平行测定偏差是否合格	10	
			结果准确度是否符合要求	15	
5	文明操作	仪器复原	已复原	3	
		清理台面	整理	2	
		检验原始记录	填写规范完整	15	
总分				100	

任务三　其他制剂的质量检验

一、胶囊剂的质量检验

胶囊剂系指原料药物或与适宜辅料充填于空心胶囊或密封于软质囊材中制成的固体制剂。胶囊剂可分为硬胶囊(通称为胶囊)、软胶囊(胶丸)、缓释胶囊、控释胶囊和肠溶胶囊,主要供口服用。

对胶囊剂的质量要求,除外观应整洁,不得有黏结、变形、渗透或囊壳破裂现象,并应无异臭,以及药典品种项下规定的检验项目外,还应检查“水分”“装量差异”“崩解时限”(或“溶出度与释放度”)和“微生物限度”。

二、颗粒剂的质量检验

颗粒剂系指原料药物与适宜的辅料混合制成具有一定粒度的干燥颗粒状制剂。颗粒剂可分为可溶颗粒(通称颗粒)、混悬颗粒、泡腾颗粒、肠溶颗粒和缓释颗粒等。

对颗粒剂的质量要求,除应干燥、颗粒均匀、色泽一致,无吸潮、软化、结块、潮解等现象,以及符合药典品种项下规定的检验项目外,还应检查“粒度”“水分”“干燥失重”“装量差异”或“装量”和“微生物限度”。可溶颗粒和泡腾颗粒应另进行“溶化性”检查。混悬颗粒应另进行“溶出度”检查。肠溶颗粒和缓释颗粒则应另进行“释放度”检查。

三、软膏剂的质量检验

软膏剂系指原料药物与油脂性或水溶性基质混合制成的均匀的半固体外用制剂。因原料药在基质中分散状态不同,分为溶液型软膏剂和混悬型软膏剂。溶液型软膏剂为原料药物溶解(或共熔)于基质或基质组分中制成的软膏剂;混悬型软膏剂为原料药物细粉均匀分散于基质中制成的软膏剂。

对软膏剂的质量要求，除应无酸败、异臭、变色、变硬，以及药典品种项下规定的检验项目外，还应检查"装量"以及"微生物限度"或"无菌"，混悬型软膏剂还应检查"粒度"。

四、滴眼剂的质量检验

滴眼剂系指由原料药物与适宜辅料制成的供滴入眼内的无菌液体制剂。可分为溶液、混悬液或乳状液。滴眼剂中可加入调节渗透压、pH、黏度以及增加原料药物溶解度和制剂稳定的辅料，所用辅料不应降低药效或产生局部刺激。

除另有规定外，滴眼剂应与泪液等渗。混悬型滴眼剂的沉降物不应结块或聚集，经振摇应易再分散，并应检查沉降体积比。除另有规定外，每个容器的装量应不超过10mL。包装容器应无菌、不易破裂，其透明度应不影响可见异物检查。除另有规定外，滴眼剂应遮光密封贮存。

除另有规定外，滴眼剂应进行以下相应检查。

1. 可见异物

除另有规定外，滴眼剂应照可见异物检查法（通则0904）中滴眼剂项下的方法检查，应符合规定。

2. 粒度

除另有规定外，含饮片原粉的眼用制剂和混悬型滴眼剂照下述方法检查，粒度应符合规定。

检查法：取液体供试品强烈振摇，立即量取适量（或相当于主药10μg）置于载玻片上，共涂3片；照粒度和粒度分布测定法（通则0982第一法）测定，每个涂片中大于50μm的粒子不得过2个（含饮片原粉的除外），且不得检出大于90μm的粒子。

3. 沉降体积比

混悬型滴眼剂（含饮片细粉的滴眼剂除外）照下述方法检查，沉降体积比应不低于0.90。

检查法：除另有规定外，用具塞量筒量取供试品50mL，密塞，用力振摇1min，记下混悬物的开始高度 H_0，静置3h，记下混悬物的最终高度 H，按下式计算：

$$沉降体积比=H/H_0$$

4. 装量

除另有规定外，单剂量包装的眼用液体制剂照下述方法检查，应符合规定。

检查法：取供试品10个，将内容物分别倒入经标化的量入式量筒（或适宜容器）内，检视，每个装量与标示装量相比较，均不得少于其标示量。

多剂量包装的滴眼剂，照最低装量检查法（通则0942）检查，应符合规定。

5. 渗透压摩尔浓度

除另有规定外，水溶液型滴眼剂按各品种项下的规定，照渗透压摩尔浓度测定法(通则0632)测定,应符合规定。

6. 无菌

除另有规定外,照无菌检查法(通则1101)检查,应符合规定。

五、口服制剂的质量检验(口服溶液剂、口服混悬剂、口服乳剂)

口服溶液剂系指原料药物溶解于适宜溶剂中制成的供口服的澄清液体制剂。

口服混悬剂系指难溶性固体原料药物分散在液体介质中制成的供口服的混悬液体制剂,包括干混悬剂或浓混悬液。

口服乳剂系指两种互不相溶的液体制成的供口服的水包油型液体制剂。

用适宜的量具以小体积或以滴计量的口服溶液剂、口服混悬剂或口服乳剂称为滴剂。

除另有规定外,口服溶液剂、口服混悬剂和口服乳剂应进行以下相应检查。

1. 装量

除另有规定外,单剂量包装的口服溶液剂、口服混悬液和口服乳剂的装量,照下述方法检查,应符合规定。

检查法:取供试品10袋(支),将内容物分别倒入经标化的量入式量筒内,检视,每支装量与标示装量相比较,均不得少于其标示量。

凡规定检查含量均匀度者,一般不再进行装量检查。多剂量包装的口服溶液剂、口服混悬剂、口服乳剂和干混悬剂照最低装量检查法(通则0942)检查,应符合规定。

2. 装量差异

除另有规定外,单剂量包装的干混悬剂照下述方法检查,应符合规定。

检查法:取供试品20袋(支),分别精密称定内容物,计算平均装量,每袋(支)装量与平均装量相比较,装量差异限度应在平均装量的±10%以内,超出装量差异限度的不得多于2袋(支),并不得有1袋(支)超出限度1倍。

凡规定检查含量均匀度者,一般不再进行装量差异检查。

3. 干燥失重

除另有规定外,干混悬剂照干燥失重测定法(通则0831)检查,减失重量不得过2.0%。

4. 沉降体积比

口服混悬剂照下述方法检查,沉降体积比应不低于0.90。

检查法:除另有规定外,用具塞量筒量取供试品50mL,密塞,用力振摇1min,记下混悬物的开始高H_0,静置3h,记下混悬物的最终高度H,按下式计算:

$$沉降体积比 = H/H_0$$

干混悬剂按各品种项下规定的比例加水振摇,应均匀分散,并照上法检查沉降体积比,应符合规定。

5. 微生物限度

除另有规定外，照非无菌产品微生物限度检查：微生物计数法（通则1105）和控制菌检查法（通则1106）及非无菌药品微生物限度标准（通则1107）检查，应符合规定。

项目十任务三　测试题

实训36　诺氟沙星胶囊的质量检验

【实训目的】

1. 掌握《中国药典》的查阅及标准解读。

2. 掌握紫外-可见分光光度计、溶出度仪、薄层色谱法、高效液相色谱仪的操作方法。

3. 掌握紫外-可见分光光度法、高效液相色谱法在鉴别中的应用；有关物质、溶出度检查操作方法及结果判断；高效液相色谱法测定含量的原理及操作技术。

4. 能够独立完成诺氟沙星胶囊的相关质量检验。

【实训导入】

诺氟沙星胶囊，适用于敏感菌所致的尿路感染、淋病、前列腺炎、肠道感染和伤寒及其他沙门菌感染。

【实训描述】

通过查阅《中国药典》（2020年版）第二部诺氟沙星胶囊的质量标准和第四部通则0502薄层色谱法、通则0512高效液相色谱法、通则0931溶出度与释放度测定法第二法、通则0401紫外-可见分光光度法、通则0103胶囊剂、通则1105微生物计数法、通则1106控制菌检查法及通则1107非无菌药品微生物限度标准，制订检验流程并实施，评价该胶囊剂的质量是否符合要求。

【质量要求】

《中国药典》（2020年版）规定诺氟沙星胶囊所显主斑点的位置与荧光应与对照品溶液主斑点的位置与荧光相同；供试品溶液主峰的保留时间应与对照品溶液主峰的保留时间一致；供试品溶液色谱图中如有杂质峰，杂质A（262nm检测）按外标法以峰面积计算，不得过标示量的0.2%，其他单个杂质（278nm检测）峰面积不得大于对照溶液主峰面积（0.5%），其他各杂质峰面积的和（278nm检测）不得大于对照溶液主峰面积的2倍（1.0%）；溶出度的限度为标示量的75%；装量差异应符合规定;微生物限度检查应符合规定;含诺氟沙星($C_{16}H_{18}FN_3O_3$)应为标示量的90.0%~110.0%。

【实训准备】

药品和仪器:诺氟沙星胶囊、诺氟沙星对照品、三氯甲烷、甲醇、浓氨溶液、0.1mol/L盐酸溶液、冰醋酸、乙腈、0.025mol/L磷酸溶液、三乙胺、环丙沙星对照品、依诺沙星对照品、1-乙基-6-氟-7-氯-4-氧代-1,4-二氢喹啉-3-羧酸(杂质A)对照品、50%氢氧化钠溶液。硅胶G薄层板、层析缸、毛细管、高效液相色谱仪、溶出度仪、紫外-可见分光光度计、容量瓶、移液管、分析天平、镊子等。

【实训实施】

1. 性状

本品内容物为白色至淡黄色颗粒或粉末。

2. 鉴别

(1)薄层鉴别法　取本品内容物,加三氯甲烷-甲醇(1∶1)制成每1mL中约含诺氟沙星2.5mg的溶液,滤过,取续滤液作为供试品溶液;取诺氟沙星对照品适量,同法配制,作为对照品溶液。照薄层色谱法(通则0502)试验,吸取上述两种溶液各10μL,分别点于同一硅胶G薄层板上,以三氯甲烷-甲醇-浓氨溶液(15∶10∶3)为展开剂,展开,晾干,置紫外光灯(365nm)下检视。供试品溶液所显主斑点的位置与荧光应与对照品溶液主斑点的位置与荧光相同。

(2)高效液相色谱法　在含量测定项下记录的色谱图中,供试品溶液主峰的保留时间应与对照品溶液主峰的保留时间一致。

以上两项可选做一项。

3. 检查

(1)有关物质　取本品的内容物适量,精密称定,加0.1mol/L盐酸溶液适量(每12.5mg诺氟沙星加0.1mol/L盐酸溶液1mL)使溶解,用流动相A定量稀释制成每1mL中约含诺氟沙星0.15mg的溶液,滤过,取续滤液作为供试品溶液。精密量取供试品溶液适量,用流动相A定量稀释制成每1mL中含0.75μg的溶液,作为对照溶液。另精密称取杂质A对照品约15mg,置200mL量瓶中,加乙腈溶解并稀释至刻度,摇匀,精密量取适量,用流动相A定量稀释制成每1mL中约含0.3μg的溶液,作为杂质A对照品溶液。照高效液相色谱法(通则0512)试验,用十八烷基硅烷键合硅胶为填充剂;以0.025mol/L磷酸溶液(用三乙胺调节pH至3.0±0.1)-乙腈(87∶13)为流动相A,乙腈为流动相B;按表1进行线性梯度洗脱。称取诺氟沙星对照品、环丙沙星对照品和依诺沙星对照品各适量,加0.1mol/L盐酸溶液适量使溶解,用流动相A稀释制成每1mL中含诺氟沙星0.15mg、环丙沙星和依诺沙星各3μg的混合溶液,作为系统适用性溶液,取其20μL注入液相色谱仪,以278nm为检测波长,记录色谱图,诺氟沙星峰的保留时间约为9min。诺氟沙星峰与环丙沙星峰和诺氟沙星峰与依诺沙星峰的分离度均应大于2.0。精密量取供试品溶液、对照溶液和杂质 A 对照品溶液各 20μL，分别注入液相色谱仪，以 278nm 和 262nm 为检测波长，记录色谱图。供试品溶液色谱图中如有杂质峰，杂质 A（262nm 检测）按外标法以峰面积计算，不得过标示量的 0.2%。其他单个杂质（278nm 检测）峰面积不得大于对照溶液主峰面积（0.5%）；其他各杂质峰面积的和（278nm 检测）不得大于对照溶液主峰面积的 2 倍（1.0%）。供试品溶液色谱图中小于对照溶液主峰面积 0.1 倍的峰忽略不计。

表 1　诺氟沙星胶囊有关物质测定梯度洗脱表

时间/min	流动相 A/%	流动相 B/%
0	100	0
10	100	0
20	50	50
30	50	50
32	100	0
42	100	0

（2）溶出度　取本品，照溶出度与释放度测定法（通则 0931 第二法），以醋酸盐缓冲液（取冰醋酸 2.86mL 与 50%氢氧化钠溶液 1mL，加水 900mL，振摇，用冰醋酸或 50%氢氧化钠溶液调节 pH 至 4.0，加水至 1000mL）1000mL 为溶出介质，转速为 50r/min，依法操作，经 30min 时，取溶液适量，滤过，精密量取续滤液适量，用溶出介质定量稀释制成每 1mL 中约含诺氟沙星 5μg 的溶液，作为供试品溶液；另取诺氟沙星对照品适量，精密称定，加溶出介质溶解并定量稀释制成每 1mL 中约含 5μg 的溶液，作为对照品溶液；取供试品溶液与对照品溶液照紫外-可见分光光度法（通则 0401），在 277nm 的波长处测定吸光度，计算每粒的溶出量。限度为标示量的 75%，应符合规定。

（3）装量差异　取本品 20 粒，依法检查（通则 0103），应符合规定。

（4）微生物限度　照微生物限度检查法（通则 1105、1106、1107）检查，需氧菌总数不超过 10^3CFU/g，霉菌和酵母菌总数不超过 10^2CFU/g，不得检出大肠埃希菌。

4. 含量测定

照高效液相色谱法（通则 0512）测定。

供试品溶液：取本品的细粉适量（约相当于诺氟沙星 125mg），精密称定，置 500mL 量瓶中，加 0.1mol/L 盐酸溶液 10mL 使溶解后，用水稀释至刻度，摇匀，精密量取续滤液 5mL，置 50mL 量瓶中，用流动相稀释至刻度，摇匀。

对照品溶液：取诺氟沙星对照品约 25mg，精密称定，置 100mL 量瓶中，加 0.1mol/L 盐酸溶液 2mL 使溶解后，用水稀释至刻度，摇匀，精密量取续滤液 5mL，置 50mL 量瓶中，用流动相稀释至刻度，摇匀。

系统适用性溶液：称取诺氟沙星对照品、环丙沙星对照品和依诺沙星对照品各适量，加0.1mol/L 盐酸溶液适量使溶解，用流动相稀释制成每1mL中含诺氟沙星25μg、环丙沙星和依诺沙星各5μg的混合溶液。

色谱条件：用十八烷基硅烷键合硅胶为填充剂；以0.025mol/L磷酸溶液（用三乙胺调节pH至3.0±0.1）–乙腈（87∶13）为流动相；检测波长为278nm；进样体积20μL。

系统适用性要求：系统适用性溶液色谱图中，诺氟沙星峰的保留时间约为9min。诺氟沙星峰与环丙沙星峰和诺氟沙星峰与依诺沙星峰间的分离度均应大于2.0。

测定法：精密量取供试品溶液与对照品溶液，分别注入液相色谱仪，记录色谱图。按外标法以峰面积计算。本品含诺氟沙星（$C_{16}H_{18}FN_3O_3$）应为标示量的90.0%~110.0%。

【检验原始记录与报告书】

原始记录见表2，检验报告书见表3。

表2　诺氟沙星胶囊的质量检验原始记录

温度（℃）：　　　　相对湿度（%）：　　　　编号：

<table>
<tr><td colspan="2">检品名称</td><td colspan="4"></td><td colspan="2">检品规格</td><td></td></tr>
<tr><td colspan="2">生产厂家</td><td colspan="4"></td><td colspan="2">生产批号</td><td></td></tr>
<tr><td colspan="2">包装</td><td colspan="4"></td><td colspan="2">有效期</td><td></td></tr>
<tr><td colspan="2">检验数量</td><td colspan="4"></td><td colspan="2">检验日期</td><td></td></tr>
<tr><td colspan="2">检验目的</td><td colspan="4"></td><td colspan="2">检验项目</td><td></td></tr>
<tr><td colspan="2">检验依据</td><td colspan="7"></td></tr>
<tr><td colspan="9">检验过程</td></tr>
<tr><td colspan="2">性状</td><td colspan="7"></td></tr>
<tr><td rowspan="12">鉴别</td><td rowspan="6">薄层色谱鉴别</td><td>供试品溶液制备</td><td colspan="6"></td></tr>
<tr><td>对照品溶液制备</td><td colspan="6"></td></tr>
<tr><td>薄层板</td><td colspan="2"></td><td colspan="2">展开剂</td><td colspan="2"></td></tr>
<tr><td>检视结果</td><td colspan="6"></td></tr>
<tr><td>标准规定</td><td colspan="6"></td></tr>
<tr><td>检验结论</td><td colspan="6"></td></tr>
<tr><td rowspan="6">高效液相色谱鉴别</td><td colspan="2">仪器型号</td><td colspan="5"></td></tr>
<tr><td colspan="2">供试品溶液的制备</td><td colspan="5"></td></tr>
<tr><td colspan="2">供试品溶液主峰保留时间</td><td colspan="2"></td><td colspan="2">对照品溶液主峰保留时间</td><td></td></tr>
<tr><td colspan="2">检验结果</td><td colspan="5"></td></tr>
<tr><td colspan="2">标准规定</td><td colspan="5"></td></tr>
<tr><td colspan="2">检验结论</td><td colspan="5"></td></tr>
</table>

续表

检查	有关物质	仪器型号										
		供试品溶液的制备										
		对照品溶液的制备										
		检验结果										
		标准规定										
		检验结论										
	溶出度	仪器型号			转速/(r/min)							
		溶出介质名称			溶出介质用量							
		取样时间			供试溶液的稀释倍数							
		序号	1	2	3	4	5	6				
		吸光度										
		溶出量										
		平均溶出量										
		检验结果										
		标准规定										
		检验结论										
	装量差异	序号	1	2	3	4	5	6	7	8	9	10
		装量/g										
		序号	11	12	13	14	15	16	17	18	19	20
		装量/g										
		20 粒内容物总重				平均装量						
		限度范围										
		检验结果										
		标准规定										
		检验结论										
	微生物限度	洁净工作台型号			高压灭菌锅型号							
		恒温培养箱型号			培养基							
		培养温度/℃			培养时间							
		检验结果										
		标准规定										
		检验结论										

续表

<table>
<tr><td rowspan="18">含量测定</td><td>天平型号</td><td></td><td>HPLC 仪器型号</td><td></td></tr>
<tr><td>检测器</td><td></td><td>检测波长/nm</td><td></td></tr>
<tr><td>色谱柱</td><td></td><td>柱温/℃</td><td></td></tr>
<tr><td>流动相</td><td></td><td>流速/(mL/min)</td><td></td></tr>
<tr><td>对照品名称</td><td></td><td>来源</td><td></td></tr>
<tr><td>对照品批号</td><td></td><td>含量/%</td><td></td></tr>
<tr><td>供试品进样量/μL</td><td></td><td>对照品进样量/μL</td><td></td></tr>
<tr><td>理论板数</td><td></td><td>含量测定方法</td><td></td></tr>
<tr><td>编号</td><td colspan="2">1</td><td>2</td></tr>
<tr><td>供试品取样量/g</td><td colspan="2"></td><td></td></tr>
<tr><td>对照品浓度/(μg/mL)</td><td colspan="2"></td><td></td></tr>
<tr><td>供试品峰面积</td><td colspan="2"></td><td></td></tr>
<tr><td>对照品峰面积</td><td colspan="2"></td><td></td></tr>
<tr><td>含量计算公式</td><td colspan="3"></td></tr>
<tr><td>供试品含量/%</td><td colspan="2"></td><td></td></tr>
<tr><td>平均值/%</td><td colspan="3"></td></tr>
<tr><td>标准规定</td><td colspan="3"></td></tr>
<tr><td>检验结论</td><td colspan="3"></td></tr>
</table>

检验人：　　　　　　　　　　　　　　复核人：

年　月　日　　　　　　　　　　　　　年　月　日

表 3　　诺氟沙星胶囊的质量检验报告书

<table>
<tr><td colspan="2">检验项目</td><td>标准规定</td><td>检验结果</td></tr>
<tr><td colspan="2">性状</td><td></td><td></td></tr>
<tr><td rowspan="2">鉴别</td><td>薄层色谱鉴别</td><td></td><td></td></tr>
<tr><td>高效液相色谱鉴别</td><td></td><td></td></tr>
<tr><td rowspan="4">检查</td><td>有关物质</td><td></td><td></td></tr>
<tr><td>溶出度</td><td></td><td></td></tr>
<tr><td>装量差异</td><td></td><td></td></tr>
<tr><td>微生物限度</td><td></td><td></td></tr>
<tr><td colspan="2">含量测定</td><td></td><td></td></tr>
</table>

检验结论：

检验人：　　　　　　复核人：　　　　　　负责人：

年　月　日　　　　　年　月　日　　　　　年　月　日

【实训注意】

1. 色谱柱安装时，应使其进出口位置与流动相的流向一致，以免影响柱效；操作过程中，应避免压力和温度的急剧变化。

2. 流动相应严格脱气，并经 0.45μm 的滤膜滤过，防止颗粒状物导入系统中。

3. 由于微量注射器不易精确控制进样量，当采用外标法测定含量时，以定量环或自动进样器进样为好。

【实训思考】

1. 薄层色谱法进行鉴别时，展开剂中加入浓氨溶液有何作用？

2.《中国药典》（2020 年版）规定溶出度测定有几种方法？每种方法的特点和适用条件是什么？

3. 高效液相色谱法应用于药品检验中要进行系统适用性试验，都包括哪些项目？

【实训评价】

考核评价见表 4。

表 4　诺氟沙星胶囊质量检验技能考核评价

序号	实训步骤	实训内容	技术要求	分值	得分
1	制订工作方案	检验依据的确定	会查阅并确定药品质量检验依据	5	
2	准备工作	仪器试剂准备	正确配制试剂，选用和清洗仪器	5	
3	质量检验（全检）	性状	判断正确	5	
		鉴别	仪器操作规范，正确分析谱图	10	
		检查	规范操作，按要求完成检测	15	
		含量测定	仪器操作规范，检测数据可靠	15	
4	检验结果	测定结果	平行测定偏差是否合格	10	
			结果准确度是否符合要求	15	
5	文明操作	仪器复原	已复原	3	
		清理台面	整理	2	
		检验原始记录	填写规范完整	15	
总分				100	

学习小结

1. 片剂的质量检验

（1）片剂的质量检验操作步骤：供试品→外观性状检查→鉴别试验→杂质检查、常规检查→含量测定。

(2)片剂中常见辅料的干扰及排除方法

①糖类干扰及排除:可以使用氧化电位稍低的氧化剂,避免使用氧化还原性强的滴定剂。

②硬脂酸镁的干扰及排除:加掩蔽剂消除干扰;或选择合适的 pH;或提取分离;或采用紫外-可见分光光度法。

③滑石粉的干扰及排除:过滤或提取分离。

2. 注射剂的质量检验

(1)注射剂的质量检验操作步骤:供试品→外观性状检查→鉴别试验→ pH 检查和杂质检查→常规检查→含量测定。

(2)注射剂中常见辅料的干扰及排除方法

①抗氧剂的干扰及排除:加入掩蔽剂或加酸、加热使抗氧剂分解;或加入弱氧化剂;或选择适当测定波长法。

②溶剂水的干扰及排除:加热除去溶剂水或有机溶剂提取。

③溶剂油的干扰及排除:用合适的溶剂稀释或溶剂提取。

3. 其他制剂的质量检验

(1)胶囊剂的质量检验　对胶囊剂的质量要求,除外观应整洁,不得有黏结、变形、渗透或囊壳破裂现象,并应无异臭,以及药典品种项下规定的检验项目外,还应检查“水分”“装量差异”“崩解时限”(或“溶出度与释放度”)和“微生物限度”。

(2)颗粒剂的质量检验　对颗粒剂的质量要求,除应干燥、颗粒均匀、色泽一致,无吸潮、软化、结块、潮解等现象,以及符合药典品种项下规定的检验项目外,还应检查“粒度”“水分”“干燥失重”“装量差异”或“装量”和“微生物限度”。可溶颗粒和泡腾颗粒应另进行“溶化性”检查。混悬颗粒应另进行“溶出度”检查。肠溶颗粒和缓释颗粒则应另进行“释放度”检查。

(3)软膏剂的质量检验　对软膏剂的质量要求,除应无酸败、异臭、变色、变硬,以及药典品种项下规定的检验项目外,还应检查“装量”以及“微生物限度”或“无菌”,混悬型软膏剂还应检查“粒度”。

(4)滴眼剂的质量检验　除另有规定外,滴眼剂应进行以下相应检查:可见异物、粒度、沉降体积比、装量、渗透压摩尔浓度、无菌等。

(5)口服制剂的质量检验(口服溶液剂、口服混悬剂、口服乳剂)　除另有规定外,口服溶液剂、口服混悬剂和口服乳剂应进行以下相应检查:装量、装量差异、干燥失重、沉降体积比、微生物限度等。

项目十一　中药及其制剂的质量检验

学习目标

●知识目标

1. 掌握中药常用鉴别方法、杂质检查项目及含量测定方法。
2. 熟悉中药及其制剂取样原则和方法；中药制剂分析前处理。
3. 了解中药分析的特点；中药及其制剂的整体控制和中药指纹图谱。

●能力目标

1. 能理解中药及其制剂的质量标准。
2. 能根据《中国药典》对中药及其制剂进行质量检验，并能根据实验所得现象、数据进行结果判定，能规范填写检验记录和报告书。

案例导入

57 批药品不合格被通报，中药饮片约占八成

2019 年 11 月 26 日，国家食品药品监督管理局发布《关于 57 批次药品不符合规定的通告》称，经 11 家药品检验机构检验，40 家企业生产的 57 批次药品不符合规定。经统计发现，在所有不合格批次药品中，45 批次为中药饮片，占近八成。这次涉及的中药饮片主要有补骨脂（盐补骨脂）、半夏（法半夏）、淡豆豉等药品，不合格原因涉及产品性状、含量测定、浸出物、水分等。

问题：有哪些原因导致近年来中药饮片质量问题频发？中药质量检查的项目有哪些？

一、中药的概念及特点

中药是指以中医药理论为指导，有着独特的理论体系和应用形式，用于预防和治疗疾病并具有康复与保健作用的天然药物及其加工代用品。中药按来源分为植物药、动物药和矿物药；按加工工艺分为中药材和饮片、植物油脂和提取物、中药制剂。

由于中药组成复杂，有效成分的含量一般比较低，药材易受环境和农药的污染等特性，决定了中药分析具有以下特点。

(1)中药化学成分复杂。

(2)中药各种成分含量高低差别很大,有的成分含量高达百分之几十,含量低至为千万分之几,因此中药分析方法常采用专属性强、灵敏度高的色谱法。

(3)有效成分的难确定性　中药产生的临床疗效不是某单一成分所产生的结果,也不是某些成分简单作用的加和,而是各成分协同作用的结果,有些中药的有效成分目前尚不十分清楚,给中药质量分析增加难度。

(4)杂质来源的多途径性　中药材及其制剂杂质来源有多种途径,如在中药材收购的过程中,中药材往往会带有一些非药用部位和未除净的泥沙;含有重金属、残留农药及二氧化硫等杂质;在包装、保管不当时,又会发生霉变、走油、泛糖、虫蛀等。

(5)以中医药理论为指导原则　中药制剂的组成原则是按照中医药理论"君、臣、佐、使"等关系进行配伍的,使处方中的各味药共同构成一个功能整体。

(6)中药剂型的多样性　中药制剂的剂型繁多,有丸、散、片、合、酒、酊、膏、露、栓等多种剂型,各种剂型制备方法不一,在分析时须注意药材在制剂中的存在形式、辅料对测定的影响及各成分之间的干扰。

二、中药材及饮片的质量检验

药材是中药的生产原料,药材的质量控制是中药生产过程中质量保证的首要环节。饮片系指药材经过炮制后可直接用于中医临床或制剂生产的处方药品。中药材与饮片的质量检验主要包括取样、鉴别、检查和含量测定等方面。

(一)中药材和饮片取样法

分析样品首先是取样,取样必须遵循科学性、真实性、代表性的原则。取样应该按药材取样法的规定进行。

(1)抽取样品前,应核对品名、产地、规格等级及包件式样,检查包装的完整性、清洁程度以及有无水迹、霉变或其他物质污染等情况,详细记录。凡有异常情况的包件,应单独检验并拍照。

(2)从同批药材包件中抽取供检验用样品的原则:药材总包件数不足5件的,逐件取样;5~99件,随机抽5件取样;100~1000件,按5%的比例取样;超过1000件的,超过部分按1%的比例取样;贵重药材,不论包件多少均逐件取样。

(3)每一包件至少在2~3个不同部位各取样品1份;包件大的应从10cm以下的深处在不同部位分别抽取;对破碎的、粉末状的或大小在1cm以下的药材和饮片,可用采样器(探子)抽取样品;对包件较大或个体较大的药材,可根据实际情况抽取有代表性的样品。每一包件的取样量:一般药材和饮片抽取100~500g;粉末状药材和饮片抽取25~50g;贵重药材和饮片抽取5~10g。

(4)将抽取的样品混匀,即为抽取样品总量。若抽取样品总量超过检验用量数倍时,可按四分法再取样。

(5)最终抽取的供检验用样品量一般不得少于检验所需用量的3倍,即1/3供实验室分析用,另1/3供复核用,其余1/3留样保存,保存期至少一年。

(二)鉴别

中药鉴别是利用一定的分析方法和技术来判断中药的真伪。中药材与饮片的鉴别主要包括性状鉴别、显微鉴别、理化鉴别和色谱鉴别等方法,各鉴别项目之间相互补充、相互佐证,此外,中药色谱指纹图谱或特征图谱也常用于中药的鉴别。

1. 性状鉴别

性状鉴别是用人的眼、耳、口、鼻、手等感觉器官或借助水、火及一些简易的器具和试验,通过对药材的形状、大小、色泽、表面特征、质地、折断面、气味等性状特征和试验现象的观察和分析,快捷有效地判别药材的真伪和质量的优劣。性状鉴别简便易行,是鉴定中药材与饮片最常用的方法。如冬虫夏草是由虫体与从虫头部长出的真菌子座相连而成。虫体似蚕,长3~5cm,直径0.3~0.8cm;表面深黄色至黄棕色,有环纹20~30个,近头部的环纹较细;头部红棕色;足8对,中部4对较明显;质脆,易折断,断面略平坦,淡黄白色。子座细长圆柱形,长4~7cm,直径约0.3cm;表面深棕色至棕褐色,有细纵皱纹,上部稍膨大;质柔韧,断面类白色。气微腥,味微苦。

2. 显微鉴别

显微鉴别系指用显微镜对药材或饮片的切片、粉末、解离组织或表面制片及含饮片粉末的制剂中饮片的组织、细胞或内含物等特征进行鉴别的一种方法。其具体鉴别方法参见项目四任务五。

3. 理化鉴别

理化鉴别是根据中药所含的主要化学成分的理化性质,采用物理、化学或物理化学的方法,进行鉴别,从而判断其真伪。理化鉴别包括:

(1)理化常数的测定,如相对密度、旋光度、折光率、硬度、黏稠度、沸点、凝固点、熔点等的测定,如冰片(合成龙脑)的熔点应为205~210℃。

(2)微量升华法,即中药中所含的某些化学成分在一定温度下能升华可获得升华物,在显微镜下观察其结晶形状、颜色及化学反应来对药材进行鉴别,如大黄升华物为黄色棱柱状或羽毛状结晶的蒽醌类化合物。

(3)化学鉴别反应法,利用药材的化学成分能与某些试剂产生特殊的颜色反应或沉淀反应来进行鉴别。如颠茄草的鉴别:取本品细粉4g,加85%乙醇15mL,振摇15min,滤过,滤液蒸干,加1%硫酸溶液2mL,搅拌,滤过,滤液加氨试液使呈碱性,再加三氯甲烷2mL,振摇提取,分取三氯甲烷液,蒸干,残渣加发烟硝酸5滴,蒸干,放冷,残渣加乙醇制氢氧化钾试液3~4滴与氢氧化钾一小块,即显紫堇色。

4. 色谱鉴别

中药分析中常用的色谱法有纸色谱法、薄层色谱法、气相色谱法、高效液相色谱法和高效毛细管电泳法等。其中薄层色谱法因其操作简便、不需要特殊仪器和具有多种专属检验方法而成为中药鉴别中最常用的一种方法。气相色谱法适合于中药材中含挥发性成分的定性、定量分析。

(三)检查

中药的检查对象是药品或在加工、生产和贮藏等过程中可能引入并需要控制的物质或其限度指标,包括安全性、有效性、均一性和纯度四个方面。中药材与饮片的检查包括药材中混存杂质、重金属及有害元素、灰分、水分、农药残留量、黄曲霉毒素、二氧化硫残留量、膨胀度、酸败度和特殊杂质等。

1. 药材中混存杂质的检查

中药材及饮片中混存的杂质可能为沙石、泥块、尘土、其他药材等。其检查方法为:取适量的供试品摊开,用肉眼或放大镜(5~10倍)观察,将杂质拣出,如其中有可以筛分的杂质,则通过适当的筛法,将杂质分出。

2. 重金属及有害元素的检查

由于受环境污染及种植时喷洒农药的影响,使中药材在生长、采收和炮制等过程中,由于自身的蓄积作用或被污染导致引入重金属铅、汞、镉、铜等对人体有严重毒害的杂质,应对其进行严格限量控制。根据我国现行标准,重金属及有害元素的限度为铅不得过百万分之五;镉不得过千万分之三;砷不得过百万分之二;汞不得过千万分之二;铜不得过百万分之二十。重金属检查法见项目五,有害元素铅、镉、砷、汞、铜的测定方法有原子吸收分光光度法和电感耦合等离子体质谱法。

3. 灰分检查

中药材经粉碎、加热、炽灼,其细胞组织及其内含物灰化遗留形成的灰分称为生理灰分。总灰分除了包含生理灰分外,还包括药材表面附着的不挥发性无机盐类。各种中药在无外来掺杂物时,总灰分应在一定范围内。中药中最常见的无机物质为泥土、砂石等,测定灰分的目的是限制药材中的无机物等杂质。

4. 水分检查

《中国药典》对不同的药材规定了水分含量的限度。测定水分的方法有:烘干法、甲苯法、减压干燥法和气相色谱法。其具体测定方法参考项目五任务二“水分测定法”。

5. 农药残留量测定

在人工栽培生产中药材的过程中,为提高其产量,减少病虫害,在种植的过程中往往需要喷洒农药。由于人为的因素,也导致土壤中残留有农药,这些都有可能引入中药材中,致使中药材存在农药残留。而农药对人体危害极大,因此有必要控制药材及饮片中农药残留量。对接触农药不明的样品,一般测定有机氯和有机磷的限量。大多数有机氯和有机磷类杀虫剂具有挥发性,因此,农药残留量的分析多采用气相色谱法。

6. 黄曲霉毒素测定

中药在贮藏过程中,若原料本身含有大量水分,若未及时经捡、洗、高温干燥和紫外线杀菌,加上贮藏不当(如原料长期暴露在温度高、空气湿度大的环境中),极易产生黄曲霉毒素。《中国药典》(2020 年版)采用高效液相色谱法和高效液相色谱-串联质谱法测定药材及饮片中的黄曲霉毒素(以黄曲霉毒素 B_1、黄曲霉毒素 B_2、黄曲霉毒素 G_1和黄曲霉毒素 G_2总量计)。

7. 二氧化硫残留量测定

中药材或饮片在加工过程中,为了使中药材或饮片颜色好看、长期保存,有使用硫黄熏蒸漂白和杀菌的现象。经过这样处理的中药材或饮片往往残留有二氧化硫,会影响人体的健康。《中国药典》(2020 年版)采用酸碱滴定法、气相色谱法、离子色谱法测定经硫黄熏蒸处理过的药材或饮片中二氧化硫的残留量。

8. 膨胀度测定

膨胀度是药品膨胀性质的指标,系指每 1g 药品在水或其他规定的溶剂中,在一定的时间与温度条件下膨胀后所占有的体积(mL)。主要用于含黏液质、胶质和半纤维素类的天然药品的检查,如车前子、韭菜子、葶苈子等需检查膨胀度。

9. 酸败度测定

酸败是指油脂或含油脂的种子类药材和饮片(桃仁、核桃仁、蓖麻子等),在贮藏过程中发生复杂的化学变化,生成游离脂肪酸、过氧化物和低分子醛类、酮类等产物,出现特异臭味,影响药材和饮片的感官和质量。《中国药典》(2020 年版)规定通过测定酸值、羰基值和过氧化值,以检查药材和饮片中油脂的酸败度。

10. 特殊杂质检查

由于药材的来源、加工、贮存等条件不同,有可能分解变化成不同的产物,因此药物除检查一般杂质外,还需检查可能存在的特殊杂质,其检查方法参考项目五任务三“特殊杂质检查技术”。

(四)含量测定

对于有效成分明确的中药材,应进行有效成分的含量测定以确保质量;有效成分不明确的中药材可测定药物浸出物的量来间接控制质量。贵重药材或含剧毒成分的中药尽可能测定其中的有效成分或剧毒性成分的含量。中药材与饮片的含量测定方法有高效液相色谱法、气相色谱法、薄层色谱扫描法、紫外-可见分光光度法、容量法和重量法等,其中以高效液相色谱法最常用。

三、中药制剂的质量检验

中药制剂是以单味或多味中药为原料,经特定的工艺制成的药物制剂。中药制剂在我国历史悠久,品种多,应用广泛。对于中药制剂来说,无论是单味制剂还是复方制剂,其检验对象都是一个组成十分复杂的混合物,应根据剂型的不同、主药的结构和理化性质、主药含量的多少、其他组分和附加成分对测定有无干扰等进行综合考虑,选择设计适当的检验方法。中药制剂分析的基本程序一般可分为取样、前处理、鉴别、检查和含量测定等。

(一)取样

各类中药制剂的取样量至少为检测用量的 3 倍,贵重药可酌情取样。

(1)粉状制剂(散剂或颗粒剂)　一般取样100g,将取出的供试品混匀,然后按四分法从中取出所需的供试量。

(2)液体制剂(口服液、酊剂、酒剂、糖浆剂)　一般取样数量为200mL,同时须注意容器底是否有沉渣,如有应摇匀后取样。

(3)固体制剂(丸剂、片剂、胶囊)　一般片剂取样200片,未成片前已制成颗粒者可取100g,丸剂一般取10丸,胶囊取样不得少于20粒。

(4)注射剂　取样要经过2次,配制后在灌注、熔封、灭菌前进行一次取样,经灭菌后的注射剂按原方法进行取样,已封好的安瓿取样量一般为200支。

(5)其他剂型的中药制剂　可根据具体情况随意抽取一定数量作为随机抽样。

(二)前处理方法

中药制剂多为复方,组成复杂,样品中被测成分一般含量较低,因此需要对样品进行各种前处理,大多需经提取分离后制成较纯净的供试品溶液,才可进行分析测定。中药制剂的提取方法有冷浸法、回流提取法、连续回流提取法、萃取法、超声提取法、超临界流体萃取法、水蒸气蒸馏法等。样品提取后要对样品提取溶液进行适当的分离纯化,才能对其进行分析。样品的分离纯化是从样品提取液中除去对测定有干扰的杂质,而又不造成被测定成分损失,常用的分离纯化方法有萃取法、色谱法、沉淀法、消化法等方法。

(三)鉴别

鉴别是中药制剂质量控制中一项非常重要的环节。中药制剂的鉴别是通过确认其中所含中药的真伪或存在与否来达到鉴别目的。由于中药制剂组成十分复杂,少则几味,多则十几味,一般药味较多时,逐一鉴别比较困难,通常应遵循处方的原则,首选君药、臣药作为主要鉴别对象,其次鉴别剧毒药和贵重药。中药制剂的鉴别方法有性状鉴别、显微鉴别和理化鉴别和色谱鉴别等。

(四)检查

杂质检查是中药制剂质量标准中的一项重要内容,中药制剂的检查项目可分为制剂通则检查、杂质检查,其中杂质检查又包括一般杂质检查和特殊杂质检查。

1. 制剂通则检查

中药制剂主要剂型常规检查项目见表11-1。

表11-1　常用中药制剂在制剂通则中规定要检查的项目

剂型	检查项目
丸剂	水分、重量差异、装量差异、装量、溶散时限、微生物限度
散剂	粒度、外观均匀度、水分、干燥失重、装量差异、装量、微生物限度、无菌
颗粒剂	粒度、水分、干燥失重、溶化性、装量差异、装量、微生物限度
片剂	重量差异、崩解时限、微生物限度、发泡量、分散均匀性

续表

剂型	检查项目
锭剂	重量差异、微生物限度
注射剂	装量、装量差异、渗透压摩尔浓度、可见异物、不溶性微粒、中药注射剂有关物质、无菌、热原或细菌内毒素、重金属及有害元素残留量
贴膏剂	含膏量、耐热性、赋形性、黏附力、重量差异、微生物限度
煎膏剂(膏滋)	相对密度、不溶物、装量、微生物限度
酊剂	乙醇量 、甲醇量、装量、微生物限度
栓剂	重量差异、融变时限、微生物限度
流浸膏剂与浸膏剂	装量、微生物限度、甲醇量、乙醇量
糖浆剂	相对密度、pH、装量、微生物限度
胶囊剂	装量差异、微生物限度、水分、崩解时限
胶剂	水分、微生物限度
合剂	相对密度、pH、装量、微生物限度
酒剂	总固体、甲醇量、乙醇量、装量、微生物限度
膏药	软化点、重量差异
凝胶剂	粒度、pH、装量、无菌、微生物限度
露剂	pH、装量、微生物限度
茶剂	水分、溶化性、重量差异、装量差异、微生物限度
搽剂	相对密度、pH(乙醇量或折光率)、装量、微生物限度
洗剂	pH(乙醇量)、装量、微生物限度
涂膜剂	装量、无菌、微生物
软膏剂、乳胶剂	装量、无菌、微生物限度、粒度
气雾剂	每瓶总揿次、递送剂量均一性、每揿主药含量、喷射速率、喷出总量、每揿喷量、微细粒子剂量、装量、无菌、微生物限度、粒度
喷雾剂	每瓶总喷次数、每喷喷量、每喷主药含量、递送剂量均一性、装量差异、装量、无菌、微生物限度
鼻用制剂	装量、无菌、微生物限度、递送剂量均一性、装量差异、沉降体积比
眼用制剂	pH、可见异物、粒度、沉降体积比、金属性异物、装量、装量差异、无菌、渗透压摩尔浓度

2. 杂质检查

中药制剂的杂质一般系指中药制剂中存在的无治疗作用或影响中药制剂的稳定性和疗效，甚至对人体健康有害的物质。中药制剂的杂质来源于原料、生产过程和贮存过程等。杂质通常也分为一般杂质和特殊杂质两类：一般杂质是指自然界中分布广泛，普遍存在于药材之中，在中药制剂的生产或贮存过程中引入的杂质，如泥沙、氯化物、硫酸盐、重金属、砷盐、有机氯类农药等；特殊杂质是中药制剂中可能引入或产生的某种（类）特有杂质，特殊杂质及其检查方法被《中国药典》列入各有关品种检查项下，如三七伤药片中的乌头碱的限量检查等。

（五）含量测定

含量测定是控制中药制剂内在质量的重要指标，测定对象应该是制剂中起主要作用的有效成分或毒性成分，以保证临床用药的有效性和安全性。含量测定的一般步骤为测定成分的选定→测定方法及条件的选定→方法学考查。含量测定方法有高效液相色谱法、气相色谱法、薄层色谱扫描法、紫外－可见分光光度法、容量法和重量法等。

（六）中药指纹图谱/特征图谱

中药指纹图谱系指药材、饮片、提取物及中药制剂等经适当处理后，采取一定的分析技术和方法得到的能够标示其化学的、生物学的或其他特性的图谱。中药指纹图谱按测定手段分为中药化学（成分）指纹图谱和中药生物指纹图谱。中药特征图谱系指从中药指纹图谱中选取若干专属性强的色谱峰或色谱峰组合组成特征图谱，主要用于中药的专属性鉴别。中药指纹图谱或特征图谱，特别是色谱指纹图谱，是目前最能满足表征中药成分整体特性的技术。

【实例 11-1】银黄颗粒特征图谱

银黄颗粒对照特征图谱见图 11-1。

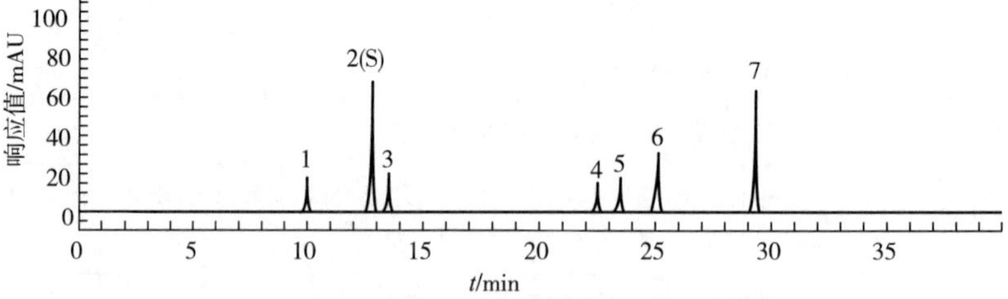

图 11-1 银黄颗粒对照特征图谱

峰 1—新绿原酸 峰 2—绿原酸 峰 3—隐绿原酸 峰 4—3，4-*O*-二咖啡酰奎宁酸
峰 5—3，5-*O*-二咖啡酰奎宁酸 峰 6—4，5-*O*-二咖啡酰奎宁酸 峰 7—黄芩苷

供试品色谱中应呈现 7 个特征峰，与参照物绿原酸峰相对应的峰为 S 峰，计算各特征峰与 S 峰的相对保留时间，其相对保留时间应在规定值的±5%。规定值为：

0. 76min(峰1)、1. 00min(峰2)、1. 05min(峰3)、1. 80min(峰4)、1. 87min(峰5)、2. 01min(峰6)、2. 33min(峰7)。

项目十一　测试题

实训37　板蓝根颗粒的质量检验

【实训目的】

1. 掌握《中国药典》的查阅及标准解读。
2. 掌握薄层色谱、高效液相色谱仪的操作方法。
3. 能进行结果的判断与分析,能规范填写检验记录与报告书。

【实训导入】

板蓝根颗粒是一种主要由板蓝根所制成的中成药,主要的功效是清热解毒、凉血利咽,常用于肺胃热盛所致的咽喉肿痛、口咽干燥和急性扁桃体炎的治疗。

【实训描述】

通过查阅《中国药典》(2020年版)第一部板蓝根颗粒的质量标准和第四部通则0502薄层色谱法、通则0512高效液相色谱法、通则0831干燥失重测定法、通则0832水分测定法、通则0104颗粒剂、通则0982粒度和粒度分布测定法、通则1105微生物计数法、通则1106控制菌检查法及通则1107非无菌药品微生物限度标准,制订检验流程并实施,评价该药品的质量是否符合要求。

【质量要求】

《中国药典》(2020年版)规定板蓝根颗粒的性状检验符合规定;供试品色谱中,在与对照药材色谱和对照品色谱相应的位置上,显相同颜色的斑点;供试品色谱中,应呈现与对照品色谱峰保留时间相对应的色谱峰;干燥失重中减失重量不得过2. 0%;水分不得超过8. 0%;装量差异检查应符合规定;粒度测定应符合规定;溶化性应为全部溶化或轻微浑浊;微生物限度检查应符合规定;每袋含板蓝根以尿苷($C_9H_{12}N_2O_6$)、鸟苷($C_{10}H_{13}N_5O_5$)、腺苷($C_{10}H_{13}N_5O_4$)的总量计,每袋装5g或4g或3g或2. 5g或1. 8g或1g(相当于饮片7g)不得少于0. 70mg;每袋装10g(相当于饮片14g)不得少于1. 4mg。

【实训准备】

药品和仪器:板蓝根颗粒、95%乙醇、板蓝根对照药材、L-脯氨酸对照品、精氨酸对照品、亮氨酸对照品、硅胶G薄层板、正丁醇、冰醋酸、茚三酮、尿苷对照品、鸟苷对照品、(*R*,*S*)-告依春对照品、腺苷对照品、甲醇、展开缸、扁形称量瓶、烧杯、镊子、容量瓶、移液管、超声波细胞破碎仪、高效液相色谱仪、真空干燥箱、水分测定仪、分析天平、超净工作台等。

【实训实施】

1. 性状

本品为浅棕黄色至棕褐色的颗粒;味甜、微苦,或味微苦。

2. 鉴别

(1)薄层色谱法　取本品适量(相当于饮片2.8g),研细,加乙醇10mL,超声处理30min,滤过,滤液浓缩至2mL,作为供试品溶液。另取板蓝根对照药材0.5g,加乙醇20mL,同法制成对照药材溶液。再取L-脯氨酸对照品、精氨酸对照品、亮氨酸对照品,分别加乙醇制成每1mL各含1mg的溶液,作为对照品溶液。照薄层色谱法(通则0502)试验,吸取上述几种供试品溶液各2~5μL,分别点于同一硅胶G薄层板上,以正丁醇-冰醋酸-水(19∶5∶5)为展开剂,展开,取出,晾干,喷以茚三酮试液,在105℃加热至斑点显色清晰,置日光下检视。供试品色谱中,在与对照药材色谱和对照品色谱相应的位置上,显相同颜色的斑点。

(2)高效液相色谱法　取尿苷对照品、鸟苷对照品、(*R*,*S*)-告依春对照品及腺苷对照品,加5%甲醇制成每1mL含尿苷、鸟苷、(*R*,*S*)-告依春各20μg及腺苷25μg的混合溶液,作为对照品溶液。照【含量测定】项下的方法试验,吸取上述对照品溶液及【含量测定】项下的供试品溶液各5~10μL,注入液相色谱仪,记录色谱图。供试品色谱中,应呈现与对照品色谱峰保留时间相对应的色谱峰。

3. 检查

(1)干燥失重　取本品,照干燥失重测定法(通则0831)在80℃干燥至恒重,减失重量不得过2.0%。

(2)水分　照水分测定法(通则0832)测定,水分不得超过8.0%。

(3)装量差异　取本品10袋,依法检查(通则0104),应符合规定。

(4)粒度　照粒度和粒度分布测定法(通则0982第二法双筛分法)测定,不能通过一号筛与能通过五号筛的总和不得超过15%。

(5)溶化性　取供试品10g,加热水200mL,搅拌5min,立即观察,可溶颗粒应全部溶化或轻微浑浊。

(6)微生物限度　取本品,照非无菌产品微生物限度检查:微生物计数法(通则1105)和控制菌检查法(通则1106)及非无菌药品微生物限度标准(通则1107)检查,应符合规定。

4. 含量测定

照高效液相色谱法(通则0512)测定。

色谱条件与系统适用性试验:用十八烷基硅烷键合硅胶为填充剂;以甲醇为流动相A,以水为流动相B,按表1中的规定进行梯度洗脱;流速为0.8mL/min;柱温为 30℃；检测波长为 254nm。理论塔板数按尿苷峰计算应不低于 10000。

表 1　梯度洗脱程序

时间/min	流动相 A/%	流动相 B/%
0~3	3	97
3~20	3→10	97→90
20~40	10→70	90→30
40~50	70	30

对照品溶液的制备：取尿苷对照品、鸟苷对照品及腺苷对照品适量，精密称定，加 5%甲醇制成每 1mL 含尿苷 20μg、鸟苷 20μg 及腺苷 25μg 的混合溶液，即得。

供试品溶液的制备：取装量差异项下的本品，研细，取适量（约相当于饮片 1.4g），精密称定，置具塞锥形瓶中，精密加入 5%甲醇 10mL，密塞，称定重量，超声处理（功率 500W，频率 40kHz）5min，放冷，再称定重量，用 5%甲醇补足减失的重量，摇匀，滤过，取续滤液，即得。

测定法：分别精密吸取对照品溶液与供试品溶液各 5~10μL，注入液相色谱仪，测定，即得。

【检验原始记录与报告书】

原始记录见表 2，检验报告书见表 3。

表 2　板蓝根颗粒质量检验原始记录

温度（℃）：　　　　相对湿度（%）：　　　　编号：

检品名称		检品规格	
生产厂家		生产批号	
包装		有效期	
检验数量		检验日期	
检验目的		检验项目	
检验依据			
检验过程			
性状			

续表

<table>
<tr><td rowspan="12">鉴别</td><td rowspan="6">薄层色谱鉴别</td><td>供试品溶液制备</td><td colspan="3"></td></tr>
<tr><td>对照品溶液制备</td><td colspan="3"></td></tr>
<tr><td>薄层板</td><td></td><td>展开剂</td><td></td></tr>
<tr><td>检视结果</td><td colspan="3"></td></tr>
<tr><td>标准规定</td><td colspan="3"></td></tr>
<tr><td>检验结论</td><td colspan="3"></td></tr>
<tr><td rowspan="6">高效液相色谱鉴别</td><td>仪器型号</td><td colspan="3"></td></tr>
<tr><td>供试品溶液的制备</td><td colspan="3"></td></tr>
<tr><td>供试品溶液主峰保留时间</td><td></td><td>对照品溶液主峰保留时间</td><td></td></tr>
<tr><td>检验结果</td><td colspan="3"></td></tr>
<tr><td>标准规定</td><td colspan="3"></td></tr>
<tr><td>检验结论</td><td colspan="3"></td></tr>
<tr><td rowspan="19">检查</td><td rowspan="9">干燥失重</td><td>恒温干燥箱型号</td><td></td><td>分析天平型号</td><td></td></tr>
<tr><td>干燥温度/℃</td><td></td><td>干燥剂类型</td><td></td></tr>
<tr><td>编号</td><td>1</td><td colspan="2">2</td></tr>
<tr><td>干燥至恒重称量瓶重/g</td><td></td><td colspan="2"></td></tr>
<tr><td>供试品+恒重后称量瓶/g</td><td></td><td colspan="2"></td></tr>
<tr><td>恒重后供试品+称量瓶重/g</td><td></td><td colspan="2"></td></tr>
<tr><td>干燥失重/%</td><td></td><td colspan="2"></td></tr>
<tr><td>平均值/%</td><td colspan="3"></td></tr>
<tr><td>标准规定</td><td colspan="3"></td></tr>
<tr><td>检验结论</td><td colspan="3"></td></tr>
<tr><td rowspan="10">水分</td><td>天平型号</td><td></td><td>水分测定仪型号</td><td></td></tr>
<tr><td>编号</td><td>1</td><td colspan="2">2</td></tr>
<tr><td>供试品重/g</td><td></td><td colspan="2"></td></tr>
<tr><td>空白消耗体积/mL</td><td></td><td colspan="2"></td></tr>
<tr><td>空白消耗体积均值/mL</td><td colspan="3"></td></tr>
<tr><td>供试品消耗体积/mL</td><td></td><td colspan="2"></td></tr>
<tr><td>供试品含水量/%</td><td></td><td colspan="2"></td></tr>
<tr><td>平均值/%</td><td colspan="3"></td></tr>
<tr><td>标准规定</td><td colspan="3"></td></tr>
<tr><td>检验结论</td><td colspan="3"></td></tr>
</table>

续表

检查	装量差异	序号	1	2	3	4	5	6	7	8	9	10
		装量/g										
		序号	11	12	13	14	15	16	17	18	19	20
		装量/g										
		20 粒内容物总重				平均装量						
		限度范围										
		检验结果										
		标准规定										
		检验结论										
	粒度	检验结果										
		标准规定										
		检验结论										
	溶化性	检验结果										
		标准规定										
		检验结论										
	微生物限度	洁净工作台型号				高压灭菌锅型号						
		恒温培养箱型号				培养基						
		培养温度/℃				培养时间						
		检验结果										
		标准规定										
		检验结论										
含量测定		天平型号				HPLC 仪器型号						
		检测器				检测波长/nm						
		色谱柱				柱温/℃						
		流动相				流速/(mL/min)						
		对照品名称				来源						
		对照品批号				含量/%						
		供试品进样量/μL				对照品进样量/μL						
		理论板数				含量测定方法						
		编号	1					2				
		供试品取样量/g										
		对照品浓度/(μg/mL)										

续表

含量测定	供试品峰面积			
	对照品峰面积			
	含量计算公式			
	供试品含量/%			
	平均值/%			
	标准规定			
	检验结论			

检验人：　　　　　　　　　　　　　　复核人：
年　月　日　　　　　　　　　　　　　年　月　日

表 3　　板蓝根颗粒质量检验报告书

检验项目		标准规定	检验结果
性状			
鉴别	薄层色谱		
	高效液相色谱		
检查	干燥失重		
	水分		
	装量差异		
	粒度		
	溶化性		
	微生物限度		
含量测定			
检验结论：			

检验人：　　　　　　　复核人：　　　　　　　负责人：
年　月　日　　　　　　年　月　日　　　　　　年　月　日

【实训注意】

1. 检查装量差异时，试验过程中应避免用手直接接触供试品的内容物。
2. 含量测定至少需平行操作 2 份，取标示量百分数的均值进行判定。

【实训思考】

1. 中药颗粒剂、化药颗粒剂和生物制品颗粒剂的常规检验项目有何区别？
2. 高效液相色谱法中常用的定量方法有哪些？本实验中采用的是哪种方法？

【实训评价】

考核评价见表4。

表4　　板蓝根颗粒质量检验技能考核评价

序号	实训步骤	实训内容	技术要求	分值	得分
1	制订工作方案	检验依据的确定	会查阅并确定药品质量检验依据	5	
2	准备工作	仪器试剂准备	正确配制试剂,选用和清洗仪器	5	
3	质量检验（全检）	性状	判断正确	5	
		鉴别	仪器操作规范、正确分析谱图	10	
		检查	规范操作,按要求完成检测	15	
		含量测定	仪器操作规范,检测数据可靠	15	
4	检验结果	测定结果	平行测定偏差是否合格	10	
			结果准确度是否符合要求	15	
5	文明操作	仪器复原	已复原	3	
		清理台面	整理	2	
		检验原始记录	填写规范完整	15	
总分				100	

学习小结

1. 中药分析特点为中药化学成分的复杂性;成分含量的差异性;有效成分的难确定性;杂质来源的多途径性;以中医药理论为指导原则;中药剂型的多样性。

2. 中药及其制剂常用提取方法包括冷浸法、回流提取法、连续回流提取法、萃取法、水蒸气蒸馏法、超声提取法、超临界流体提取法等。

3. 样品的分离和纯化方法包括液-液萃取法、色谱法、沉淀法、消化法等。

4. 中药常用鉴别方法包括性状鉴别、显微鉴别、理化鉴别和色谱鉴别等。

5. 中药杂质检查项目包括药材中混存杂质的检查、水分检查、灰分检查、重金属及有害元素的检查、黄曲霉毒素检查、农药残留量检查、二氧化硫残留量检查、膨胀度检查、酸败度检查和特殊杂质检查。

6. 中药及其制剂的含量测定方法主要有化学法、光谱法和色谱法等。

7. 中药指纹图谱按测定手段分类:中药指纹图谱分为中药化学(成分)指纹图谱和中药生物指纹图谱。

项目十二　水质检验

学习目标

●知识目标

1. 掌握制药用水的种类、杂质检查的主要项目和方法。
2. 熟悉制药用水检查原理、制药用水的主要用途。

●能力目标

1. 能说出制药用水的常规检验项目。
2. 能够根据《中国药典》进行制药用水的检验。

案例导入

某地“4·11”饮用水苯超标事件

2014年4月11日,某地发生局部饮用水苯超标事件,原因是石化管道发生原油泄漏,污染了供水企业的自流沟。《生活饮用水卫生标准》(GB 5749—2006)有关饮用水规定的106项检测标准中,42项为常规检测,每个月抽样检测一次;而包括苯在内的非常规指标为64项,每半年做一次检测。事发地区是以地表水为水源,水源地靠近化工区,与化学污染相关的指标应每月甚至根据情况及时检测,这样才能保证居民用水的安全。显然该城市供水单位没有做到,导致饮用水苯超标,危害了人民的健康安全。

问题:饮用水作为制药用水的原水,主要用途有哪些?制药用水的种类有哪些?

一、制药用水种类及应用

水是药品生产过程中用量大、使用广的一种辅料,用于生产过程及药物制剂的制备。制药用水根据使用的范围不同分为饮用水、纯化水、注射用水及灭菌注射用水。饮用水质量必须符合中华人民共和国国家标准《生活饮用水卫生标准》(GB 5749—2006),纯化水、注射用水及灭菌注射用水质量应符合《中国药典》(2020年版)中有关的各项规定。

饮用水又称原水,为天然水经净化处理所得的水。纯化水为饮用水经蒸馏法、离子交换法、反渗透法或其他适宜的方法制备的制药用水,不含任何附加剂。注射用水为纯化水经蒸馏所得的水，应符合细菌内毒素试验要求。灭菌注射用水为注射用水按注射剂生产工艺制备所得。制药用水的主要用途见表12-1。

表12-1　制药用水的主要用途

制药用水类别	主要用途
饮用水	①制备纯化水的水源 ②中药材、中药饮片的清洗 ③口服、外用的普通制剂所用药材的润湿、提取 ④制药用具的粗洗
纯化水	①制备注射用水的水源 ②非无菌药品直接接触药品的设备、器具和包装材料最后一次洗涤用水 ③注射剂、无菌药品直接接触药品包装材料的初洗 ④非无菌药品的配制 ⑤非无菌原料的精制 ⑥中药注射剂、滴眼剂所用药材的提取溶剂
注射用水	①无菌产品直接接触药品的包装材料最后一次清洗用水 ②注射剂、无菌冲洗剂配料 ③无菌原料的精制 ④无菌原料药直接接触药品的包装材料最后一次清洗用水
灭菌注射用水	注射用灭菌粉末的溶剂或注射液的稀释剂

二、制药用水的质量检验

（一）饮用水的分析

1. 性状

饮用水为无色的澄清液体；无异臭，无味，无肉眼可见物。

2. 检查

我国《生活饮用水卫生标准》（GB 5749—2006）中规定饮用水的检查有常规检查和非常规检查，但在实际工作中对饮用水的检查主要有色度、浑浊度、臭和味、肉眼可见物、酸碱度、余氯、细菌总数、总大肠菌群等。

（二）纯化水、注射用水与灭菌注射用水的分析

《中国药典》（2020年版）对注射用水的质量要求有严格规定。注射用水的性状及对杂质硝酸盐、亚硝酸盐、电导率、总有机碳、不挥发物、重金属的检查和限量均与纯化水相同，但在酸碱度、氨和微生物限度的检查方面比纯化水要求严格，另外增加了细菌内毒素检查。纯化水、注射用水与灭菌注射用水的质量指标要求见

表 12–2。

表 12–2　　纯化水、注射用水与灭菌注射用水的质量指标

项目	纯化水	注射用水	灭菌注射用水
来源	为饮用水经蒸馏法、离子交换法、反渗透法或其他适宜的方法制备的制药用水，不含任何附加剂	为纯化水经蒸馏所得的水	注射用水照注射剂生产工艺制备所得
性状	无色的澄清液体；无臭		
pH	4.2~7.6	5.0~7.0	
硝酸盐	≤0.000006%		
亚硝酸盐	≤0.000002%		
氨	≤0.00003%	≤0.00002%	
电导率	依法检查应符合规定		
总有机碳	≤0.5mg/L		—
易氧化物	粉红色不得完全消失	—	粉红色不得完全消失
不挥发物	残渣不得过 1mg		
重金属	≤0.00001%		
氯化物、硫酸盐与钙盐	—	—	均不得发生浑浊
二氧化碳	—	—	1h 内不得发生浑浊
微生物限度	≤100 个/mL	≤10 个/100mL	—
细菌内毒素	—	<0.25EU/mL	
其他	—	—	符合注射剂项下有关的各项规定
类别	溶剂、稀释剂	溶剂	溶剂、冲洗剂
贮藏	密闭保存		

学习小结

1. 制药用水因其使用的范围不同而分为饮用水、纯化水、注射用水及灭菌注射用水。

2.《中国药典》(2020 年版)规定纯化水、注射用水及灭菌注射用水质量标准见表 12-2。

项目十二　测试题

附录一 《中国药典》(2020年版)第二部凡例

总 则

一、《中华人民共和国药典》简称《中国药典》,依据《中华人民共和国药品管理法》组织制订和颁布实施。《中国药典》一经颁布实施,其所载同品种或相关内容的上版药典标准或其原国家药品标准即停止使用。

《中国药典》由一部、二部、三部、四部及其增补本组成。一部收载中药,二部收载化学药品,三部收载生物制品及相关通用技术要求,四部收载通用技术要求和药用辅料。除特别注明版次外,《中国药典》均指现行版。

本部为《中国药典》二部。

二、《中国药典》主要由凡例、通用技术要求和品种正文构成。

凡例是为正确使用《中国药典》,对品种正文、通用技术要求以及药品质量检验和检定中有关共性问题的统一规定和基本要求。

通用技术要求包括《中国药典》收载的通则、指导原则以及生物制品通则和相关总论等。

《中国药典》各品种项下收载的内容为品种正文。

三、药品标准由品种正文及其引用的凡例、通用技术要求共同构成。

本版药典收载的凡例、通则/生物制品通则、总论的要求对未载入本版药典的其他药品标准具同等效力。

四、凡例和通用技术要求中采用"除另有规定外"这一用语,表示存在与凡例或通用技术要求有关规定不一致的情况时,则在品种正文中另作规定,并据此执行。

五、品种正文所设各项规定是针对符合《药品生产质量管理规范》(Good Manufacturing Practices,GMP)的产品而言。任何违反GMP或有未经批准添加物质所生产的药品,即使符合《中国药典》或按照《中国药典》未检出其添加物质或相关杂质,亦不能认为其符合规定。

六、《中国药典》的英文名称为Pharmacopoeia of the People's Republic of China;英文简称为Chinese Pharmacopoeia;英文缩写为ChP。

通用技术要求

七、通则主要包括制剂通则、其他通则、通用检测方法。制剂通则系为按照药物剂型分类,针对剂型特点所规定的基本技术要求。通用检测方法系为各品种进行相同项目检验时所应采用的统一规定的设备、程序、方法及限度等。

指导原则系为规范药典执行,指导药品标准制订和修订,提高药品质量控制水平所规定的非强制性、推荐性技术要求。

生物制品通则是对生物制品生产和质量控制的基本要求，总论是对某一类生物制品生产和质量控制的相关技术要求。

品种正文

八、品种正文系根据药物自身的理化与生物学特性，按照批准的处方来源、生产工艺、贮藏运输条件等所制订的、用以检测药品质量是否达到用药要求并衡量其质量是否稳定均一的技术规定。

九、品种正文内容根据品种和剂型的不同，按顺序可分别列有：(1)品名(包括中文名、汉语拼音与英文名)；(2)有机药物的结构式；(3)分子式与分子量；(4)来源或有机药物的化学名称；(5)含量或效价规定；(6)处方；(7)制法；(8)性状；(9)鉴别；(10)检查；(11)含量或效价测定；(12)类别；(13)规格；(14)贮藏；(15)制剂；(16)标注；(17)杂质信息等。

原料药与制剂中已知杂质的名称与结构式等信息一般均在原料药正文中列出，相应制剂正文直接引用。复方制剂中活性成分相互作用产生的杂质，一般列在该品种正文项下。

十、品种正文中引用的药品系指本版药典收载的品种，其质量应符合相应的规定。

名称与编排

十一、品种正文收载的药品中文名称通常按照《中国药品通用名称》收载的名称及其命名原则命名，《中国药典》收载的药品中文名称均为法定名称；本部药典收载的原料药英文名除另有规定外，均采用国际非专利药名(International Nonproprietary Names，INN)。

有机药物的化学名称系根据中国化学会编撰的《有机化学命名原则》命名，母体的选定与国际纯粹与应用化学联合会(International Union of Pure and Applied Chemistry，IUPAC)的命名系统一致。

十二、药品化学结构式按照世界卫生组织(World Health Organization，WHO)推荐的“药品化学结构式书写指南”书写。

十三、品种正文按药品中文名称笔画顺序排列，同笔画数的字按起笔笔形一丨丿丶乛的顺序排列；单方制剂排在其原料药后面；放射性药品集中编排；索引按汉语拼音顺序排序的中文索引、英文名和中文名对照索引排列。

项目与要求

十四、制法项下主要记载药品的重要工艺要求和质量管理要求。

(1)所有药品的生产工艺应经验证，并经国务院药品监督管理部门批准，生产过程均应符合《药品生产质量管理规范》的要求。

(2)来源于动物组织提取的药品，其所用动物种属要明确，所用脏器均应来自经检疫的健康动物，涉及牛源的应取自无牛海绵状脑病地区的健康牛群；来源于人尿提取的药品，均应取自健康人群。上述药品均应有明确的病毒灭活工艺要求以及质量管理要求。

(3) 直接用于生产的菌种、毒种、来自人和动物的细胞、DNA 重组工程菌及工程细胞，来源途径应经国务院药品监督管理部门批准并应符合国家有关的管理规范。

十五、性状项下记载药品的外观、臭、味、溶解度以及物理常数等。

(1) 外观性状是对药品的色泽和外表感官的规定，其中臭与味指药品本身所固有的，可供制剂开发时参考。

(2) 溶解度是药品的一种物理性质。各品种项下选用的部分溶剂及其在该溶剂中的溶解性能，可供精制或制备溶液时参考；对在特定溶剂中的溶解性能需作质量控制时，在该品种检查项下另作具体规定。药品的近似溶解度以下列名词术语表示：

极易溶解	系指溶质 1g(ml) 能在溶剂不到 1ml 中溶解；
易溶	系指溶质 1g(ml) 能在溶剂 1～不到 10ml 中溶解；
溶解	系指溶质 1g(ml) 能在溶剂 10～不到 30ml 中溶解；
略溶	系指溶质 1g(ml) 能在溶剂 30～不到 100ml 中溶解；
微溶	系指溶质 1g(ml) 能在溶剂 100～不到 1000ml 中溶解；
极微溶解	系指溶质 1g(ml) 能在溶剂 1000～不到 10 000ml 中溶解；
几乎不溶或不溶	系指溶质 1g(ml) 在溶剂 10 000ml 中不能完全溶解。

试验法：除另有规定外，称取研成细粉的供试品或量取液体供试品，于 25℃±2℃一定容量的溶剂中，每隔 5 分钟强力振摇 30 秒钟；观察 30 分钟内的溶解情况，如无目视可见的溶质颗粒或液滴时，即视为完全溶解。

(3) 物理常数包括相对密度、馏程、熔点、凝点、比旋度、折光率、黏度、吸收系数、碘值、皂化值和酸值等；其测定结果不仅对药品具有鉴别意义，也可反映药品的纯度，是评价药品质量的主要指标之一。

十六、鉴别项下规定的试验方法，系根据反映该药品某些物理、化学或生物学等特性所进行的药物鉴别试验，不完全代表对该药品化学结构的确证。

十七、检查项下包括反映药品的安全性与有效性的试验方法和限度、均一性与纯度等制备工艺要求等内容；对于规定中的各种杂质检查项目，系指该药品在按既定工艺进行生产和正常贮藏过程中可能含有或产生并需要控制的杂质（如残留溶剂、有关物质等）；改变生产工艺时需另考虑增修订有关项目。

对于生产过程中引入的有机溶剂，应在后续的生产环节予以有效去除。除正文已明确列有“残留溶剂”检查的品种必须对生产过程中引入的有机溶剂依法进行该项检查外，其他未在“残留溶剂”项下明确列出的有机溶剂或未在正文中列有此项检查的各品种，如生产过程中引入或产品中残留有机溶剂，均应按通则“残留溶剂测定法”检查并应符合相应溶剂的限度规定。

采用色谱法检测有关物质时，杂质峰（或斑点）不包括溶剂、辅料或原料药的非活性部分等产生的色谱峰（或斑点）。必要时，可采用适宜的方法对上述非杂质峰（或斑点）进行确认。

处方中含有抑菌剂的注射剂和眼用制剂，应建立适宜的检测方法对抑菌剂的含量进行控制。正文已明确列有抑菌剂检查的品种必须依法对产品中使用的抑菌剂进行该项检查，并应符合相应的限度规定。

供直接分装成注射用无菌粉末的原料药，应按照注射剂项下相应的要求进行检查，并应符合规定。

各类制剂，除另有规定外，均应符合各制剂通则项下有关的各项规定。

十八、含量测定项下规定的试验方法，用于测定原料药及制剂中有效成分的含量，一般可采用化学、仪器或生物测定方法。

十九、类别系按药品的主要作用与主要用途或学科的归属划分，不排除在临床实践的基础上作其他类别药物使用。

二十、制剂的规格，系指每一支、片或其他每一个单位制剂中含有主药的重量（或效价）或含量（%）或装量。注射液项下，如为“1mL：10mg”，系指1mL中含有主药10mg；对于列有处方或标有浓度的制剂，也可同时规定装量规格。

二十一、贮藏项下的规定，系为避免污染和降解而对药品贮存与保管的基本要求，以下列名词术语表示：

遮光　　系指用不透光的容器包装，例如棕色容器或适宜黑色材料包裹的无色透明、半透明容器；

避光　　系指避免日光直射；

密闭　　系指将容器密闭，以防止尘土及异物进入；

密封　　系指将容器密封以防止风化、吸潮、挥发或异物进入；

熔封或严封　系指将容器熔封或用适宜的材料严封，以防止空气与水分的侵入并防止污染；

阴凉处　　系指不超过20℃；

凉暗处　　系指避光并不超过20℃；

冷处　　系指2～10℃；

常温（室温）系指10～30℃。

除另有规定外，贮藏项下未规定贮藏温度的一般系指常温。

由于注射剂与眼用制剂等的包装容器均直接接触药品，可视为该制剂的组成部分，因而可写为“密闭保存”。

二十二、标注项下的规定，系指开展检定工作等所需的信息，应采取适宜的方式（如药品说明书等）注明。

二十三、制剂中使用的原料药和辅料，均应符合本版药典的规定；本版药典未收载者，必须制订符合药用要求的标准，并需经国务院药品监督管理部门批准。

同一原料药用于不同制剂(特别是给药途径不同的制剂)时,需根据临床用药要求制订相应的质量控制项目。

检验方法和限度

二十四、本版药典品种正文收载的所有品种,均应按规定的方法进行检验。采用药典规定的方法进行检验时,应对方法的适用性进行确认。如采用其他方法,应进行方法学验证,并与规定的方法比对,根据试验结果选择使用,但应以本版药典规定的方法为准。

二十五、本版药典中规定的各种纯度和限度数值以及制剂的重(装)量差异,系包括上限和下限两个数值本身及中间数值。规定的这些数值不论是百分数还是绝对数字,其最后一位数字都是有效位。

试验结果在运算过程中,可比规定的有效数字多保留一位数,而后根据有效数字的修约规则进舍至规定有效位。计算所得的最后数值或测定读数值均可按修约规则进舍至规定的有效位,取此数值与标准中规定的限度数值比较,以判断是否符合规定的限度。

二十六、原料药的含量(%),除另有注明者外,均按重量计。如规定上限为100%以上时,系指用本版药典规定的分析方法测定时可能达到的数值,它为药典规定的限度或允许偏差,并非真实含有量;如未规定上限时,系指不超过101.0%。

制剂的含量限度范围,系根据主药含量的多少、测定方法误差、生产过程不可避免偏差和贮存期间可能产生降解的可接受程度而制订的,生产中应按标示量100%投料。如已知某一成分在生产或贮存期间含量会降低,生产时可适当增加投料量,以保证在有效期内含量能符合规定。

标准品与对照品

二十七、标准品与对照品系指用于鉴别、检查、含量或效价测定的标准物质。标准品系指用于生物检定或效价测定的标准物质,其特性量值一般按效价单位(或μg)计,以国际标准物质进行标定;对照品系指采用理化方法进行鉴别、检查或含量测定时所用的标准物质,其特性量值一般按纯度(%)计。

标准品与对照品的建立或变更批号,应与国际标准物质或原批号标准品或对照品进行对比并经过协作标定,然后按照国家药品标准物质相应的工作程序进行技术审定,确认其质量能够满足既定用途后方可使用。

标准品与对照品均应附有使用说明书,一般应标明批号、特性量值、用途、使用方法、贮藏条件和装量等。

标准品与对照品均应按其标签或使用说明书所示的内容使用和贮藏。

计　量

二十八、试验用的计量仪器均应符合国务院质量技术监督部门的规定。

二十九、本版药典采用的计量单位

(1)法定计量单位名称和单位符号如下:

长度　米(m)　分米(dm)　厘米(cm)　毫米(mm)　微米(μm)　纳米(nm)

体积　升(L)　毫升(ml)　微升(μl)

质(重)量　千克(kg)　克(g)　毫克(mg)　微克(μg)　纳克(ng)　皮克(pg)

物质的量　摩尔(mol)　毫摩尔(mmol)

压力　兆帕(MPa)　千帕(kPa)　帕(Pa)

温度　摄氏度(℃)

动力黏度　帕秒(Pa·s)　毫帕秒(mPa·s)

运动黏度　平方米每秒(m^2/s)　平方毫米每秒(mm^2/s)

波数　厘米的倒数(cm^{-1})

密度　千克每立方米(kg/m^3)　克每立方厘米(g/cm^3)

放射性活度　吉贝可(GBq)　兆贝可(MBq)　千贝可(kBq)　贝可(Bq)

(2)本版药典使用的滴定液和试液的浓度,以mol/L(摩尔/升)表示者,其浓度要求精密标定的滴定液用"×××滴定液(YYY mol/L)"表示;作其他用途不需精密标定其浓度时,用"YYY mol/L ×××溶液"表示,以示区别。

(3)有关的温度描述,一般以下列名词术语表示:

水浴温度　除另有规定外,均指98~100℃;

热水　系指70~80℃;

微温或温水　系指40~50℃;

室温(常温)　系指10~30℃;

冷水　系指2~10℃;

冰浴　系指约0℃;

放冷　系指放冷至室温。

(4)符号"%"表示百分比,系指重量的比例;但溶液的百分比,除另有规定外,系指溶液100ml中含有溶质若干克;乙醇的百分比,系指在20℃时容量的比例。此外,根据需要可采用下列符号:

%(g/g)　表示溶液100g中含有溶质若干克;

%(ml/ml)　表示溶液100ml中含有溶质若干毫升;

%(ml/g)　表示溶液100g中含有溶质若干毫升;

%(g/ml)　表示溶液100ml中含有溶质若干克。

(5)缩写"ppm"表示百万分比,系指重量或体积的比例。

(6)缩写"ppb"表示十亿分比,系指重量或体积的比例。

(7)液体的滴,系在20℃时,以1.0ml水为20滴进行换算。

(8)溶液后标示的"(1→10)"等符号,系指固体溶质1.0g或液体溶质1.0ml加溶剂使成10ml的溶液;未指明用何种溶剂时,均系指水溶液;两种或两种以上液体的混合物,名称间用半字线"-"隔开,其后括号内所示的":"符号,系指各液体混合时的体积(重量)比例。

(9)本版药典所用药筛,选用国家标准的 R40/3 系列,分等如下:

筛　号	筛孔内径(平均值)	目号
一号筛	2000μm±70μm	10 目
二号筛	850μm±29μm	24 目
三号筛	355μm±13μm	50 目
四号筛	250μm±9.9μm	65 目
五号筛	180μm±7.6μm	80 目
六号筛	150μm±6.6μm	100 目
七号筛	125μm±5.8μm	120 目
八号筛	90μm±4.6μm	150 目
九号筛	75μm±4.1μm	200 目

粉末分等如下:

最粗粉　指能全部通过一号筛,但混有能通过三号筛不超过 20%的粉末;

粗　粉　指能全部通过二号筛,但混有能通过四号筛不超过 40%的粉末;

中　粉　指能全部通过四号筛,但混有能通过五号筛不超过 60%的粉末;

细　粉　指能全部通过五号筛,并含能通过六号筛不少于 95%的粉末;

最细粉　指能全部通过六号筛,并含能通过七号筛不少于 95%的粉末;

极细粉　指能全部通过八号筛,并含能通过九号筛不少于 95%的粉末。

(10)乙醇未指明浓度时,均系指 95%(ml/ml)的乙醇。

三十、计算分子量以及换算因子等使用的原子量均按最新国际原子量表推荐的原子量。

精　确　度

三十一、本版药典规定取样量的准确度和试验精密度。

(1)试验中供试品与试药等"称重"或"量取"的量,均以阿拉伯数码表示,其精确度可根据数值的有效数位来确定,如称取"0.1g",系指称取重量可为 0.06~0.14g;称取"2g",系指称取重量可为 1.5~2.5g;称取"2.0g",系指称取重量可为 1.95~2.05g;称取"2.00g",系指称取重量可为 1.995~2.005g。

"精密称定"系指称取重量应准确至所取重量的千分之一;"称定"系指称取重量应准确至所取重量的百分之一;"精密量取"系指量取体积的准确度应符合国家标准中对该体积移液管的精密度要求;"量取"系指可用量筒或按照量取体积的有效数位选用量具。取用量为"约"若干时,系指取用量不得超过规定量的±10%。

(2)恒重,除另有规定外,系指供试品连续两次干燥或炽灼后称重的差异在 0.3mg 以下的重量;干燥至恒重的第二次及以后各次称重均应在规定条件下继续干燥 1 小时后进行;炽灼至恒重的第二次称重应在继续炽灼 30 分钟后进行。

(3)试验中规定"按干燥品(或无水物,或无溶剂)计算"时,除另有规定外,应取未经干燥(或未去水,或未去溶剂)的供试品进行试验,并将计算中的取用量按检查项下测得的干燥失重(或水分,或溶剂)扣除。

(4)试验中的“空白试验”,系指在不加供试品或以等量溶剂替代供试液的情况下,按同法操作所得的结果;含量测定中的“并将滴定的结果用空白试验校正”,系指按供试品所耗滴定液的量(mL)与空白试验中所耗滴定液的量(mL)之差进行计算。

(5)试验时的温度,未注明者,系指在室温下进行;温度高低对试验结果有显著影响者,除另有规定外,应以25℃±2℃为准。

试药、试液、指示剂

三十二、试验用的试药,除另有规定外,均应根据通则试药项下的规定,选用不同等级并符合国家标准或国务院有关行政主管部门规定的试剂标准。试液、缓冲液、指示剂与指示液、滴定液等,均应符合通则的规定或按照通则的规定制备。

三十三、试验用水,除另有规定外,均系指纯化水。酸碱度检查所用的水,均系指新沸并放冷至室温的水。

三十四、酸碱性试验时,如未指明用何种指示剂,均系指石蕊试纸。

动物试验

三十五、动物试验所使用的动物应为健康动物,其管理应按国务院有关行政主管部门颁布的规定执行。

动物品系、年龄、性别、体重等应符合药品检定要求。

随着药品纯度的提高,凡是有准确的化学和物理方法或细胞学方法能取代动物试验进行药品质量检测的,应尽量采用,以减少动物试验。

说明书、包装与标签

三十六、药品说明书应符合《中华人民共和国药品管理法》及国务院药品监督管理部门对说明书的规定。

三十七、直接接触药品的包装材料和容器应符合国务院药品监督管理部门的有关规定,均应无毒、洁净,与内容药品应不发生化学反应,并不得影响内容药品的质量。

三十八、药品标签应符合《中华人民共和国药品管理法》及国务院药品监督管理部门对包装标签的规定,不同包装标签其内容应根据上述规定印制,并应尽可能多地包含药品信息。

三十九、麻醉药品、精神药品、医疗用毒性药品、放射性药品、外用药品和非处方药品的说明书和包装标签,必须印有规定的标识。

附录二　常用试液、缓冲液、指示液、滴定液的配制

常用试液、缓冲液、指示液、滴定液的配制

附录三　药品质量标准示例

葡萄糖

Putaotang

Glucose

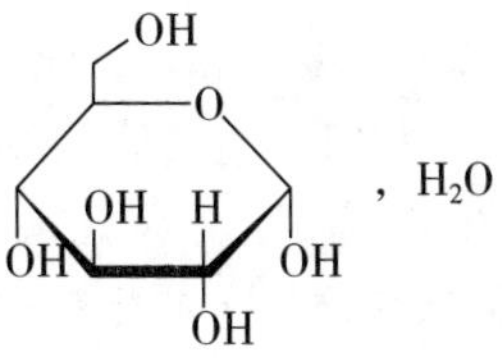

$C_6H_{12}O_6 \cdot H_2O$　198.17

本品为D-(+)-吡喃葡萄糖一水合物。

【性状】本品为无色结晶或白色结晶性或颗粒性粉末;无臭,味甜。

本品在水中易溶,在乙醇中微溶。

比旋度　取本品约10g,精密称定,置100mL量瓶中,加水适量与氨试液0.2mL,溶解后,用水稀释至刻度,摇匀,放置10min,在25℃时,依法测定(通则0621),比旋度为+52.6°至+53.2°。

【鉴别】(1)取本品约0.2g,加水5mL溶解后,缓缓滴入微温的碱性酒石酸铜试液中,即生成氧化亚铜的红色沉淀。

(2)取干燥失重项下的本品适量,依法测定,本品的红外光吸收图谱应与对照的图谱(光谱集702图)一致。

【检查】酸度　取本品2.0g,加水20mL溶解后,加酚酞指示液3滴与氢氧化钠滴定液(0.02mol/L)0.20mL,应显粉红色。

溶液的澄清度与颜色　取本品5.0g,加热水溶解后,放冷,用水稀释至10mL,溶液应澄清无色;如显浑浊,与1号浊度标准液(通则0902第一法)比较,不得更浓;如显色,与对照液(取比色用氯化钴液3.0mL、比色用重铬酸钾液3.0mL与比色用硫酸铜液6.0mL,加水稀释成50mL)1.0mL加水稀释至10mL比较,不得更深。

乙醇溶液的澄清度　取本品1.0g,加乙醇20mL,置水浴上加热回流约40min,溶液应澄清。

氯化物　取本品0.6g,依法检查(通则0801),与标准氯化钠溶液6.0mL制成的对照液比较,不得更浓(0.01%)。

硫酸盐　取本品2.0g，依法检查（通则0802），与标准硫酸钾溶液2.0mL制成的对照液比较，不得更浓（0.01%）。

亚硫酸盐与可溶性淀粉　取本品1.0g，加水10mL溶解后，加碘试液1滴，应即显黄色。

干燥失重　取本品，在105℃干燥至恒重，减失重量为7.5%～9.5%（通则0831）。

炽灼残渣　不得过0.1%（通则0841）。

蛋白质　取本品1.0g，加水10mL溶解后，加磺基水杨酸溶液（1→5）3mL，不得发生沉淀。

钡盐　取本品2.0g，加水20mL溶解后，溶液分成两等份，一份中加稀硫酸1mL，另一份中加水1mL，摇匀，放置15min，两液均应澄清。

钙盐　取本品1.0g，加水10mL溶解后，加氨试液1mL与草酸铵试液5mL，摇匀，放置1h，如发生浑浊，与标准钙溶液［精密称取碳酸钙0.1250g，置500mL量瓶中，加水5mL与盐酸0.5mL使溶解，用水稀释至刻度，摇匀。每1mL相当于0.1mg的钙（Ca）］1.0mL制成的对照液比较，不得更浓（0.01%）。

铁盐　取本品2.0g，加水20mL溶解后，加硝酸3滴，缓慢煮沸5min，放冷，用水稀释制成45mL，加硫氰酸铵溶液（30→100）3.0mL，摇匀，如显色，与标准铁溶液2.0mL用同一方法制成的对照液比较，不得更深（0.001%）。

重金属　取本品4.0g，加水23mL溶解后，加醋酸盐缓冲液（pH3.5）2mL，依法检查（通则0821第一法），含重金属不得过百万分之五。

砷盐　取本品2.0g，加水5mL溶解后，加稀硫酸5mL与溴化钾溴试液0.5mL，置水浴上加热约20min，使保持稍过量的溴存在，必要时，再补加溴化钾溴试液适量，并随时补充蒸散的水分，放冷，加盐酸5mL与水适量使成28mL，依法检查（通则0822第一法）应符合规定（0.0001%）。

微生物限度　取本品10g，用pH 7.0无菌氯化钠-蛋白胨缓冲液制成1∶10的供试液。

需氧菌总数、霉菌和酵母菌总数　取供试液1mL，依法检查（通则1105平皿法），1g供试品中需氧菌总数不得过1000CFU，霉菌和酵母菌总数不得过100CFU。

大肠埃希菌　取1∶10的供试液10mL，依法检查（通则1106），1g供试品中不得检出。

【类别】营养药。

【贮藏】密封保存。

【制剂】（1）葡萄糖注射液　（2）葡萄糖粉剂　（3）葡萄糖氯化钠注射液　（4）复方乳酸钠葡萄糖注射液

参考文献

[1]国家药典委员会．中华人民共和国药典(2020 年版)[M]．北京:中国医药科技出版社,2020.

[2]中国食品药品检定研究院．中国药品检验标准操作规范 2019 年版[M]．北京:中国医药科技出版社,2019.

[3]梁颖．药物检验技术(第二版)[M]．北京:化学工业出版社,2018.

[4]甄会贤．药物检测技术(第三版)[M]．北京:人民卫生出版社,2018.

[5]孙莹,吕洁．药物分析(第二版)[M]．北京:人民卫生出版社,2013.

[6]赵亚丽．药品质量检测技术(第二版)[M]．北京:化学工业出版社,2017.

[7]徐亚杰,王笃学,林锐．药物分析与检验[M]．北京:化学工业出版社,2012.

[8]王金香．药物检验技术(第二版)[M]．北京:人民卫生出版社,2013.

[9]欧阳卉,唐倩．药物分析(第三版)[M]．北京:中国医药科技出版社,2017.

[10]杭太俊．药物分析[M]．北京:人民卫生出版社,2016.

[11]马廷升．药物分析[M]．西安:第四军医大学出版社,2011.

[12]卓菊,宋金玉．中药制剂检测技术(第二版)[M]．北京:中国医药科技出版社,2017.

[13]张骏,方应权．药物分析(第三版)[M]．北京:高等教育出版社,2017.

[14]徐溢．药物分析[M]．北京:化学工业出版社,2009.

[15]孙立新．药物分析[M]．北京:人民卫生出版社,2014.

[16]钟瑞建．实用药品检验技术[M]．北京:中国医药科技出版社,2018.

[17]刘丽芳．中药分析学(第二版)[M]．北京:中国医药科技出版社,2015.

[18]凌沛学．药品检验技术 [M]．北京:中国轻工业出版社,2007.

[19]杨元娟．药品生物检定技术[M]．北京:人民卫生出版社,2018.